Gespräche im Pflegeteam

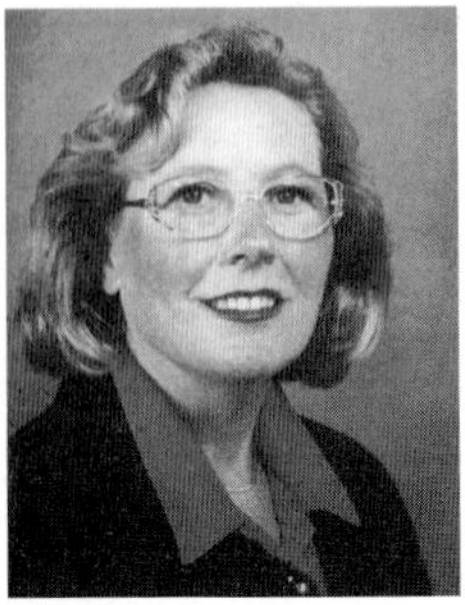

Dr. Helga Kirchner
Geschäftsführende Gesellschafterin der Prof. Dr. Kirchner GmbH – Beratung im Gesundheitswesen

Studium. Lehramt Sekundarstufe I, Deutsch und Sozialwissenschaften; erziehungswissenschaftliches Studium mit dem Abschluß als Diplom-Pädagogin in den Fächern Erwachsenenbildung, pädagogische Beratung und Schulpädagogik. Thema der Diplomarbeit: „Erziehung zum Gespräch: Erstellung didaktischer Materialien für den Unterricht erwachsener Lerner."

Tätigkeit von 1980–1990 als Dozentin an verschiedenen Krankenpflegeschulen und Mitglied im Prüfungsausschuß für Krankenschwestern. Aus dieser Tätigkeit heraus ist die Dissertation „Prüfungsangst: Eine empirische Studie bei Auszubildenden in Krankenpflegeschulen" entstanden.

Praxis. Managementtrainerin seit 1979. Zunächst als selbständige Kommunikationsberaterin für Mitarbeiter und Führungskräfte im Gesundheitswesen, der Wirtschaft und der Verwaltung.

Seit 1990 Geschäftspartnerin der Unternehmensberatung ACG Assekuranz Consulting GmbH. Seit 1995 verantwortlich für den Bereich Personalentwicklung, Schulung und Beratung von Führungskräften. Aufgaben: Managementtraining, Personalentwicklung, Train the Trainer, Supervision für Mitarbeiter in innerbetrieblichen Fortbildungsstätten, Beratung und Coaching für Führungskräfte, Kommunikations- und Organisationsanalysen.

Seit 1996 Geschäftsführende Gesellschafterin der ACG-Unternehmensberatung mit acht Angestellten und fünfzig angeschlossenen Geschäftspartnern, die in den Geschäftsfeldern Controlling, Betriebsorganisation, Unternehmensplanung, Informationstechnologie, Marketing, Personalmanagement kompetente Fachberater für die verschiedenen Themen sind. Die Durchführung und Leitung verschiedener Projekte im Gesundheitswesen wie Leitbildentwicklung, Kostenmanagement, Aufbau von Qualitätszirkeln, Erstellen eines Personalentwicklungskonzeptes und strategisch geplanten Konzeptes für die Organisation mit den Führungskräften waren die wichtigsten Aufgaben der letzten drei Jahre.

Geschäftsführerin der neu gegründeten Professor Dr. Kirchner GmbH – Beratung im Gesundheitswesen. Seit 1997 Lehraufträge an der Universität Witten-Herdecke im Fachbereich Pflegewissenschaft und an der Fachhochschule Hannover Informations- und Kommunikationswesen, mit den Themen: Sozialmanagement, Qualitätsmanagement und Marketing.

Gespräche im Pflegeteam

Mit Beispielen aus der Führungspraxis

Helga Kirchner

2., neubearbeitete Auflage

1998
Georg Thieme Verlag Stuttgart · New York

Dr. phil. Helga Kirchner
Düsseldorfer Str. 111
40545 Düsseldorf

CIP-Titelaufnahme der Deutschen Bibliothek

Kirchner, Helga:
Gespräche im Pflegeteam : mit Beispielen aus der Führungspraxis / Helga Kirchner. – 2., neubearb. Aufl. – Stuttgart ; New York : Thieme, 1998

Zeichnungen von:
Dorothea Layer-Stahl
Uwe Neumann
Rolf Köder

Umschlaggestaltung:
Martina Berge, Erbach/Ernsbach

1. Auflage 1996

Printed in Germany
Satz: Fotosatz H. Buck, D-84036 Kumhausen, gesetzt auf MacIntosh – QuarkXPress
Druck: Druckhaus Götz GmbH, D-71636 Ludwigsburg

ISBN 3-13-102862-9 2 3 4 5 6

Vorwort zur 2. Auflage

Da die Resonanz der Pflegenden auf die erste Auflage des Buches sehr gut und diese innerhalb eines Jahres schon vergriffen war, hat mich der Georg Thieme Verlag um eine Überarbeitung gebeten. In der zweiten Auflage soll neben der praktischen Anleitung der Mitarbeiter und Führungskräfte in der Gesprächsführung auch eine theoretische Fundierung vorgenommen werden, aus der sich dann Trainingskonzepte zur Weiterbildung von Mitarbeitern ergeben.

Bei der Entscheidung für ein Führungskonzept spielen die Rahmenbedingungen eine wesentliche Rolle. Aus diesem Grund habe ich vier neue Kapitel den Gesprächsformen vorangestellt: die Einführung eines Pesonalentwicklungskonzeptes, die Erstellung eines Leitbildes mit Leitzielen, verschiedene Management-by-Konzepte sowie die Beteiligung der Mitarbeiter zum Gestalten einer flexiblen lernenden Organisation. Die vielen praktischen Beispiele sollen eine Anregung bieten, eigene Kenntnisse zu vertiefen und ihre Umsetzung in Non-Profit-Organisationen zu erleichtern.

Ausgangspunkt für die Erstellung dieses Buches sind und waren immer die Anliegen der betroffenen Führungskräfte und Mitarbeiter im Gesundheitswesen. Handlungsleitend für die Beschreibung von Konzepten zur Führung, Leitung und Motivation von Mitarbeitern ist für mich der Ansatz der humanistischen Psychologie mit Vertretern wie Rogers (Gesprächspsychotherapie), Gordon (Managerkonferenz) oder Brocher (Gruppendynamik und Erwachsenenbildung), weil sie der Überzeugung sind, daß Teamgeist, Verantwortung und Engagement in jedem Menschen stecken und wir nur lernen müssen, diese Ideen zuzulassen.

Damit die veränderten Rahmenbedingungen im Gesundheitswesen konstruktiv gestaltet werden, brauchen wir Menschen, die ihre Zukunft aktiv in die Hand nehmen. Wir befinden uns in einem Zeitalter der Reorganisation, in der starre Arbeitsabläufe hinterfragt werden und neue Formen der Zusammenarbeit geschaffen werden können. In einer lernenden Organisation werden diese Fragen durch Ideen der Mitarbeiter aufgegriffen und in neue Konzepte eingebunden.

Nach meiner Überzeugung ist durch die Entwicklung von Leitzielen, die Einführung von Personalentwicklungskonzepten und eine Beteiligung der Mitarbeiter ein nächster Schritt getan, eine lernende Organisation zu schaffen, in der durch die Beteiligung der Betroffenen neue Organisationsformen zu einem positiven Miteinander führen.

Ich möchte mich bei allen Lesern bedanken, die mit ihren Vorschlägen/Ideen dazu beigetragen haben, dieses Buch für die Mitarbeiter im Gesundheitswesen zu schreiben und neue Anregungen mit aufzunehmen. Die Beispiele aus der Beratungspraxis wären ohne die vielen engagierten Mitarbeiter in den verschiedenen Organisationen nicht möglich gewesen. Zudem haben einige Leser gute und wichtige Anmerkungen für eine Neuauflage an den Thieme Verlag geschickt, die ich versucht habe, inhaltlich umzusetzen. Durch das Verlags-Team, vertreten durch Frau Hieber, ist das Layout des Buches auf die Wünsche der Leser abgestimmt worden.

Düsseldorf, im Dezember 1997 Dr. Helga Kirchner

Aus dem Vorwort zur 1. Auflage

Seit 15 Jahren bin ich als Managementtrainerin im Gesundheitswesen tätig. In den verschiedenen Seminaren, die ich in dieser Zeit durchgeführt habe, wurde jedoch immer wieder von den TeilnehmerInnen gefragt: „Gibt es denn hierzu Literatur? Wo kann ich das nachlesen? Wie kann ich denn nun weiter üben?“ Meine Antwort bestand am Anfang darin, eine Literaturliste zu erstellen und weiterzugeben. Es gibt eine ganze Reihe von Büchern für Manager in Wirtschaftsbetrieben, jedoch nur wenig Literatur für Mitarbeiter in „Non-Profit-Organisationen“ über Mitarbeiterführung.

Für die Teilnehmer war der Transfer der theoretischen Aussagen dieser Autoren, die überwiegend für Führungskräfte aus „Profit-Organisationen“ schreiben, auf das Gesundheitswesen oft auch gar nicht so einfach. Die Teilnehmer sagten mir: „Das läßt sich nicht übertragen!“ oder „Wir sind doch keine knallharten Manager!“ ... „Wir haben eher eine soziale Aufgabe und hier liegt unser Schwerpunkt und ist unsere Verantwortung!“

Langsam fing ich nun an, Teilnehmerunterlagen für meine Seminare zu erstellen, in denen die wesentlichen theoretischen und praktischen umsetzbaren Inhalte enthalten waren. Die Rückmeldungen der Teilnehmer waren so positiv, daß ich nach einer bestimmten Sytematik die einzelnen Gesprächstypen so bearbeitete, daß jeweils immer eine Fallstudie in eine Problemsituation von Führungskräften einführte. Eine kleine Beschreibung der Zielsetzung und Problemstellung folgte.

Dies war notwendig, da vielen Führungskräften eine Differenzierung der einzelnen Gesprächstypen schwerfiel. So wurde anfangs jedes Beurteilungsgespräch im Seminar zum Kritikgespräch umfunktioniert.

Düsseldorf, im November 1995 Dr. Helga Kirchner

Inhaltsverzeichnis

Einführung

Die Leistungsfähigkeit der Mitarbeiter auf einer Station hängt häufig davon ab, wie das Miteinanderarbeiten organisiert ist und wie die dort arbeitenden Menschen miteinander harmonieren. Befragt man Pflegende, die gerade dabei sind, sich zur Führungskraft zu entwickeln, so sagen sie häufig, wir sind gar kein richtiges Team, jeder arbeitet so vor sich hin. Die Stationsleitung meckert immer dann, wenn etwas nicht erledigt wurde, aber ein Lob für besondere Leistungen hört man selten.

Auf dem Weg, sich zur Führungskraft zu entwickeln, sind es oft gerade die vielen guten Vorsätze (das mache ich komplett anders), die dann im Alltag Probleme aufwerfen und nicht zu realisieren sind. Besonders die Pflegekräfte, die sehr idealistische Vorstellungen haben, scheitern an vielen kleinen Alltagsproblemen, die sich in der Summe dann als Berg auftürmen.

Durch die idealistische Einstellung, z.B. in Zukunft alles auf einmal zu verbessern oder zu verändern, kommt es zu Konflikten mit ganz unterschiedlichen Gruppen. Die Mitarbeiter auf der Station wehren sich häufig, weil sie plötzlich „alles" anders machen sollen. So entsteht oft aus einer kleinen Ursache heraus so viel Widerstand, daß eine Konzentration auf die vorliegenden Konflikte eine Realisierung der mittel- bis langfristigen Ziele unmöglich erscheinen läßt. Diese anfänglichen Mißerfolge bei der Einführung neuer Methoden oder Techniken führen später dann zu der Einstellung: Ich kann ja machen was ich will, es nützt doch alles nichts! So werden sinnvolle, wohlüberlegte Ziele in Frage gestellt und nach dem anfänglichen Widerstand dann häufig aufgegeben.

Neben veränderten Arbeitsabläufen, die ja auch eine Umstrukturierung der Arbeitsorganisation verlangen, werden gleichzeitig verschiedene Anforderungen an die junge Führungskraft gestellt, die nicht so ohne weiteres zu bewältigen sind.

So hat beispielsweise eine Mitarbeiterin gerade ein persönliches Problem, weil der Ehemann arbeitslos geworden ist und sich mit seiner neuen Rolle als Hausmann abfinden muß. Gleichzeitig wird von der Krankenhausverwaltung ein neues EDV-Programm vorgestellt, mit dem zukünftig alle Dienstpläne erstellt werden sollen. Durch die ungünstige Wetterlage sind in dieser Woche auch noch mehr Patienten eingeliefert worden als sonst. Dadurch ist die Station hoffnungslos überbelegt, und drei erfahrene Kräfte fehlen. Eine Mitarbeiterin ist gerade im Mutterschaftsurlaub, eine Pflegekraft ist krank, und Schwester Maria hat ihren Urlaub angetreten. Die Aushilfen sollen gleichzeitig eingearbeitet werden, und die Gruppenschwester Ursula hat gerade Krach mit der Kollegin Monika, so daß auf der Station auch noch dicke Luft herrscht.

Dieses Horrorszenario ist in unterschiedlichen Facetten oft Alltag auf den Stationen. Die aktuellen Probleme sind dann so drängend, daß das Funktionieren im Vordergrund steht. Plötzlich hat man keine Zeit mehr für Neuerungen, Umsetzungen, Planungen, Zielvereinbarungen oder Mitarbeitergespräche. Der Alltag überrollt die jungen Führungskräfte, so daß die idealen Ziele (wenn ich Führungskraft bin, dann mache ich alles anders!) einfach auf der Strecke bleiben.

Bei weiblichen Führungskräften kommt häufig noch dazu, daß sie durch Familie und Kinder eine zusätzliche Belastung zu der Führungstätigkeit haben. Im Beratungs- und Fördergespräch äußern junge kompetente Frauen daher häufig, daß sie sich den verschiedenen Anforderungen (Familie, Haushalt, Beruf) nicht gewachsen fühlen und die Verantwortung für eine Gruppe, eine Station oder eine Pflegedienstleitung nicht auch noch übernehmen können. Frauen antworten daher in einem Beratungs- und Fördergespräch mit dem Vorgesetzten häufig: „Trauen Sie mir das denn zu?“, „Meinen Sie denn, daß mich die Kollegen auf der Station akzeptieren würden?“, „Glauben Sie denn, daß ich das alles koordiniert bekomme?“

Männliche Kollegen sehen in neuen Aufgaben eher eine Herausforderung, der sie sich stellen wollen. Daher fragen sie viel weniger „Kann ich das überhaupt?“, sie sind von sich und ihrer Kompetenz überzeugt, während Frauen mit gleicher Ausbildung und Fähigkeit eher die Bestätigung und das Vertrauen ihrer Vorgesetzten brauchen, um sich einer solchen Herausforderung zu stellen (Moir u. Jessel 1990).

Wenn Sie sich entschließen, eine Führungsaufgabe zu übernehmen, oder schon eine Führungstätigkeit wahrnehmen, dann sollten Sie sich prüfen, ob Sie überhaupt führen wollen. Die Aufgabe beinhaltet, die Arbeit mit dem Patienten oder dem Bewohner in einem Heim zurückzustellen und sich um organisatorische, personelle kurz- oder langfristige Ziele zu kümmern, Entscheidungen zu treffen und Arbeiten delegieren zu können. Diese Tätigkeiten werden für Sie als Führungskraft zum Hauptarbeitsfeld. Viele Pflegekräfte sagen deshalb auch, wenn ich so weit vom Patienten weg bin, empfinde ich meine Arbeit nicht mehr als sinnvoll. Man sieht nicht mehr, was man gemacht hat, z. B. bei einem Patienten die Grundpflege durchführen und dann dafür mit einem dankbaren Lächeln belohnt werden. Führungsaufgaben gestalten sich etwas anders, weil man ja die Mitarbeiter dafür gewinnen möchte, ihre Arbeit selbstverantwortlich auszuführen und sich nur bei auftretenden Problemen zu melden. Problemsituationen, die mit den Patienten, der Verwaltung, den Medizinern oder den Kollegen entstehen, sollten im Team *angesprochen* werden können, um dann gemeinsam eine angemessene Lösung hierfür zu finden.

Der nun folgende Fragebogen soll Ihnen helfen, sich darüber klarzuwerden, ob Sie überhaupt die Führungsverantwortung für andere Menschen übernehmen wollen und welche Führungspotentiale bei Ihnen entwickelt werden können und sollen.

Auswertung. Wenn Sie einen Wert von 40 oder mehr erreichen, so scheinen Sie den starken Wunsch und die Fähigkeit zu haben, eine Führungspersönlichkeit zu werden. Eine Bewertung zwischen 30 und 40 zeigt ein gutes Führungspotential. Werte unter 30 zeigen, daß Sie zur Zeit mehr funktionale als Führungsaufgaben wahrnehmen.

Führungsqualitäten. Führungsqualitäten basieren auf grundlegendem Wissen über Managementfähigkeiten. Managen wird aus dem Englischen mit Führen übersetzt und wird als „Koordination der Verhaltensweisen von Betriebsmitgliedern in Richtung auf betriebliche Zielsetzungen" (Schubert 1978) verstanden. Hierzu sind neben Koordinations- und Organisationsfähigkeiten auch ganz besondere kommunikative Fähigkeiten erforderlich, damit die eigenen Vorstellungen von einem erfolgreich zusammenarbeitenden Team überhaupt vermittelt werden können. Eine wesentliche Voraussetzung dafür ist die Kenntnis von Gesprächstechniken, damit die Mitarbeiter sich als lernfähiges Team in einen Weiterentwicklungsprozeß einbringen können, der Neuerungen anregt und die Mitarbeit und Umsetzung auf der Station fördert.

Diese Gesprächsfähigkeiten kann man entwickeln und fördern. Jedoch ist auch nicht jeder Mitarbeiter bereit, sich diesem etwas mühsamen Prozeß des Lernens zu stellen. Viele fähige, wertvolle Menschen wollen ein klar umrissenes Arbeitsfeld haben, in dem sie genau wissen, was wann und wo gemacht werden muß. Neuerungen und Verantwortung wollen sie nicht übernehmen und ziehen ihre Anerkennung für die geleistete Arbeit aus dem Tun mit dem Patienten oder Hilfsbedürftigen. Häufig sind sie froh, wenn sie den Anweisungen folgen können, anstatt selber die Handlungsverantwortung zu übernehmen. Daher sollten junge Führungskräfte sehr genau überlegen, welche Tätigkeiten ihnen Freude machen und wie sie ihre zukünftige Arbeit gestalten wollen.

Die Aus- und Weiterbildung von Führungskräften in pflegenden Berufen steht in Zukunft vor großen Herausforderungen. Schließlich soll sie die jungen Führungskräfte auf die Arbeitswelt von morgen vorbereiten, wobei das Morgen erst eine Vision ist. Die Realität ist aber, das gestern noch Richtige so zu verändern, daß es den heutigen Anforderungen entspricht und in seiner Flexibilität für das Morgen gerüstet ist.

Das vorliegende Buch will dazu beitragen, die Lücken zwischen vorhandener und notwendiger Qualifikation der Führungskräfte durch eine effiziente Gesprächsführung zu schließen. Weiterhin soll es helfen, die sozialen Spannungen und Konflikte zwischen Mitarbeitern und Instituti-

Fragebogen zum Führungspotential (nach Heim u. Chapman 1990)

Starke Ausprägung	5	4	3	2	1	Schwache Ausprägung
Ich kann gleichzeitig ein guter Organisator sein und Zeit für Führungsaufgaben haben						Es genügt mir, ein guter Organisator zu sein
Ich habe ein Ziel, eine Idee und freue mich, diese auch langfristig zu realisieren						Mein Ziel ist es, über den gegenwärtigen Tag zu kommen
Ich liebe Schwierigkeiten weil sie mich herausfordern						Ich vermeide Risiken, wo immer das möglich ist
Es ist eine Herausforderung, andere Menschen zu formen						Ich genieße es keineswegs, andere Menschen zu kontrollieren und zu formen
Ich genieße die Kommunikation mit anderen und habe auch die Fähigkeit, Außerordentliches zu erreichen						Meine Kommunikationsfähigkeit ist der Situation angepaßt
Ich möchte eine ausgezeichnete Führungspersönlichkeit werden						Ich fühle mich als Geführter wohl
Ich treffe gerne schwierige Entscheidungen						Entscheidungen können frustrierend und erschreckend sein
Ich suche und begrüße mehr Verantwortung						Ich vermeide allzuviel Verantwortung
Ich kann mit dem Druck umgehen, der entsteht, wenn ich unter Beschuß stehe						Druck ist nichts für mich
Ich glaube, die Persönlichkeit zu haben, die die erfolgreiche Führungskraft ausmacht						Leider bin ich keine geborene Führungskraft
Gesamtpunktzahl						

on abzubauen, um gemeinsame Interessen, Wertvorstellungen und Motivation in die soziale Aufgabe „Pflege von hilfsbedürftigen und kranken Menschen“ einbinden zu können.

Der Schwerpunkt dieses Buches soll daher die Gesprächsführung für Führungskräfte in pflegenden Berufen sein, weil Führungskräfte durch ständige Kommunikationsprozesse von unterschiedlichen Gruppen gefordert werden. So ist das Vermitteln von Zielen an die Mitarbeiter an Sprache gebunden, aber auch die Förderung und Unterstützung von Mitarbeitern, die Kritik bei unsachgemäßem Handeln, die Motivation und die Information von Mitarbeitern in besonderen oder sich verändernden Rahmenbedingungen.

Personalentwicklungskonzept. In der **erweiterten neuen Auflage** dieses Buches sind die verschiedenen Gesprächsformen durch ein Personalentwicklungskonzept ergänzt worden. Daher befaßt sich das *erste Kapitel* mit dem Thema, wie man die verschiedenen Gesprächsformen in ein zukunftsorientiertes Konzept zur Entwicklung und Förderung von Mitarbeitern einbeziehen kann.

Aus meiner Beratungstätigkeit sind an dieser Stelle einige Praxisbeispiele eingefügt worden, die dem Leser helfen sollen, Fehler zu vermeiden und ein eigenes für seine Organisation zugeschnittenes Konzept zu entwickeln. Wesentlich hierfür ist, daß die Topführungsebene vor der Entscheidung für ein Konzept eingebunden wird. Erst wenn in diesem Führungskreis Einigkeit darüber besteht, welche Verantwortung und Kompetenzen an die nächsten Ebenen weitergegeben werden sollen, kann man einen Verlaufsplan erstellen, in dem die Mitarbeiter an der Entstehung eines neuen Personalentwicklungskonzeptes beteiligt werden. Sind die Kompetenzen und die hiermit verbundene Verantwortung vor der Entwicklung eines solchen Konzeptes nicht geregelt, kommt es für die Mitarbeiter, die an der Entwicklung beteiligt sind, oft zu unliebsamen Überraschungen. Dann heißt es sehr schnell, so haben wir uns das aber nicht vorgestellt.

Am Beispiel von Sozialstationen kann man dieses Problem deutlich machen. Eine Entscheidung, ob die Entwicklung einer neuen Werbestrategie im Kompetenzbereich der Führungskraft in der Sozialstation X liegt oder im gehobenen Management der gesamten Organisation, muß geklärt sein, da sonst Qualifizierungsmaßnahmen vorgenommen werden, die entweder nicht gebraucht werden oder in die falsche Richtung gehen.

Leitbildentwicklung. Damit Personalentwicklung den zukünftigen Anforderungen entspricht, sollte ein Leitbild darüber Auskunft geben, welche angestrebten Lernziele in den nächsten Jahren verbindlichen Charakter haben. Daher ist im *zweiten Kapitel* der Schwerpunkt Leitbildentwicklung behandelt worden, da Personalentwicklung ohne explizite Leitziele nicht zielorientiert sein kann.

Im Leitbild sollten im Hinblick auf die Personalentwicklung Aussagen darüber gemacht werden, welche Grundsätze, welche Philosophie bzw. welches Selbstverständnis als verbindliche Basis gelten sollen. Aufgabe der Führungskräfte ist es darüber hinaus, im Leitbild klare Ziele für die Zukunft vorzugeben. Praxisbeispiele sollen helfen, verbindliche Leitziele für die Organisation bis hin zu den einzelnen Abteilungen, Gruppen oder Stationen zu entwickeln. Für Personalentwicklung bedeutet das z. B., wenn im Leitbild die permanente Verpflichtung zu Weiterbildung der Mitarbeiter steht, daß sowohl das Unternehmen als auch die Mitarbeiter das Leitziel ernst nehmen und an Fortbildungsveranstaltungen teilnehmen, die bezogen auf ihren Einsatz innerhalb der Organisation zu Verbesserungen im Arbeitsalltag führen sollen.

Hierzu gehören auch Qualifizierungsmaßnahmen, die manchmal vom Mitarbeiter als nicht so angenehm empfunden werden. So sind Fortbildungsveranstaltungen ökonomisch nicht vertretbar, wenn sie beispielsweise innerhalb der Organisation nicht umgesetzt werden können. Hierzu gehört u. a. ein Fortbildungskurs in Informatik (Einführung in die Programmiersprache Cobol), wenn diese Kenntnisse nicht innerhalb der Organisation Verwendung finden können. Umgekehrt ist der Arbeitgeber verpflichtet, sich an seine Leitziele zu halten. Wenn ein neues EDV-System zur Pflegedokumentation eingesetzt werden soll, muß er auch die Planung und Weiterbildung der betroffenen Mitarbeiter systematisch vornehmen und fördern.

Führungskonzeptionen. Das *dritte Kapitel* beschäftigt sich mit verschiedenen Führungskonzeptionen, da sie den Rahmen für Personalentwicklungsmaßnahmen bestimmen. Es ist ein grundlegender Unterschied, ob die Ergebnisverantwortung in den Händen der betroffenen Mitarbeiter und Führungskräfte liegt oder ob allein das Topmanagement die Ergebnisverantwortung hat.

Die in der Wirtschaft zu beobachtenden Tendenzen führen zu einer Aufwandslimitierung, vergleichbar mit der Budgetierung im Krankenhaus. Ambulante Pflegedienste tendieren eher zu Führungskonzepten, die in der Wirtschaft als Profitcenterorganisationen bezeichnet werden. Bei diesem Führungskonzept liegt die Ergebnisverantwortung bei den Mitarbeitern des ambulanten Pflegedienstes, der im Rahmen einer größeren Organisation eine klare Aufgabenstellung erhält, in der die sozialen oder kirchlichen Aufgaben durch Leistungsberichte und Zielerfüllungsgrade selbstverantwortlich vorgenommen werden können.

Mitarbeiterteam. Im Mittelpunkt des *vierten Kapitels* steht das Mitarbeiterteam. Die Beteiligung der Mitarbeiter an der Entwicklung der künftigen Strategien und der Durchführung und Umsetzung neuer Konzepte ist ein wesentliches Merkmal für die moderne Form der Personalentwicklung. Die Beteiligung der Mitarbeiter durch Qualitätszirkel fördert das Mitdenken und Mitgestalten bei neuen Arbeitsabläufen, Einführung neuer Konzepte und der Umsetzung von Strategien. Voraussetzung für die Erhaltung der Motivation der Mitarbeiter, die sich in den Qualitätszirkeln engagieren, ist jedoch eine klare Aufgabenstellung, die im Rahmen der Kompetenzen der Mitarbeiter in den Qualitätszirkeln auch selbständig bearbeitet werden soll. Die Umsetzung der Ergebnisse dieser Arbeit darf anschließend nicht daran scheitern, daß die nächste Vorgesetztenebene die Vorschläge „ad acta legt“.

Im Anschluß hieran werden acht Gesprächsformen beschrieben, die das Handwerkszeug für Managementtätigkeiten von Führungskräften im pflegerischen Bereich bilden. Die einzelnen Kapitel sind so gegliedert, daß jeweils eine Fallstudie zum eigenen Denken und Handeln anregen soll. Danach schließt sich für jede Gesprächssorte eine Checkliste zur eigenen Vorbereitung eines solchen Gespräches an. Wesentliche Schwierigkeiten, die während des Gespräches entstehen können, werden thematisiert. Für die Nach- und Aufbereitung wird im Anschluß hieran dann ein Beobachtungsbogen gegeben, der durch Trainingshinweise für das Selbst- oder Gruppenstudium geeignet ist.

Personalentwicklung im Gesundheitswesen

Gesundheitsstrukturgesetz. Im Zuge der vielen Sparmaßnahmen, die durch das Gesundheitsstrukturgesetz zu einer völligen Veränderung der personellen Rahmenbedingungen geführt haben, ist der Gedanke der Personalentwicklung im Gesundheitswesen verdrängt worden. Neue Begriffe wie Lean-Management, Kostendämpfung, Stellenabbau oder Umstrukturierung ganzer Pflegedienste - ob ambulant oder stationär - sind an diese Stelle getreten.

Anforderungen an die Pflege. Doch ganz besonders jetzt müssen die Pflegemanager von heute an morgen denken, weil mit einer systematischen Personalentwicklungsarbeit die Fähigkeiten und Neigungen der Mitarbeiter mit den jeweiligen Erfordernissen der Arbeitsplätze in Übereinstimmung gebracht werden sollten. Schließlich wird der gute Name der Organisation intensiv durch die Fach- und Sozialkompetenz des Pflegepersonals (Freter u. Glasmacher 1996, S. 436–441) nach außen hin geprägt. Druch den härteren Wettbewerb auf dem Gesundheitsmarkt werden die weicheren Erfolgsfaktoren wie Qualifizierungsprogramme für Mitarbeiter unter Kostengesichtspunkten häufig vernachlässigt, was zur Folge hat, daß gerade hier viele Chancen, einen Wettbewerbsvorteil zu haben, vergeben werden. Schließlich wird unter dem Gesichtspunkt des Wettbewerbs auch die Konkurrenz zwischen den einzelnen Häusern und sozialen Organisationen stärker.

Wettbewerbssituation. Der Wettbewerb wird nicht allein über die medizinische Leistung und Versorgung entschieden, sondern ganz wesentlich wird die Gesamtleistung unter dem Gesichtspunkt der „Kundenfreundlichkeit“ bewertet werden (Freter u. Glasmacher 1996, S. 436–441). Die Sichtweise der Patienten, Bewohner oder der Betreuten wird das Gütesiegel der Zukunft in einem wettbewerbsorientierten Markt sein. Hier haben besonders die Pflegenden unter dem Einfluß des allgemeinen Wandels eine zentrale Funktion, da sie im dauerhaften und direkten Kontakt mit dem „Kunden“ stehen.

Definition. Im folgenden soll der Begriff Kunde synonym für Patienten, Bewohner, Betreute oder alle internen Abteilungen und Stationen, die als Kunde und Empfänger von Leistungen auftreten, stehen. Die künftige Personalarbeit im Gesundheitswesen wird von daher verstärkte Bemühungen unternehmen müssen, ihr Personal und damit auch die organisatorischen Abläufe auf „Kundenfreundlichkeit“ hin zu untersuchen und die Mitarbeiter auch nach den Kundenerfordernissen zu schulen.

Nach Mentzel (1992, S. 5) kann Personalentwicklung definiert werden „als Inbegriff aller Maßnahmen, die der individuellen beruflichen Entwicklung der Mitarbeiter dienen und ihnen unter Beachtung ihrer persönlichen Interessen die zur optimalen Wahrnehmung ihrer jetzigen und künftigen Aufgaben erforderlichen Qualifikationen vermitteln“.

Strukturwandel. Der technische, wirtschaftliche und soziale Wandel führt zu immer schnelleren Änderungen der Tätigkeitsinhalte und Arbeitsanforderungen. Der Zwang zur ständigen Anpassung der Qualifikationen steigt damit automatisch an. Ein gutes Beispiel hierfür sind die geänderten Anforderungen an betriebswirtschaftliche Kenntnisse wie Management-Informations-Systeme zur Steuerung von selbstverantworteten Budgets unter dem Aspekt des Controllings oder die Eingabe der Daten für die Pflegedokumentation in einen Personalcomputer.

Managementaufgabe. Die Personalentwicklung ist eine Managementaufgabe (Siegers 1996, S. 448–450) von hoher Priorität, mit der die gestiegenen Anforderungen an die Mobilität der Mitarbeiter, sich den neuen Herausforderungen zu stellen, verbunden sind. Die Gründe für die Notwendigkeit einer strategisch geplanten Personalentwicklung im Gesundheitswesen leiten sich aus zwei Richtungen ab:

Was erwartet der Mitarbeiter von seinem Arbeitsplatz?	Was erwartet die Organisation von ihren Mitarbeitern?
• soziale Gerechtigkeit	• Leistungsbereitschaft
• Chancengleichheit	• Lernbereitschaft
• Entwicklungsmöglichkeiten	• Anpassungsfähigkeit
• Atmosphäre	• Identifikation mit der Organisation
• Führungsverhalten	• Fach- und Sozialkompetenz
• leistungsbezogene Bezahlung	

Ziele und Anforderungen der Personalentwicklung. Die Dienstleistungsqualität und die Wettbewerbsfähigkeit sozialer Organisationen im Gesundheitswesen kann erheblich verbessert werden, wenn es gelingt, die vorhandenen Fähigkeiten und Neigungen der Mitarbeiter mit den jeweiligen Zielen und Anforderungen der Arbeitsplätze in Übereinstimmung zu bringen. Ziele der Personalentwicklung im Gesundheitswesen sind von daher:

- Gewinnung von Nachwuchskräften aus den eigenen Reihen,
- Unabhängigkeit vom externen Arbeitsmarkt,
- Erhaltung vorhandener Qualifikationen bzw. Qualifikationsanpassung an veränderte Anforderungen,
- Vorbereitung auf höhere Tätigkeiten,
- Verminderung von Fluktuation,
- Kostenreduzierung,
- Motivation zur Übernahme von Verantwortung.

Auf der Mitarbeiterseite hat eine moderne Personalentwicklung im Gesundheitswesen einen hohen Stellenwert. Im einzelnen bedeutet das für den Mitarbeiter:

- Qualifikationserhaltung,
- Sicherung der erreichten Stellung und eines ausreichenden Einkommens,
- Erhöhung der Mobilität im Dienstleistungsunternehmen,
- Motivation und Arbeitszufriedenheit,
- Selbständigkeit und Mitverantwortung.

Personalentwicklung einführen. Entgegen vielfach geäußerten Meinungen bedarf es keineswegs aufwendiger Systeme, Personalentwicklung im Gesundheitswesen einzuführen. Bereits mit einfachen, zielgerichteten Maßnahmen läßt sich eine wirkungsvolle Personalentwicklung im Gesundheitswesen durchführen. Wichtig ist allerdings, daß eine strategisch und langfristig ausgerichtete Planung betrieben wird, die sich darauf konzentriert, was gewollt und was *nicht* gewollt ist und welche Fähigkeiten zur Erstellung der Dienstleistung benötigt werden.

Anhand der folgenden Tabelle wird deutlich, welche Veränderungen die einzelnen Schulungskonzepte im Laufe der Zeit erfahren haben. So ist früher die Schulung der Mitarbeiter durch punktuelle Seminarmaßnahmen erfolgt – unabhängig davon, ob der Mitarbeiter diese Schulung überhaupt brauchte –, weil eine strategische Ausrichtung fehlte.

Von punktuellen Personalentwicklungsmaßnahmen zur strategischen Personalentwicklung im Gesundheitswesen

Zeitachse	Personalentwicklungsmaßnahmen
1970 ⇓	Punktuelle Personalarbeit • Erstellung eines Seminarkataloges • den Mitarbeitern diesen Katalog zur Verfügung stellen • Mitarbeiter wählt Seminar aus • Vorgesetzter genehmigt
1980 ⇓	Bedarfsermittlung aufgrund von Mitarbeiterbefragungen • Mitarbeiterwünsche • Katalog vorgegeben
1990 ⇓	Fortbildungsmaßnahmen und Ziele wurden in Einklang gebracht • neue Arbeitsabläufe • Informationsschulung • Anwendungskontrolle • Ergebniskontrolle
2000 ⇓	Bedarfsgerechte, strategisch ausgerichtete Fortbildungsmaßnahmen zur Personalentwicklung im Gesundheitswesen • intensive Kundenorientierung (Erwartung der Patienten, Bewohner oder Betreute an die Dienstleistung) • bedarfsgerechte Beratung • schnelle Abwicklung von Arbeitsabläufen • schnelle Änderung bei Klagen • Betreuung, Beratung und individuelle Hilfsangebote

Strategieorientierte Personalentwicklung. Die heutigen Personalentwicklungskonzepte zeichnen sich dadurch aus, daß sie sowohl die *Anforderungen des Arbeitsplatzes* als auch die *Wünsche der Mitarbeiter* in Einklang bringen (Riegel 1996, S. 45–52). Durch eine eher strategieorientierte Erhebung des Weiterbildungsbedarfes mit Hilfe der verschiedenen Gruppen im Dienstleistungsunternehmen (Führungskräfte, Mitarbeiter, Betriebsrat und Personalentwickler) kann der individuelle Bedarf eines Bereiches, einer Abteilung oder einer Sozialstation exakt erhoben und dann entsprechend geschult werden.

Die Mitarbeit der Betroffenen bei der Planung geeigneter Schulungsmaßnahmen motiviert dazu, die vorher gemeinsam festgelegten Maßnahmen auch erfolgreich durchzuführen und in einer Erfolgskontrolle auf Umsetzung zu prüfen.

Folgende Maßnahmen und Ziele kann man hiermit verbinden:

Maßnahmen	Erfolgsziele
1. Die Kosten für die Weiterbildung der Mitarbeiter werden reduziert, und gleichzeitig erfolgt die Schulung aufgrund der *speziellen* Anforderungen, die diesem Team, einer Abteilung oder einer bestimmten Schnittstelle innerhalb der Organisation gestellt werden.	↓ = Kosteneinsparungen ↑ = Leistungsverbesserung
2. Aus der Sicht des Unternehmens besteht die Zielsetzung der Personalentwicklung darin, gute Arbeitsleistungen und zugleich ein hohes Maß an Arbeitszufriedenheit bei den Mitarbeitern sicherzustellen.	↑ = Spitzenservice
3. Ein kundenorientiertes Denken und Verhalten erfordert einen Spitzenservice und eine Dienstleistung, die durch Kompetenz und Persönlichkeit der Mitarbeiter geprägt ist. Hierzu gehört die individuelle Beratung und die schnelle Bearbeitung und Abwicklung der verschiedenen Wünsche der Patienten, Bewohner oder Betreuten.	↑ = bessere Kommunikation
4. Um diesen Anspruch auch einlösen zu können, ist eine aktive Kommunikation mit dem „Kunden" ein entscheidender Erfolgsfaktor in einem wettbewerbsorientierten sozialen Markt im Gesundheitswesen. Die Mitarbeiter im Gesundheitswesen sollen schließlich die Kundenbedürfnisse und -erwartungen richtig und frühzeitig erkennen, um angemessen reagieren zu können.	↑ = Patienten-, bewohner- und betreutenorientiertes Verhalten der Mitarbeiter im Gegensatz zur bisherigen Organisations- und Funktionsorientierung

Qualität der Dienstleistung. Die Mitarbeiter im Gesundheitswesen können die Qualität ihrer Dienstleistung für andere Bereiche optimieren, indem sie nicht nur die Wünsche ihrer *externen* Kunden, sondern auch ihrer *internen* Kunden im Dienstleistungsunternehmen (z.B. OP, Stationen, Apotheken, Labor, Ärzte, Pflegende, Organisation, Personal- oder Verwaltungsabteilung) kennenlernen und ernst nehmen.

Mitarbeiterorientierung. Der *Austausch* über Kundenwünsche zwischen den Mitarbeitern eines Hauses sollte in einer Qualitätszirkelorganisation erfolgen, in der die Mitarbeiter die Arbeitsabläufe in den anderen Abteilungen kennenlernen. So ist beispielsweise in einem Altenheim ein Austausch der Mitarbeiter zwischen Hauswirtschaft und betreutem Wohnen durch regelmäßige Hospitationen erwünscht. Die Erfahrungen werden sowohl in die Abteilung als auch in die Qualitätszirkelarbeit eingebracht und führen bei den betroffenen Mitarbeitern zu einem besseren Verständnis füreinander (Lancelle 1996, S. 27–29).

Verbindung zwischen Mitarbeiter- und Kundenwünschen. Aus dieser Erfahrung können dann die unterschiedlichen Abläufe aufeinander abgestimmt werden, indem nicht nur über die Probleme gesprochen wird, sondern auch neue Arbeitsabläufe mit Rücksicht auf die anderen betroffenen Abteilungen. Diese Vorgehensweise vermeidet zukünftige Konflikte, da hier mehr Verständnis für die anderen Mitarbeiter, die von einer Änderung der Arbeitsabläufe betroffen sind, geweckt wird. Diese Arbeitsweise führt damit zu effizienten und neuen Lösungen, die das Mitgestalten durch die Mitarbeiter bei Umstrukturierungen ermöglicht. Die Arbeitsmotivation und die Arbeitszufriedenheit steigt, weil die Mitarbeiter sich nicht hilflos den Neuerungen ausgeliefert fühlen, sondern selbst daran mitwirken und aktiv beteiligt sind.

Personalentwicklungs- und Weiterbildungskonzept. Ein Personalentwicklungs- und Weiterbildungskonzept sollte demnach verschiedene Anforderungen berücksichtigen. Einerseits ist es notwendig, daß die vorhandenen Stärken der Mitarbeiter im Sinne der Unternehmensziele weiter entwickelt werden, andererseits sollte ein Weiterbildungskonzept den Anforderungen entsprechen, die der Arbeitsplatz beinhaltet. Daher ist sowohl eine bedarfsgerechte Personalentwicklung erforderlich, als auch eine strategisch ausgerichtete Weiterbildungskonzeption (Lancelle 1996, S. 27–29, Schäfer 1996, S. 853–856, Schierl 1996, S. 45–52, Schindler u. Schindler 1996, S. 517–520).

Interne und externe Erfolgsfaktoren

Es gibt zahlreiche interne und externe Erfolgsfaktoren, die die Personalentwicklung beeinflussen. An dieser Stelle sollen vier wesentliche Faktoren ausgewählt werden, die als interne Faktoren die Grundlage für ein zukunftsorientiertes strategisch geplantes Personalentwicklungskonzept beschreiben:

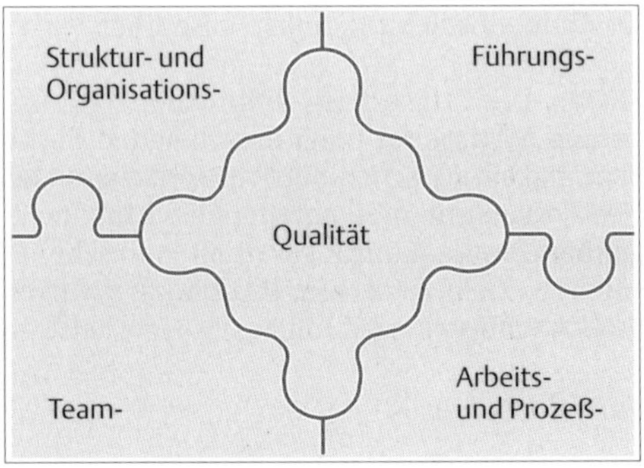

Struktur- und Organisationsqualität. Hiermit sind die Rahmenbedingungen gemeint, die die Durchführung einer Dienstleistung erst ermöglichen. Die wesentlichen Inhalte der Aufbauorganisation sind durch organisatorische Techniken wie Aufgabenbeziehungen (Stellen), Leitungsbeziehungen (Hierarchie) und Kommunikationsbeziehungen zu beschreiben. Grundlage hierfür sind die Unternehmensphilosophie, die Unternehmenspolitik und die Leitziele des Unternehmens, in denen die Qualität der internen Dienstleistung beschrieben werden sollte.
So gehört zur Beschreibung der Struktur- und Organisationsqualität, daß es ein Leitbild, Grundsätze und Leitziele für das Handeln im Unternehmen gibt. Darüber hinaus sollte die Aufbauorganisation durch ein Organigramm die Leitungsbeziehungen und damit auch die Kompetenzen zwischen den Ebenen offenlegen. Stellenbeschreibungen für alle Funktionen sollten den Aufgabenumfang definieren und gekoppelt werden mit Zielvereinbarungen zwischen Mitarbeitern und Leitungskräften, damit eine zukunftsorientierte Personalentwicklung überhaupt erst möglich wird. Die Kommunikationsbeziehungen können in Kommunikationsdiagrammen dargestellt werden und erleichtern so punktuelle Untersuchungen einzelner Stellen, in denen die Kommunikationspartner, der Informationsinhalt, die Kommunikationsdauer und -häufigkeit dargestellt werden können. Im Vordergrund dieser Betrachtungen steht das Bemühen, die Gesamtzusammenhänge zu erfassen und die Vernetzung der Funktion im Unternehmen mit anderen Stellen zu verdeutlichen.

Arbeits- und Prozeßqualität. Die Gestaltung der Arbeitsprozesse mit ihren wertschöpfenden Tätigkeiten, die unmittelbar dazu dienen, das Endprodukt oder die Dienstleistung im Sinne des internen und externen Kunden zu erstellen, sind für die Arbeitsqualität von grundlegender Bedeutung. Jeder Mitarbeiter in diesem Wertschöpfungsprozeß ist gleichzeitig Kunde und erhält Leistungen, Informationen sowie Vorarbeiten, während er als Lieferant Leistungen (Pflege, Informationen, Arbeiten) abgibt. Durch die Änderung unserer inneren Einstellung kann jeder von uns die Qualität der Kundenbeziehung selbst wesentlich verbessern.

Führungsqualität. Das Leistungs- und Kooperationsverhalten der Führungskräfte und Mitarbeiter prägt entscheidend die Unternehmenskultur. Die Abhängigkeit zwischen betriebswirtschaftlichen Notwendigkeiten und einer aktiven und motivierenden Führung macht die Qualität des Führungsverhaltens aus. Führungsverhalten in schwierigen Situationen zu kontrollieren, Ziele zu setzen, Ergebnisse zu erreichen und Leistungen zu fördern sind Kriterien eines ziel- und leistungsorientierten Führungsstils.

Teamqualität. Die Zusammensetzung von Teams (Teamdesign) mit sich ergänzenden Teammitgliedern, die ihre Aufgaben ergebnisorientiert und kooperativ angehen, ist entscheidend für die Teamqualität. Ebenso gehören hierzu geeignete Methoden und Instrumente der Teamarbeit. Erfolgreiche Teams erbringen auch unter schwierigen Bedingungen ausgezeichnete Leistungen. Sie fühlen sich für ihre Arbeit verantwortlich und sehen Fehler eher als Herausforderung und Chance an.

In der folgenden Tabelle werden die einzelnen Faktoren mit möglichen Fragestellungen zu Personalentwicklung und Weiterbildung im Überblick dargestellt:

Faktoren	Fragestellungen	Weiterbildung
Struktur- und Organisationsqualität		
Leitziele und Führungsgrundsätze müssen entwickelt werden, um eine zukunftsorientierte Personalentwicklung zu ermöglichen!	Sollen die Führungskräfte einen kooperativen Führungsstil praktizieren? Wie soll man mit Innovationen aus dem Mitarbeiterkreis umgehen? Sollen Mitarbeiter oder nur Führungskräfte in die strategische Planung einbezogen werden?	Visionen, Strategien und Ziele definieren Motivieren bei Innovationen Aktives Führen trotz höherer Führungsspannen Projekt- und Qualitätsmanagement Arbeits- und Pflegequalität
Arbeits- und Prozeßqualität		
Untersuchung von Wertschöpfungsketten	Wie effektiv sind die einzelnen Arbeitsabläufe gestaltet? Wie funktioniert die Absprache mit den Kollegen anderer Abteilungen? Wieviel Zeit wird für die verschiedenen Pflegeprozesse benötigt? Aufnahme eines Patienten/Bewohners ...	Organisatorische Abläufe verändern und effektiver gestalten Zeitmanagement Kundenorientiertes Denken und Verhalten lernen, z. B. auch innerhalb derOrganisation Controlling als Service und Managementinformation

Fortsetzung

Faktoren	Fragestellungen	Weiterbildung
Führungsqualität		
Grundlegende Managementtechniken	Werden Führungsaufgaben zielgerichtet und effektiv ausgeführt?	Motivierend und leistungsorientiert führen
z. B. Management by Objectives	Wie plant und organisiert die Führungskraft ihre Arbeit?	z. B. Mitarbeitergespräche
		Beurteilung/Förderung
	Welche Form der Kontrolle wendet sie an?	Kritik/Zielvereinbarung
	Wie ist die Arbeitszufriedenheit und Leistungsbereitschaft der Mitarbeiter in ihrem Bereich?	Coaching
Teamqualität		
Zusammenstellung von Teams	Wie organisieren sich Arbeitsgruppen/Teams?	Teamentwicklung
		Moderation
Projektarbeit	Welche Hilfestellung durch Moderation etc. bekommen Teams?	Gesprächführung
Qualitätszirkel		

Die Personalentwicklung im Gesundheitswesen umfaßt innerhalb der betrieblichen Personalarbeit ein breites Aufgabengebiet. Sie basiert auch auf den Erkenntnissen und Informationen anderer Betriebe und reicht mit ihren Auswirkungen in diese hinein.

Den Ausgangspunkt aller Überlegungen für die aktuelle Bedarfssituation der Dienstleistungsunternehmen im Gesundheitswesen bilden die Schwerpunktziele des jeweiligen Jahres zusammen mit den Maßnahmenplanungen. Den Anforderungen der Unternehmen stehen die Eignung und Entwicklungsbedürfnisse der Mitarbeiter gegenüber.

Der endgültige Entwicklungsbedarf ergibt sich durch einen Anforderungs-Eignungs-Vergleich (Profilvergleich) zwischen den Anforderungen der Arbeitsplätze und den Fähigkeiten der Mitarbeiter.

Ergänzend dazu sind die entsprechenden Bildungsmaßnahmen durchzuführen. Nach dem Abschluß der Maßnahmen wird mit geeigneten Ergebniskontrollen geprüft, ob die angestrebten Qualifikationsverbesserungen eingetreten sind oder inwieweit weitere Fördermaßnahmen eingeleitet werden müssen.

Die folgende Abbildung zeigt die einzelnen Bausteine der Personalentwicklung, was auch als Ablaufkonzept verstanden werden kann:

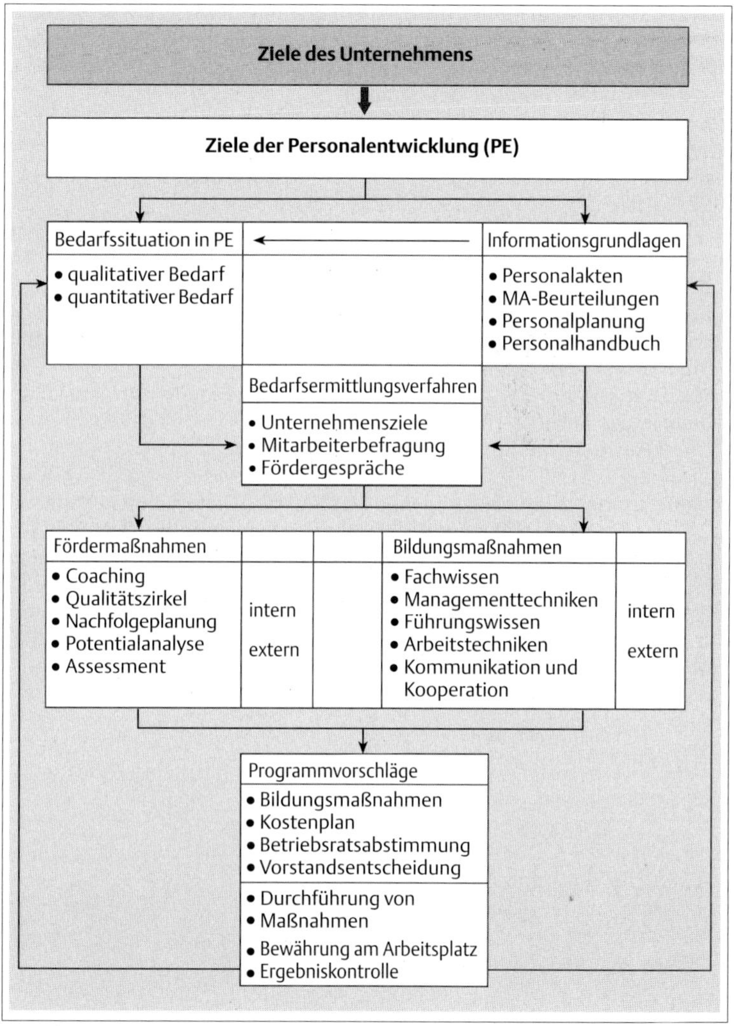

Wie führe ich ein Personalentwicklungskonzept ein?

Das Vorhandensein personalwirtschaftlicher Instrumente ist nicht die Voraussetzung für die Einführung einer Personalentwicklung im Gesundheitswesen. Falls einzelne Instrumente noch nicht eingeführt wurden, bietet das Bausteinmodell die Möglichkeit, an einer Stelle mit dem weiteren Ausbau der Systeme zu beginnen.

Die Umsetzung in die Praxis erfordert zunächst die Grundsatzentscheidung des Unternehmens, welche Ziele mit Personalentwicklungsmaßnahmen im Gesundheitswesen erreicht werden sollen (Kirchner 1997, S. 192–196, Kirchner 1997, S. 252–256).

Die *Zuständigkeit der Personalentwicklung* im Gesundheitswesen kann auf folgende Aufgabengebiete festgelegt werden:

- Beratung der Führungskräfte auf allen Ebenen des Unternehmens,
- Ermittlung des Personalentwicklungsbedarfs aufgrund der strategischen Vorgaben (Kundengruppen, Dienstleistungen, Produkte, Technik, Marketing und Personalorganisation),
- Abstimmung mit dem obersten Führungsorgan sowie mit den Mitarbeitern des Betriebs-/Personalrats,
- Durchführung und Begleitung der Maßnahmen.

Vorgehensvorschlag. Der folgende Verlaufsplan liefert einen Konzeptvorschlag für die Einführung der Personalentwicklung im Gesundheitswesen. Da es erfahrungsgemäß außerordentlich schwierig ist, ein neues Personalentwicklungskonzept in den betrieblichen Alltag zu integrieren, sollte man in der ersten Anlaufphase eine externe professionelle Unterstützung hinzuziehen, weil Mitarbeitern aus den eigenen Reihen des Betriebes die Neutralität und auch die Erfahrung bei der Einführung fehlt.

	Verlaufsplan	Durchführung	Zeit
1.	Schriftliche Information an alle Führungskräfte über die Einführung der Personalentwicklung	interner Mitarbeiter mit externem Berater	1 Tag
2.	Einzelgespräche mit allen Führungskräften über Schwerpunktziele und zu erwartende Anforderungen an die Mitarbeiter	externer Berater mit internem Mitarbeiter aus Personalabteilung	abhängig von Anzahl der Führungskräfte
3.	Gespräche mit Mitarbeitergruppen über Entwicklungsbedürfnisse	unter Zusage absoluter Diskretion externer Berater interner Berater	abhängig von Anzahl der Mitarbeiter
4.	Zusammenfassung der Gesprächsergebnisse aus dem Führungskreis und den Mitarbeitergruppen	externer Berater	abhängig vom Stoffumfang
5.	Präsentation der Ergebnisse Relativierung und Festlegung der Maßnahmen mit dem Führungskreis	externer Berater mit internem Mitarbeiter	1 Tag
6.	Maßnahmenkatalog festschreiben und mit dem Betriebs-/Personalrat abstimmen. Vorstandsentscheidung herbeiführen	externer Berater mit internem Mitarbeiter	abhängig vom Stoffumfang

Praxisbeispiele als Hilfe für die Umsetzung

Der Einstieg in die Personalentwicklungsarbeit kann durch einen Workshop mit den Mitarbeitern der betreffenden Institution erfolgen. An dieser Stelle sollen einige Eingangsfragen, Vorgehensweisen und Ergebnisse geschildert werden, die eine Beteiligung der Mitarbeiter an den zukünftigen Weiterbildungsaufgaben des Unternehmens ermöglichen.

Einstiegsfragen. Zur Ermittlung des Personalentwicklungsbedarfes können den Mitarbeitern auch Fragen vorgelegt werden, mit denen die kritischen Probleme in der Zusammenarbeit reflektiert werden sollen. Hier bietet es sich an, mit Metaplantafeln zu arbeiten, auf denen die Teilnehmer des Workshops ihre Vorstellungen zu den vorher bekanntgegebenen Fragen auf einer Karte notieren können. Hierbei sollten jedoch nicht nur die Schwachstellen der Zusammenarbeit erhoben werden, sondern auch die Aspekte, die die Zusammenarbeit erleichtern (vgl. Grafik S. 21).

Aus den folgenden Beispielen ist die bedarfsgerechte Vorgehensweise für eine zukunftsorientierte Personalentwicklung im Gesundheitswesen und Weiterbildungskonzeption zu ersehen.

Bei der Beantwortung der zuvor beschriebenen Fragestellungen haben Mitarbeiter aus dem Gesundheitswesen folgende Karten geschrieben:

Was erschwert Ihre Arbeit

1. Faktor: Leitung (Beispiel: Sammlung von Karten, die die Mitarbeiter geschrieben haben)		
Rückendeckung der Mitarbeiter durch den Vorgesetzten	den Fähigkeiten der Mitarbeiter entsprechende Delegation von Aufgaben und Verantwortung	nachvollziehbare Ergebniskontrolle
wechselseitige Loyalität	...	...

Einige Ergebnisse aus der Befragung von Mitarbeitern zur Führungskompetenz – erhoben mit einer fünfstufigen Skala – sind der folgenden Tabelle zu entnehmen. Die Mittelwerte sind als gewünschte Sollwerte von den Mitarbeitern einer Station erhoben worden und in die Spalte der „Soll"-Werte eingetragen:

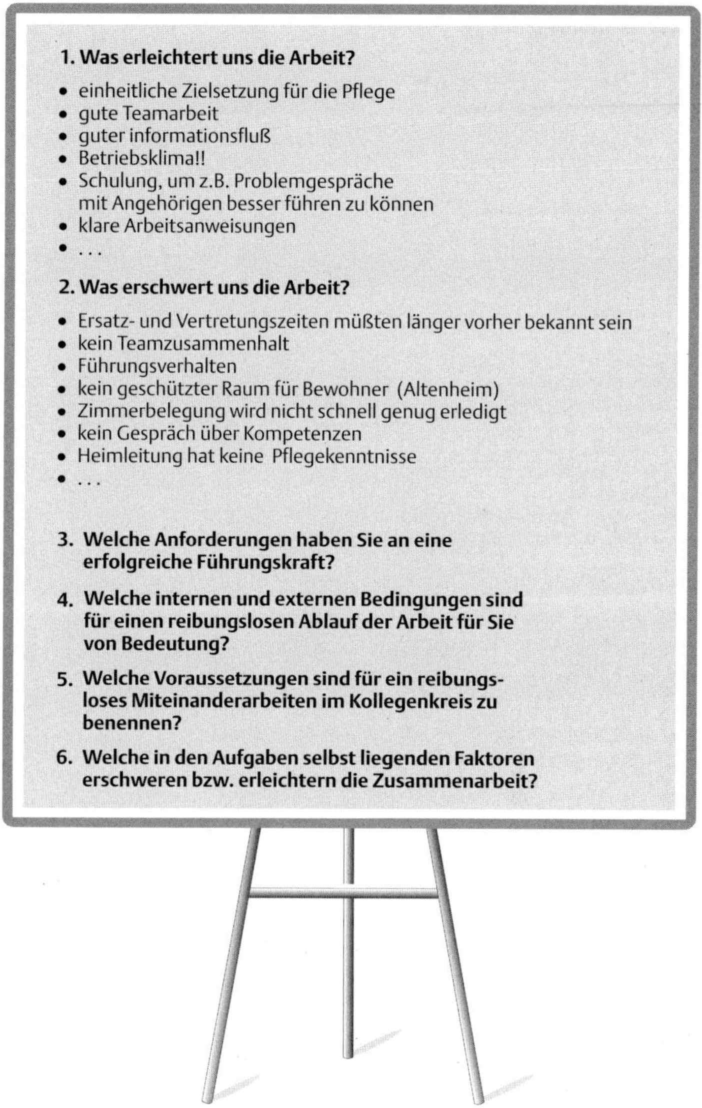
1. Was erleichtert uns die Arbeit?
• einheitliche Zielsetzung für die Pflege
• gute Teamarbeit
• guter informationsfluß
• Betriebsklima!!
• Schulung, um z.B. Problemgespräche mit Angehörigen besser führen zu können
• klare Arbeitsanweisungen
• ...
2. Was erschwert uns die Arbeit?
• Ersatz- und Vertretungszeiten müßten länger vorher bekannt sein
• kein Teamzusammenhalt
• Führungsverhalten
• kein geschützter Raum für Bewohner (Altenheim)
• Zimmerbelegung wird nicht schnell genug erledigt
• kein Gespräch über Kompetenzen
• Heimleitung hat keine Pflegekenntnisse
• ...
3. Welche Anforderungen haben Sie an eine erfolgreiche Führungskraft?
4. Welche internen und externen Bedingungen sind für einen reibungslosen Ablauf der Arbeit für Sie von Bedeutung?
5. Welche Voraussetzungen sind für ein reibungsloses Miteinanderarbeiten im Kollegenkreis zu benennen?
6. Welche in den Aufgaben selbst liegenden Faktoren erschweren bzw. erleichtern die Zusammenarbeit?

Ergebnisse aus der Befragung von Mitarbeitern zur Führungskompetenz (erhoben anhand 5stufiger Skala)

1. Faktor: Persönlichkeitsentwicklung der MA fördern	Gewichtung	Soll Mittelwerte	Ist Mittelwerte
Selbständigkeit fördern		4,5	
Mitarbeitern Freiraum geben		4,25	
Loben		4,42	
Mitarbeitern Rücken stärken		4,80	
Vertrauensbonus geben		5,0	
2. Faktor: Fachliche Kompetenz der Führungskraft			
Ziele formulieren		4,75	
Informieren		4,33	
Eigene fachliche Weiterbildung		4,25	
Entscheidungen treffen		4,66	
Klar und eindeutig sein		4,27	
Prozesse steuern		4,16	
Kritik sachlich üben		3,81	
Fähigkeiten der Mitarbeiter kennen		4,41	
Konsequent sein		4,50	
Interessen der Mitarbeiter vertreten		4,33	
Verantwortung übernehmen		4,50	
3. Faktor: Soziale Kompetenz der Führungskraft			
Diskretion		4,58	
Bereitschaft zur Selbstreflektion		3,50	
Einsamkeit ertragen		4,83	
Zu seiner Position stehen		4,50	
Spannungen aushalten		4,00	
Gefühle mitteilen können		4,00	
Offenheit für Anregungen der Mitarbeiter		4,42	
Sachlich sein		4,08	

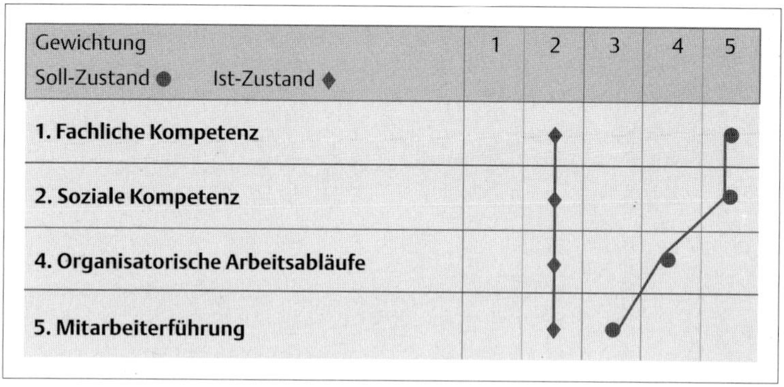

Maßnahmen zur Personalentwicklung. Aus dem oben abgebildeten Diagramm geht hervor, daß die Mitarbeiter der Station X die fachliche und soziale Kompetenz ihrer Führungskraft als sehr wichtig eingestuft haben. Gleichzeitig wird bei der Befragung des Ist-Zustandes sichtbar, daß die Faktoren 1 und 2 große Diskrepanzen zwischen Anforderung und erlebter Realität wiedergeben. Zur Verbesserung der sozialen Kompetenz könnte hier ein individuelles Coaching für die Stationsleitung der Station X durchgeführt werden. Zielsetzung hierbei sollte die Verbesserung der eigenen Wahrnehmungsfähigkeiten sein, um sachlich zu bleiben und die Mitarbeiter in bestimmte Entscheidungsprozesse miteinzubeziehen.

Beispiel Altenheim. In der folgenden Tabelle sind die vordringlichen Probleme der Mitarbeiter in einem Altenheim erhoben worden, mit dem Ziel, ein Personalentwicklungskonzept mit einer bedarfsgerechten Weiterbildung zu koppeln.

Die Befragung der Mitarbeiter, zusammen mit der Erstellung eines Maßnahmenprogramms, hat folgende Ergebnisse gebracht:

Lfd.	Wünsche aus der Sicht des Pflegepersonals	Mögliche Maßnahmen	Wer?	Mit wem?	Zeit
1.	Arbeitsrhythmus über 12 Tage mit 2 Tagen frei wird als zu lang empfunden	Arbeitszeitmodell durch Projektgruppe prüfen	Vorstand/Leitungsgremium	ausgewählte Mitarbeiter	
2.	Regenerationsphase ist einfach zu kurz	Arbeitszeitmodell durch Projektgruppe prüfen	Vorstand/Leitungsgremium	ausgewählte Mitarbeiter	
3.	Ersatz-/Vertretungszeiten müßten länger vorher bekanntgegeben werden	Arbeitszeitmodell durch Projektgruppe prüfen	Vorstand/Leitungsgremium	ausgewählte Mitarbeiter	
4.	Geschützten Raum für die Bewohner (Austausch von Zärtlichkeiten)	Möglichkeiten durch Projektgruppe prüfen	Stationsleitung/Mitarbeiter	ausgewählte Mitarbeiter	
5.	Zusammenarbeit im Team verbessern	Teamarbeit und Kooperationsverhalten trainieren	Berater	Mitarbeitergruppe	
6.	Mehr Toleranz und Zusammenarbeit auf der Station (Subgruppen)	Teamarbeit und Kooperationsverhalten trainieren	Berater	Station/Mitarbeitergruppe	
7.	Problemgespräche mit Angehörigen führen können	Gesprächsführung lernen	Berater	Mitarbeitergruppe	
8.	Bewohner aktivieren ist ein Problem	Pflegeziele des Heims/Khs überlegen	PDL/Stltr./Mitarbeiter	Mitarbeitergruppe	
9.	Fallbesprechung „bewohnerorientiert“ durchführen	Fallbesprechung	Berater	Mitarbeitergruppe	

Punktuelles Vorgehen. Neben der bedarfsorientierten Erhebung für Personalentwicklungsmaßnahmen kann man natürlich auch von einem Anforderungsprofil ausgehen, indem man beispielsweise die Kundenorientierung der Mitarbeiter als Leitziel definiert und hierfür ein Schulungsprogramm zusammenstellt.

Im folgenden Beispiel werden die vier wichtigsten Bereiche für eine solche Weiterbildungskonzeption vorgestellt:

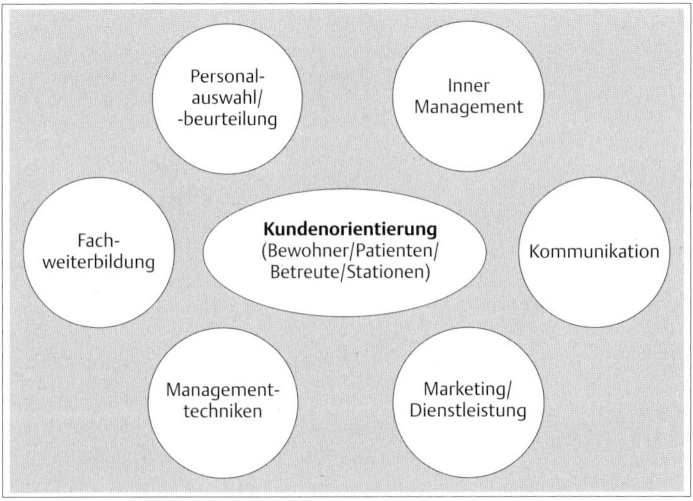

Diese verschiedenen Personalentwicklungsfelder können die Grundlage für ein Weiterbildungsprogramm bilden, daß für die Mitarbeiter in Dienstleistungsunternehmen wichtig ist. Dieses Weiterbildungsprogramm innerhalb der Institution, z. B. innerbetriebliche Fortbildung (IBF), kann nach Bedarf der Mitarbeiter genutzt werden. Darüber hinaus läßt sich dann auch eine strategieorientierte Weiterbildung anknüpfen, in der die Mitarbeiter in das Förderprogramm aufgenommen werden, die einzelne Bausteine oder Felder, welche als Anforderungsprofil für eine Stelle definiert worden sind, weiterbildungsmäßig noch nicht bearbeitet haben.

Die verschiedenen Seminare, die sowohl individuell zielgruppenorientiert als auch als Stufenprogramm für die Personalentwicklung in einem Unternehmen eingesetzt werden können, sollten langfristig einem strategieorientierten Konzept des Qualifikationsmanagements Platz machen, das auf die Tätigkeiten der einzelnen Mitarbeiter abgestellt ist.

Zusammenfassend noch ein Beispiel für ein Personalentwicklungskonzept, das im Baukastenprinzip aufgebaut ist und sich den Bedürfnissen des Unternehmens sowie den Bedürfnissen der Mitarbeiter individuell anpassen läßt:

Workshop	**Kundenorientierung**	**Managementwissen**	**Fachweiterbildung**
			Personalauswahl und -entwicklung
		Managementtechniken für Führungskräfte	Managementfunktionen:
		Projektmanagement	Planen
	Teamentwicklung	Gesprächsführung fördern und beurteilen	Entscheiden, Realisieren
	Qualitätszirkelarbeit	Führungsplanspiel	Kontrollieren
	Lernstatt	Strategien und Ziele entwickeln	betriebswirtschaftliche Grundlagen
	kundenorientiertes Denken und Verhalten	Budgetgespräche	Qualitätsicherung TQM
prozeßorientierte Beratung und Entwicklung von Voraussetzungen für ein bedarfsgerechtes Weiterbildungskonzept	Verkaufsgespräche führen (Sozialstationen)	Controlling als Management-Informations-System	Kostenrechnung, Materialwirtschaft Rechnungswesen ...

Im Anschluß an diesen Stufenplan ist ein Einladungsschreiben als Muster für die Vorgehensweise in einem ersten Workshop zur Personalentwicklung beigefügt.

Erster Workshop der Arbeitsgruppe „Personalentwicklung"

Zeit:
Ort:
Moderation:

Vorgehensvorschlag:

- Warming-up (kurze Vorstellung der Teilnehmer)
- Personalentwicklung „gestern, heute und morgen" (Vortrag 20´)

Gruppenarbeit:

Malen Sie ein Bild: Inhalt des Bildes soll eine typische Situation aus Ihrem Arbeitsalltag sein, in der Sie in **Ihrem Handeln** unsicher waren oder Sie gedacht haben: Wie hätte ich es „richtig" machen können?!
Vorstellung der Bilder und Diskussion im Hinblick Personalentwicklung.

- Diskussion

Wie sollte eine zukunftssichere Personalentwicklung hier bei uns erfolgen?

Metaplanarbeit: Sammlung der wesentlichen Inhalte aus Sicht

1. der Mitarbeiter
2. der Kunden (interne und externe Kunden)
3. der Organisation

Gruppenarbeit:

Erstellen Sie ein Anforderungsprofil für die verschiedenen Gruppen in Ihrer Institution, z.B.: Welche Anforderungen haben wir an die Führungskräfte unseres Hauses?

Erstellen Sie eine Ist-Soll-Analyse, und entwickeln Sie ein Konzept für ein zukünftiges Personalentwicklungskonzept in Ihrem Hause.

Übung „Rationalisierung durch Lean-Management"

Seit kurzer Zeit leitet ein neuer Verwaltungsdirektor die Geschicke der Klinik K als GmbH. Er hat den Ruf eines eiskalten, erbarmungslos zupackenden Managers. Sein Spezialgebiet ist Lean-Management zur Rationalisierung von Kosten und Arbeitsplätzen, und damit hat er in der Vergangenheit auch schon beträchtliche Erfolge erzielt. Einige seiner „chirurgischen Eingriffe" verliefen allerdings weniger glücklich, denn sie führten geradewegs zur Schließung der Abteilung X.

Der neue Verwaltungsdirektor macht den Eindruck eines Mannes von unheimlicher Dynamik und Tatkraft, der nur darauf bedacht ist, Budgets zu kürzen und die Klinik auf die kostendeckende Abteilungen zu reduzieren. Es heißt, die einzige Möglichkeit, ihn zu beeindrucken, seien starke, wohldurchdachte, logisch zwingende Argumente.

In den vergangenen sechs Monaten sind einige Gerüchte kursiert, u. a. daß eine Umstrukturierung der bestehenden Hierarchie durch Wegfall ganz bestimmter Abteilungen und Funktionen vorgenommen werden soll.

Gerüchtweise ist verlautet, daß Ihre Abteilung als nächstes auf der schwarzen Liste steht. Es ist jetzt 9.30 Uhr, um 11.00 Uhr hat er die PDL, Frau Müller-Stühler, zu einem Termin zu sich gebeten, mit der Bitte, ihm genau zu begründen, welche Aufgaben Ihre Abteilung in der Klinik X hat.

Aufgabe. Sie haben 1 Stunde Zeit, ein Plädoyer für die Abteilung X Ihrer Klinik vorzubereiten. Sie müssen hieb- und stichfest beweisen können, daß Ihre Abteilung für die Klinik lebenswichtig ist. Rechnen Sie damit, daß die ganze Abteilung aufgelöst und entlassen wird, wenn Ihre Argumente nicht stark genug sind.

Bei der Vorbereitung Ihres Plädoyers sollen Ihnen die folgenden Fragen helfen, Ihre Potentiale auf dem *externen Markt* zu bestimmen. Bei den *internen Erfolgsfaktoren* geht es um eine effiziente Ausführung der strategischen Überlegungen, insbesondere, wie man auf einem enger werdenden Markt optimal eine Dienstleistung effizient und qualitativ hochwertig anbieten kann.

Stellen Sie mit Hilfe der folgenden Fragen die Vorzüge Ihrer Abteilung dar, und machen Sie Vorschläge, wie Sie im Verbund mit anderen Einrichtungen kostengünstiger arbeiten können:

Gruppenarbeit. Jede Gruppe erarbeitet ein Erfolgskonzept für ihre Abteilung. Die Fragen sollen Ihnen helfen, Ihre Potentiale auf dem Gesundheitsmarkt zu erfassen. Stellen Sie die Vorzüge Ihres Konzeptes mit Hilfe von Flip-chart/Folien nach 45 Minuten im Plenum vor.

1. **Ihre Kunden**
   - Wer sind Ihre Kunden (pflegebedürftige Menschen, Angehörige, Ärzte, Krankenhäuser)?
   - Kennen Sie die ungefähre Anzahl der betreuungsbedürftigen Menschen für die nächsten 5 bis 10 Jahre in Ihrer Region?
   - Welcher Kaufkraftindex herrscht in Ihrer Region vor (Bevölkerungsstruktur Arbeiter, Beamte, junge Familien etc. mit welchem Einkommen)?
   - ...
2. **Ihre Produkte und Dienstleistungen**
   - Welche Strategien haben Sie im Hinblick auf Ihre Produkte und Dienstleistungen für Ihre Abteilung entwickelt (Zielgruppenangebote, Zusatzdienstleistungen)?
   - Welche Dienstleistungen und Produkte bieten Sie (kosten- oder gewinnbringend) für Ihre Dienststelle an (Pflegeüberleitung, Beratung andere Leistungen etc.)?
3. **Ihre Organisation**
   - Wie können Sie Ihre interne Organisation optimieren (Schnelligkeit, Erreichbarkeit, Rundumservice etc.)?
   - Können Sie Ihre Kosten (Fixkosten u. variable Kosten) für die verschiedenen Dienstleistungen errechnen und kalkulieren (z. B. kleines Beratungsgespräch, Reihenuntersuchung, Einweisung u. a.)?
4. **Personal**
   - Welche Qualifikation haben Ihre Mitarbeiter (Ausbildung/Hilfskräfte, Vollzeit/Teilzeit), und in welchem Umfang sind Sie beschäftigt bzw. ausgelastet?
   - Wie stellen Sie Fort- und Weiterbildung sicher?
5. **Methoden und Techniken**
   - Arbeiten Sie mit erprobten Methoden/Techniken in der Sozialarbeit. Gibt es Standards? Wenn ja, welche?
6. **Marketing**
   - Was tun Sie, um Ihre Leistungen auf dem Gesundheitsmarkt zu verkaufen (Veröffentlichungen, Kundenbindungsveranstaltungen etc.)?
7. **Markt – Wettbewerbssituation**
   - Wie viele Mitbewerber haben Sie in Ihrer Region?
   - Mit welchem Erfolg können Sie ihre besondere Dienstleistung am Markt anbieten?

Lösungsmöglichkeiten. Bei der Bearbeitung der Fragen wird deutlich, daß ein Personalentwicklungskonzept sich nach den Unternehmenszielen und den Marktgegebenheiten richten sollte. Erst wenn der potentielle Bedarf auf dem externen Markt klar ist, können auch die Produkte und Dienstleistungen hierfür ermittelt werden.

Ein Beispiel soll den Zusammenhang verdeutlichen:
In Ihrem regionalen Umfeld sind vier Krankenhäuser, die alle eine gynäkologische Abteilung haben. Die Geburtenrate in Ihrer Region sinkt, so daß insgesamt die Auslastung aller Betten der gynäkologischen Abteilungen der vier Krankenhäuser nicht mehr gewährleistet ist. Um Ihren Bettenbestand zu halten oder sogar zu erweitern, hat die Klinikumsleitung eine Marktanalyse durchgeführt. Hierbei ist ermittelt worden, daß u. a. die Mütter bei der Geburt des ersten Kindes ein Durchschnittsalter von 32 Jahren haben. Das bedeutet, daß der Anteil der Risikogeburten (Schwangere, die älter als 35 Jahre sind) steigt.

Für die Versorgung der Schwangeren muß nun ein erhöhter Betreuungsaufwand vor, während und nach der Geburt angeboten werden. Die Dienstleistung für diesen Personenkreis muß also ausgeweitet werden, weil in ihrer Region die Anzahl der Schwangeren mit Risikogeburten steigt. Hinzu kommt, daß die Anzahl der ungewollt kinderlosen Ehepaare steigt. Zur Standortsicherung hat deshalb der Klinikumsvorstand beschlossen, für diese Zielgruppe spezielle Dienstleistungen anzubieten. Hierzu gehört die Beratung bei Unfruchtbarkeit, die besondere Betreuung bei Risikogeburten und der Ausbau der Frühgeburtenstation.

Nachdem eine Zielgruppenstrategie zur Umsetzung der Ideen entwickelt worden ist, wurde eine *organisatorische Neugliederung* der Bereiche vorgenommen. Gleichzeitig muß unter dem Aspekt der Personalentwicklung ein Konzept entwickelt werden, mit dem die Anforderungen an die verschiedenen Mitarbeitergruppen neu formuliert werden. Die *Anforderungen an die Qualifikation* der Ärzte als auch an die Pflegepersonen muß Spezialwissen auf dem Gebiet der Risikoschwangerschaften beinhalten. Nachdem die Anforderungen der verschiedenen Abteilungen an die Mitarbeiter formuliert worden sind, kann ein Weiterbildungskonzept entwickelt werden.

Um die neue Dienstleistung innerhalb der Region zu festigen, ist eine *Marketingstrategie* entwickelt worden, in der der neue Service für Schwangere publiziert wurde. Neben der Vor- und Nachsorge bei Risikogeburten hat in einer süddeutschen Klinik dieses Konzept einige positive Nebeneffekte gehabt. Schwangere, die nicht zu dieser Risikogruppe gehörten, haben von diesem besonderen Service der Klinik gehört und haben aus ähnlichen Gründen dann ihr Kind dort entbunden, weil sie das Gefühl hatten, hier kann alles getan werden, wenn Komplikationen auftreten.

An diesem Fallbeispiel wird deutlich, daß alleine Einsparungen auf der Kostenseite keine Standortsicherung bedeuten. Vielmehr müssen innovative Ideen und die Marktpotentiale erkannt werden. Die Personalentwicklung muß immer den Anforderungen des Marktes folgen und nicht umgekehrt.

Leitbildentwicklung

Leitbild. Die veränderten gesellschaftlichen Rahmenbedingungen im Gesundheitswesen führen zu neuen Anforderungen an die Führungskräfte der Zukunft. Eine Änderung der Leitbilder und der Leitziele in den Einrichtungen des Gesundheitswesen ist notwendig, damit innovatives Denken gekoppelt mit betriebswirtschaftlichen Kenntnissen im Pflegemanagement auch zu neuen Ansätzen in der Personalentwicklung führen kann. Das Thema erfolgreiche Führung ist schon immer ein zentrales Anliegen von Managementlehren für Profitunternehmen gewesen. Es liegen zahlreiche Erfolgsrezepte aus der Praxis von Wirtschaftsunternehmen vor, die für Non-profit-Organisationen jedoch nur teilweise übertragen werden können.

Probleme. Die Ausgangssituation vieler Unternehmen im Gesundheitswesen war eher an den Erfordernissen einer reibungslosen internen Verwaltung orientiert (Keck u. Pröschild 1994, S. 12 ff, Eversheim 1997, S. 41 ff.), wobei der Patient oder der Bewohner sich der Organisation anpassen mußte (vgl. folgende Abbildung).

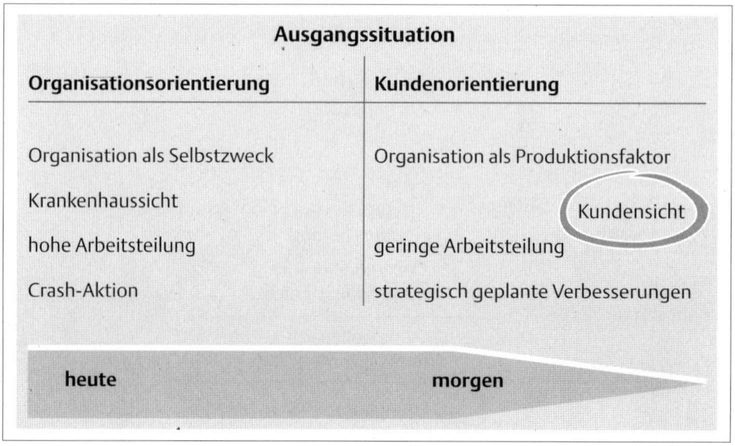

In der Zukunft wird es jedoch immer wichtiger, den Kunden mit seinen Wünschen und Bedürfnissen in den Mittelpunkt zu rücken. Damit wird die Organisation zu einem Produktionsfaktor, der im Wettbewerb der verschiedenen Unternehmen den Ausschlag darüber geben kann, ob die vorgehaltene Dienstleistung in Zukunft noch bezahlbar ist und von den Kunden abgerufen wird.

Hinzu kommt eine neue Generation von Kunden, die sich nicht als Bittsteller betrachten, sondern eine Gesundheitsleistung abfordern, für die sie zuvor Beiträge in eine Krankenkasse eingezahlt haben. Die künftigen Kunden im Gesundheitswesen werden Leistungen einfordern und sich nicht ohne weiteres der vorgefundenen Organisation mit ihren Abläufen anpassen wollen. Diese gestiegenen Erwartungen und Anforderungen müssen bei der Entwicklung von Leitbildern den Weg in die Zukunft markieren (Kirchner 1997, S. 192–196, Kirchner 1997, S. 252–256, Kirchner 1996, S. 17–20).

Was sind Leitziele?

In vielen Dienstleistungsunternehmen hat sich ein einfaches Raster als Strukturierungshilfe für die Entwicklung von Leitzielen bewährt. In der folgenden Grafik, die als Zielpyramide bezeichnet werden kann, werden die kurzfristigen, mittelfristigen und langfristigen Ziele, die für die Leitbildentwicklung wichtig sind, näher beschrieben:

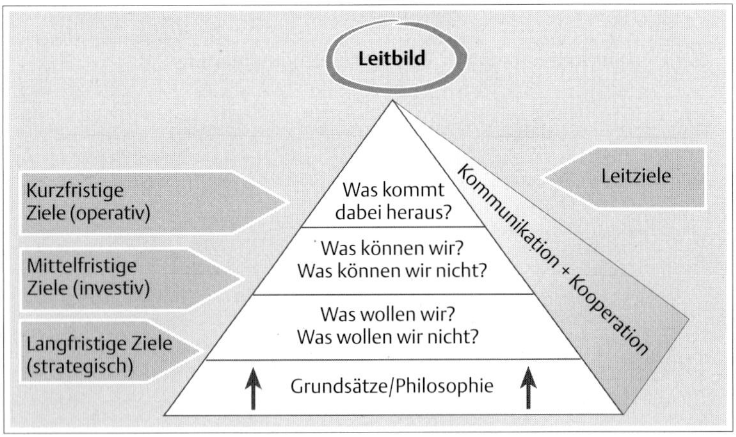

Strategische Ziele. In der Zielpyramide sind weitere wichtige Fragen zu beantworten, so beispielsweise: „Was wollen wir?“ und „Was wollen wir nicht?“ Für die Entwicklung des Pflegeleitbildes und seiner *langfristigen* strategischen Bedeutung ist es wichtig, ob die zukünftige Pflege nach dem Pflegemodell von Roper oder dem von Orem erfolgen soll. Für die Beantwortung dieser Frage muß man dann langfristig überlegen, welche Konsequenzen mit der Verwirklichung dieses Pflegeleitzieles verbunden sind. So ist die Schulung, Weiterbildung und Umsetzung in den Unternehmen ein wichtiger Schritt, die langfristige Akzeptanz dieser Entscheidung und damit auch die Realisierung dieser Ziele zu garantieren. Die aus dieser Entscheidung resultierenden Leitziele muß man sich wie Leitplanken vorstellen, die das Handeln der betroffenen Personen regeln.

Das Ziel, beispielsweise das Pflegemodell X umzusetzen, bleibt langfristig konstant. Der Weg zum Ziel ist manchmal mühsam, weil man immer wieder Mitarbeiter auf dem Weg begleiten oder sie gegebenenfalls auf die Leitplanken hinweisen muß.

Ohne Leitziele drehen wir uns im Kreis

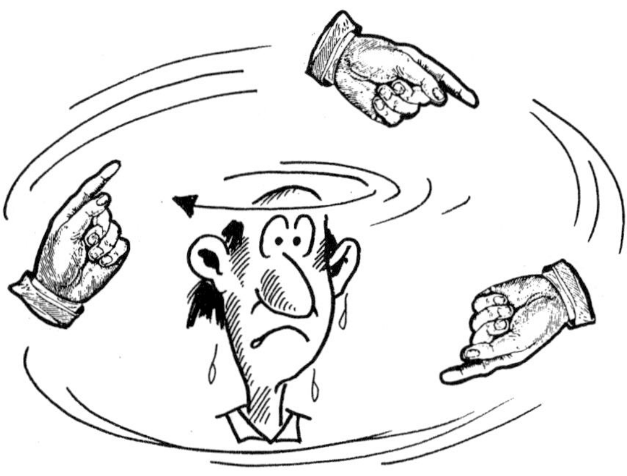

Ein Leitbild, das diese Erfordernisse erfüllt, kann auf langfristige Akzeptanz stoßen und Hilfestellung in vielen Alltagsfragen geben. So wichtig es ist zu sagen, was man möchte, genauso wichtig ist jedoch auch, sich darauf zu verständigen, was man auf keinen Fall will. Hier ist mit Sicherheit darüber zu sprechen, ob die Pflegenden eine optimale Pflege wollen, aber aus Kostengründen diese gar nicht realisieren können. Für das Pflegeleitbild bedeutet das auch, daß dann eine bedarfsgerechte Pflege als Leitziel genannt wird, an dem die Pflege ihren Alltag orientieren kann.

Investive Ziele. *Mittelfristig* wäre dann die nächste Frage von Bedeutung: Was können wir (nicht), um unsere Ziele zu erreichen? Um ein Ziel zu erreichen, brauchen wir Investitionen wie Energie, Geld, Zeit, Motivation und vieles mehr (Kirchner 1995, S. 65). Je klarer und präziser die Leitziele formuliert und vereinbart werden, um so besser kann man die eigenen Ressourcen zur Verwirklichung der Ziele einschätzen. Unrealistische Ziele führen zu Frustration und Resignation. Daher müssen die Teilziele auch in einer Zeitachse definiert werden, damit man sich und die Mitarbeiter nicht überfordert. Ein Beispiel bei der Einführung einer neuen Pflegeplanung oder Pflegedokumentation verdeutlicht den zusätzlichen Aufwand.

Neben der Schulung und Entwicklung von Standards für die Pflegedokumentation muß man auch Erfolgskontrollen auf den Stationen vornehmen. Ohne Rückmeldung in der Phase der Realisierung einer neuen Pflegedokumentation oder eines Standards verlaufen Änderungsvorschläge einfach im Sande. Für die Führungskräfte heißt das, zunächst Zeit für Schulung und Übung zu investieren und dann in einem kontinuierlichen Prozeß durch konstruktive Rückmeldungen ein neues Dokumentationssystem zu installieren.

Operative Ziele. *Kurzfristig* ist eine permanente Erfolgskontrolle zur Eigen- und Fremdmotivation notwendig. Diese Ziele nennt man auch operative Ziele, weil hierbei die Frage interessiert, was denn eigentlich bei der Umsetzung oder Änderung herausgekommen ist. Ist der Patient zufriedener mit der Pflege, oder ist die Verweildauer nun kürzer, oder was hat die Realisierung der Leitziele gebracht?

Unternehmenskultur. Für die Umsetzung neuer Konzepte ist darüber hinaus natürlich auch die Unternehmenskultur von Bedeutung. Wie gehen die Mitarbeiter miteinander um? Wie werden Fehler behandelt? Was für ein Führungsklima ist im Unternehmen? Das Klima eines Hauses oder die Kultur des Miteinanderumgehens ist ein entscheidender Erfolgsfaktor für die Umsetzung der Leitziele im Pflegeleitbild.

Leitbildentwicklung. Für viele Mitarbeiter in der Pflege ist die Entwicklung eines Leitbildes eine neue und spannende Aufgabe. So bilden sich in vielen Krankenhäusern Arbeits- oder Projektgruppen mit dem Ziel, ein Pflegeleitbild zu entwickeln. Mit viel Elan und Schwung treffen sich die Pflegenden ein- oder zweimal im Monat für drei Stunden und beginnen über Philosophie, Menschbild, Ethik, Würde und Respekt nachzudenken. Nach etlichen auch gruppendynamisch spannenden Sitzungen ist endlich ein vorläufiges Leitbild entwickelt worden, was dann den Mitarbeitern der Klinik präsentiert wird. Hier stellt sich dann spätestens die Ernüchterung der Beteiligten ein, weil die Betroffenen sich weder mit der Thematik noch mit den einzelnen Aussagen anfreunden können. Ein Feuerwerk von Killerphrasen entlädt sich auf die Mitglieder der Arbeitsgruppe, und Demotivation, Frustration und Ärger sind meist die Folge.

Gewachsene und gefestigte Strukturen im Gesundheitswesen verhindern Innovationen und erzeugen bei den Mitarbeiten Resignation, Angst und Hilflosigkeit! Deshalb müssen für die Unternehmen im Gesundheitswesen Leitziele formuliert werden, die den Rahmen für betriebliches Handeln bilden. Sie müssen systematisch erstellt werden und als alltägliches Handeln das Denken und Tun beeinflussen.

Wozu brauche ich ein Leitbild?

Da das Leitbild das pflegerische Handeln beeinflußt, sollen an dieser Stelle nur zwei unterschiedliche Leitbildphilosophien in der Altenpflege nach Hummel (1982) aufgezeigt werden:

Rationales Leitbild	Ganzheitliches Leitbild
• Industrialisierung • Auflösung der Familie als Lebens- und Arbeitsgemeinschaft • Absicherung der Familie durch Versicherungen • professionelle Hilfe durch examinierte Pflegekräfte • Rationalisierung der Arbeit im Heim • Fremdbestimmung durch Experten • der Bewohner/alte Mensch als Studienobjekt	• Dienstleistungsgesellschaft • Integration der Familie und der Lebensumwelt • Pflegeversicherung und Betreuung innerhalb der Familie • professionelle Hilfe, z. B. durch ambulante Pflege (Sozialstationen) • Bildung von Wohngruppen (Bereichs- und Zimmerpflege) • der alte Mensch als ganzheitliches soziales Wesen (Biographie)
Ergebnis	**Ergebnis**
• Versorgung (satt, sauber, trocken) • Disengagement – Ruhebedürftigkeit • Heime auf der grünen Wiese	• Begleitung (Kontakt, Integration) • Aktivität und Ruhebedürfnis • Heime innerhalb von Städten oder ambulante Pflege in der eigenen Wohnung

- Das ist unrealistisch!
- Da spielen die Ärzte nicht mit!
- Wir wollen selbstbestimmt arbeiten!

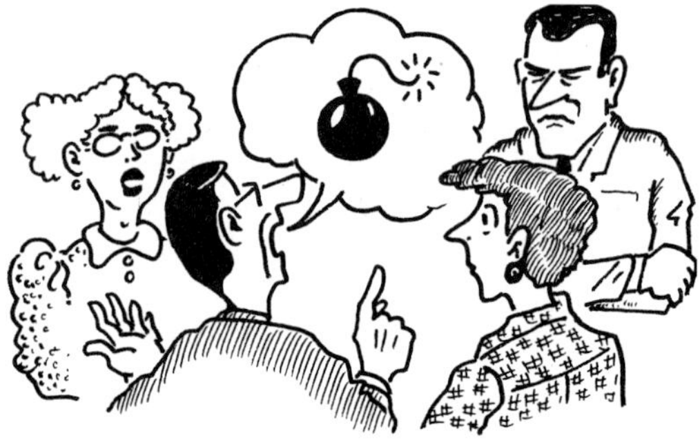

Pflegephilosophie. Die Leitziele und Pflegephilosophien orientierten sich bis in die 80er Jahre eher an rationalen Ideen, die aus der Zeit der Industriealisierung hervorgegangen sind. Ziel der Aktivitäten war, die anliegende Arbeit so rationell wie möglich zu gestalten. Im klinischen Bereich bedeutete rationelles Arbeiten auch, gleichzeitig eine Funktionalisierung der Tätigkeiten vorzunehmen – änlich wie in der Industrie wurden bestimmte Tätigkeiten zusammengefaßt: beispielsweise Fieber messen, Betten herrichten und anderes. In der Altenpflege bedeutete es, daß die Bewohner in ruhigen abgeschirmten Häusern betreut wurden, in denen die rationelle Versorgung alter Menschen nach dem Prinzip der Industriealisierung erfolgte.

Erst in den 90er Jahren wurde die *Begleitung* älterer Menschen in der letzten Phase ihres Lebens wichtig. Altenheime sollten im Zentrum von Städten stehen, damit die Bewohner Kontakt zu ihrer sozialen Umwelt behalten und pflegen konnten. Im klinischen Bereich wurde die Funktionspflege abgelöst von der Bereichs- oder Beziehungspflege. Der Patient sollte in seiner Ganzheit gesehen und gepflegt werden.

Aus diesem Rahmenkonzept (Leitbild oder auch Pflegephilosophie genannt) lassen sich die Handlungskonzepte innerhalb einer Einrichtung ableiten.

Pflege und Sprache. Die Sprache, die die Grundlage für das Denken und Handeln (Kirchner 1996, S. 105–114) im Umgang mit Menschen bildet, ist oft sehr verräterisch. An dieser Stelle sollen Beispiele aus dem Leitbild der CBT (Caritas-Betriebsführungs- u. Trägerges. mbH) vorgestellt werden, mit denen eine klare Sprachregelung für die Mitarbeiter erarbeitet worden ist (CBT Köln, Ausgabe 0194):

Folgende Sprachregelung ist unerwünscht	Folgende Sprachregelung ist verbindlich
• Insasse, Patient, Pflegefall, Pflegling, gerontopsychiatrischer Fall, Wohnberechtigter, Dringlichkeitsfall Zuschlagsfall, Inkontinenzfall, verwirrte Gerontos, Irre	• Bewohner, Damen und Herren, Herr, Frau XY, psychisch veränderter Bewohner
• Sterbefall, Abgang	• verstorbener Bewohner
• bettlägeriger Patient	• erkrankter Bewohner, pflegebedürftiger Bewohner
• Pflegefälle abgeben	• Bewohner ziehen um
• füttern	• Essen anreichen
• Opa, Oma	• Herr, Frau
• Versorgung	• Begleitung, Unterstützung, Hilfestellung, Betreuung, Pflege
• Heimaufnahme, Unterbringung, Platz zuweisen	• Einzug
• Verlegung, Umlegung	• Umzug
= angelehnt an eher rationalen Leitbildern	= angelehnt an eher ganzheitlichen Leitbildern

An dieser Gegenüberstellung wird deutlich, daß Begriffe wie Pflege*fall*, Pflegling, Wohnberechtigter oder Dringlichkeits*fall* eher an Objekte angelehnt sind (der Fall, den man bearbeiten kann), während Begriffe wie Bewohner, Dame oder Herr den Menschen als ein Subjekt bezeichnen, das man ernst und damit wahrnimmt, anders als bei Objekten, die verwaltet werden können.

Sprache, die angelehnt ist an *rationalen Leitbildern*, hat Einfluß auf das Denken, das Sprechen und damit auch auf das Handeln. Der Umgang mit pflegebedürftigen Menschen sollte sich an ganzheitlichen Leitbildern orientieren und damit Sprache und Sprechen zum Thema machen, damit die ihnen anvertrauten Menschen Hilfe, Unterstützung und Begleitung erhalten, die sie sich auch wünschen. Im Leitbild der jeweiligen Organisation – ob nun stationäre oder ambulante Pflege – sollten Aussagen zur Pflegephilosophie und dem hiermit verbundenen Menschenbild vorgenommen werden. Diese Aussagen gehören in die Grundsätze des Leitbildes und sind damit die Basis für die Entwicklung weiterer Leitziele.

Grundsätze. In den Grundsätzen soll darüber hinaus klar festgelegt werden, in welchem Rahmen die Unterstützung und Hilfe von pflegebedürftigen Menschen gestaltet werden soll. Dies fängt bei der religiös-ethischen Grundauffassung an und hört bei den zur Gewinnmaximierung gegründeten modernen Dienstleistungsbetrieben im Bereich des Gesundheitswesens auf. Die Offenlegung dieser Ziele sollte selbstverständlich sein, damit zukünftige Mitarbeiter, Patienten und Bewohner wissen, wofür sie sich entscheiden. Gerade in einem expandierenden Gesundheitsmarkt wird der Wettbewerb um die Betreuung pflegebedürftiger Menschen stärker, so daß der Konkurrenzdruck hier Innovationen schafft, wo bisher eher Resignation zu beobachten war.

In der *Altenpflege* ist es schließlich von wesentlicher Bedeutung, ob pflegebedürftige Menschen als „Patienten" behandelt werden, nur weil sie sich als Bewohner in einem Altenheim befinden, oder als Menschen mit Wünschen und Bedürfnissen nach Anerkennung, Wertschätzung und sozialer Zugehörigkeit.

Eine vergleichbare Situation entsteht auch bei der Pflege im *Krankenhaus*, wenn Patienten als „Fall von Zimmer 2" betrachtet werden, weil sie auf Zeit Hilfe und Unterstützung durch Ärzte und Pflegende brauchen. Aus den Grundsätzen eines Leitbildes im klinischen Bereich sollte daher auch deutlich werden, welches Menschenbild das Krankenhaus als Unternehmen hat, wie der Umgang mit Forschung und Lehre gehandhabt wird, welche ethischen und moralischen Werte für die Mitarbeiter des Krankenhauses wichtig sind oder welche ökonomischen und ökologischen Bedingungen berücksichtigt werden sollen.

Die *Leitziele* der jeweiligen Organisation bilden zusammen mit den *Grundsätzen* dann die Basis für strategisches und operatives Handeln. Folgendes Beispiel aus einer Universitätsklinik verdeutlicht den Handlungsrahmen, der durch die Grundsätze festgelegt werden soll und somit das Handeln der Mitarbeiter im Krankenhaus beschreiben soll:

Wir, die Mitarbeiter der Universitätsklinik X,

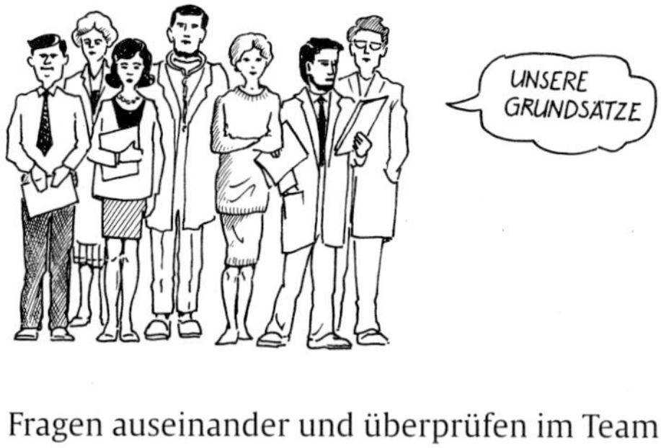

- wollen, daß der Patient als Kunde im Mittelpunkt steht;
- leisten bei hoher medizinischer pflegerischer und technischer Fachkompetenz eine moderne zukunftsorientierte Versorgung der Patienten;
- setzen uns mit ethischen Fragen auseinander und überprüfen im Team unser Handeln;
- orientieren unser Handeln an Lehre und Forschung;
- berücksichtigen die wirtschaftlichen Aspekte durch unser fachkompetentes und umweltschonendes Arbeiten.

Aspekte eines Leitbildes

Die Begriffe Kunde, Bedarf, Produzent und Produkte/Dienstleistungen sind im sozialen Bereich zunächst einmal ungewöhnlich. Wird jedoch eine kompromißlose Kundenorientierung auch im Gesundheitswesen angestrebt, so wird deutlich, daß der Kunde – in diesem Falle der Bewohner oder der Patient – durch unterschiedliche Wünsche und Anforderungen an das Unternehmen in seinen Bedürfnissen ernstgenommen werden muß, damit sein Bedarf an Zuwendung, Pflege und Begleitung gedeckt werden kann (Kirchner 1996, S. 17–20).

Als Strukturierungshilfe für die Entwicklung von Leitzielen kann folgendes Schema genommen werden:

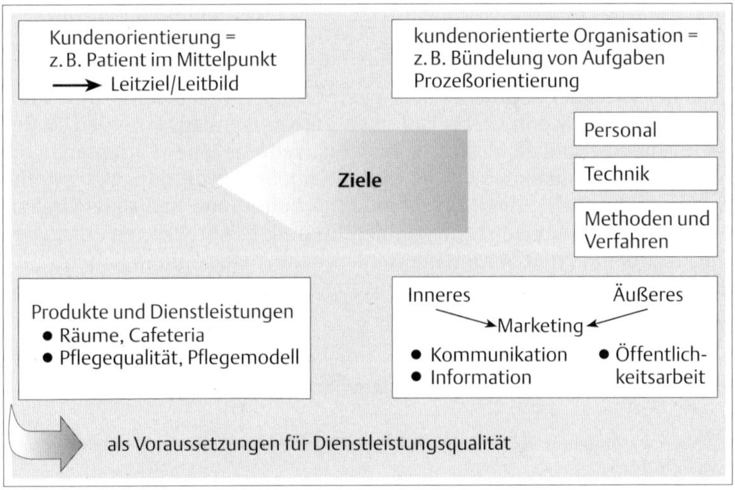

Begriffserklärungen

Kunden. Für die Entwicklung eines Leitbildes ist es zunächst notwendig, die Begriffe Kunde, Produkte und Dienstleistungen in ihrer Abhängigkeit zu erklären. So spricht man unter dem Aspekt des Qualitätsmanagements und der Qualitätssicherung von Normen, die eine einheitliche Bewertung von Dienstleistungen und Produkten ermöglichen sollen. Hierbei spielt nach der DIN-Norm ISO9000ff der Begriff Kunde und Lieferant in seiner Wechselbeziehung für die Erbringung einer Dienstleistung eine wichtige Rolle (Eversheim 1997, S. 9 ff).

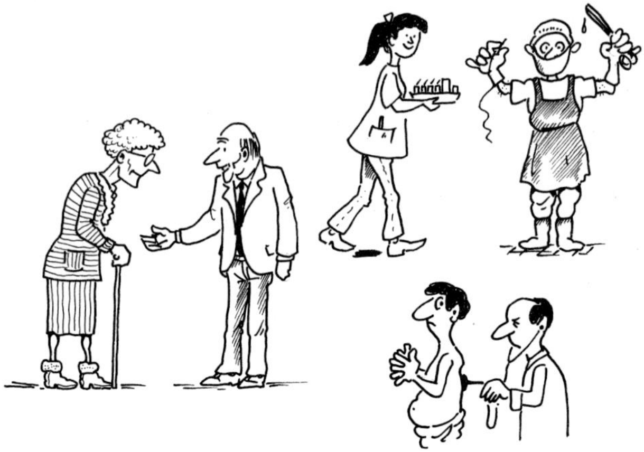

Interner/externer Kunde. In der Regel werden Kunden als externe Kunden bezeichnet, wenn sie als Patienten ins Krankenhaus kommen. Mobile Hilfsdienste sind dann externe Kunden, wenn sie einen Patienten in ein bestimmtes Krankenhaus oder ein Altenheim vermitteln. Als interne Kunden werden die Abteilungen und Mitarbeiter innerhalb einer Organisation bezeichnet, weil sie Leistungen für andere Abteilungen erbringen. Die Mitarbeiter einer Station im Krankenhaus „liefern" ihren Patienten an das Operationsteam zur Behandlung ab. Deshalb spricht man hier von einer Kunden-Lieferanten-Beziehung.

Kunden	Beziehung/Tätigkeit	Lieferanten
Bewohner/Patienten wollen	optimale Pflege	von den Pflegenden
Pflegende wollen	gute Arbeitsbedingungen	durch die Führungskräfte und die organisatorischen Voraussetzungen
Pflegedienstleitungen wollen	korrekte Dienstpläne zur Abrechnung von Überstunden	von den Mitarbeitern
Angehörige wollen	Aktivität und Begleitung und Hilfe für ihre Angehörigen	Mitarbeiter wollen Angehörige einbeziehen, aufklären usw.

Kunden-Lieferanten-Beziehung. Je besser das Zusammenspiel in einer Klinik zwischen dem Operationsteam und den Mitarbeitern der verschiedenen Stationen funktioniert, um so besser ist auch die Qualität der Kunden-Lieferanten-Beziehung. Für die Mitarbeiter der Station bedeutet das, daß der Patient mit allen Unterlagen vorbereitet zum vereinbarten Termin im Operationssaal abgeliefert wird, und für das Operationsteam bedeutet es gleichzeitig, daß festgelegte Operationen auch zum vereinbarten Termin durchgeführt werden können. Dieses Beispiel macht deutlich, daß nicht nur die Patienten oder Bewohner als Kunden betrachtet werden müssen, vielmehr müssen die an dieser Dienstleistung beteiligten Gruppen eine Form des Miteinanderarbeitens finden, damit eine ökonomische Abwicklung der erforderlichen Arbeiten erfolgen kann.

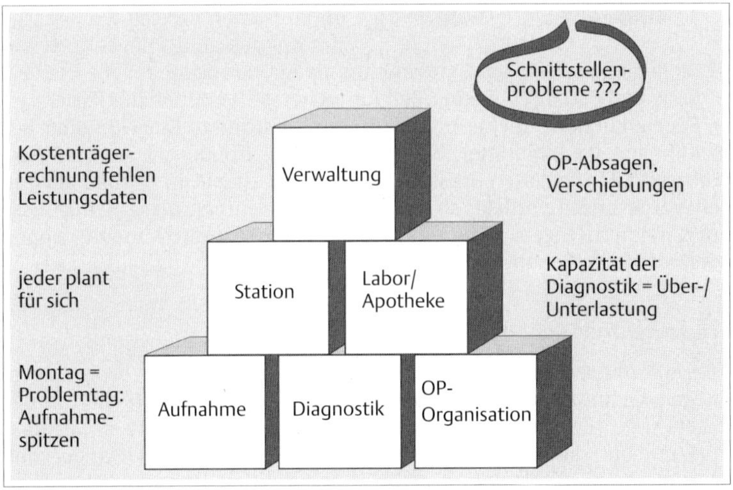

Produzent. Die Mitarbeiter des Unternehmens werden als Produzenten von Dienstleistungen verstanden, die ihre Arbeit jedoch nur dann erfüllen können, wenn hierfür auch Mittel zur Verfügung gestellt werden, mit denen die Dienstleistung erbracht werden kann. Hierfür benötigt man eine funktionierende Organisation, Verwaltung, Technikunterstützung und aktuelle in ihrer Wirksamkeit geprüfte Methoden, nach denen Pflegeverrichtungen geleistet werden können.

Als Beispiel für die Kundengruppenorientierung in einem Altenheim können folgende Aussagen im Leitbild durch die Mitarbeiter einen groben Rahmen bilden, der durch die Auswahl der Kundengruppe auch eine mögliche Palette von Dienstleistungen und Produkten als strategische Komponente des Leitbildes aufzeigt:

Das Altenheim X ist ausgerichtet auf pflegebedürftige ältere Menschen aller Pflegestufen aus Düsseldorf und Umgebung, so daß Menschen mit psychischen Störungen und somatischen Erkrankungen zusammenleben können. Darüber hinaus bietet das Altenheim Dienstleistungen für Menschen aller Altersgruppen in besonderen Lebenssituationen.

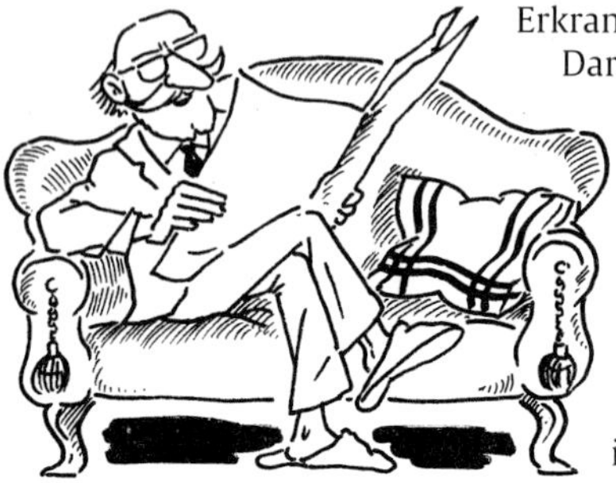

Die Form der Kundenorientierung ist ein ganz wesentlicher Aspekt. Der Kunde sollte natürlich an erster Stelle in einem Leitbild genannt werden. So ist im klinischen Bereich die Aussage für Kunden und Pflegende wichtig, ob beispielsweise ein Krankenhaus als Akutkrankenhaus die Erstversorgung von Patienten in einer Region sicherstellt oder ob der Patient eine Spezialklinik aufsucht, in der nur ganz bestimmte Eingriffe oder Behandlungen vorgenommen werden. Wird der Kunde mit seinen Wünschen und Bedürfnissen ernst genommen und damit im Leitbild auch in den Vordergrund gerückt, so kann ein Unternehmen diese Bedürfnisse nur dann befriedigen, wenn es sich auf ganz bestimmte Kundengruppen oder auf einige Behandlungsmethoden oder Eingriffe spezialisiert.

Produkte und Dienstleistungen

Von *Produkten* spricht man, wenn beispielsweise Räume, Wohnungen, pflegegerechte Betten usw. bereitgestellt werden. Produkte sind in der Regel Dinge, die man anfassen und sehen kann. Die *Dienstleistungsqualität*, mit der sämtliche Serviceleistungen gemeint sind, wird sich den Rahmenbedingungen der jeweiligen Organisation und den Wünschen der Kunden anpassen müssen (Eversheim 1997, S. 12). So ist beispielsweise die Qualität des Essens ein Produkt der Klinik, aber das Anreichen des Essens ist die Dienstleistung. Für viele Patienten ist die Dienstleistungsqualität die Meßlatte (Freter u. Glasmacher 1996, S. 436–441) für eine als positiv empfundene Versorgung und Hilfe in einer kritischen Lebenssituation, nämlich einer Krankheit.

Ein Akutkrankenhaus wird spezielle Dienstleistungen, wie beispielsweise hochtechnisierte Operationen, an andere Einrichtungen abgeben müssen, weil die Bandbreite der Behandlung in der Regel nur eine bedarfsgerechte Versorgung des Patienten ermöglicht. Patienten mit Krankheitsbildern, die eine besondere Pflege benötigen (z. B. Patienten mit hochgradigen Verbrennungen), sind in einer hierfür ausgestatteten Spezialklinik besser aufgehoben. Für die Mitarbeiter der Klinik bedeutet das, sich auf die Dinge zu konzentrieren, die sie besonders gut können, und gleichzeitig andere Dinge, die sie nicht können, zu lassen.

Für die Betreuung im Altenheim gilt der gleiche Grundsatz. Ein schwerstpflegebedürftiger Bewohner hat andere Anforderungen an die Pflege und Betreuung als ein Bewohner, der noch relativ fit ist und sich viele Aktivitäten mit anderen Menschen wünscht.

Bei der Entwicklung von Leitzielen sollte darüber nachgedacht werden, welche Kundengruppen in dieser Einrichtung eine optimale Versorgung und Begleitung erfahren. Erst wenn den Mitarbeitern klar ist, dieses Haus bietet in Zukunft schwerstpflegebedürftigen Menschen ein zu Hause, dann können sich Mitarbeiter, Angehörige und sonstige Gruppen ein Bild darüber machen, was von diesem Haus angeboten und was erwartet werden kann. Enttäuschungen, Ärger und Konflikte können auf diese Weise ausgeräumt werden und bilden einen *klaren Rahmen für Einstellungs- und Mitarbeitergespräche*, in denen sowohl die Anforderungen als auch die Erwartungen der Mitarbeiter anhand des Leitbildes thematisiert werden können.

Organisationsform

Damit ein ganz bestimmter Standard an Dienstleistungen in einem Unternehmen gehalten werden kann, müssen darüber hinaus Aussagen über die Organisationsform vorgenommen werden, mit denen die Leitziele im Leitbild umgesetzt werden sollen.

Aufbauorganisation. Unter ökonomischen Aspekten sollte die Aufbauorganisation (Probst 1992) eines Unternehmens eine flache hierarchische Struktur haben, damit Entscheidungen markt- und kundenorientiert getroffen werden können. Die Mitarbeiter sollen sich als Subunternehmer verstehen, da sie über die Zielvereinbarung ihren Verantwortungs- und Aufgabenbereich sehr genau kennen. Die Steuerung von Investitionen (Personal und Sachmittel) und damit auch selbstverantwortliches Handeln sind nur dann möglich, wenn der einzelne weiß, welche Konsequenzen sein Handeln für das Unternehmen und die ihm anvertrauten Menschen hat.

Organigramm. Mit Hilfe eines Organigramms kann man sehr schnell erkennen, wie viele Hierarchiestufen im Unternehmen sind, wo Entscheidungen unnötig durch verschiedene Hierarchiestufen laufen müssen und ähnliches. Besonders schwierig sind Entscheidungsprozesse, wenn unübersichtliche Machtstrukturen durch verschiedene Interessengruppen schnelle marktgerechte Entscheidungen blockieren.

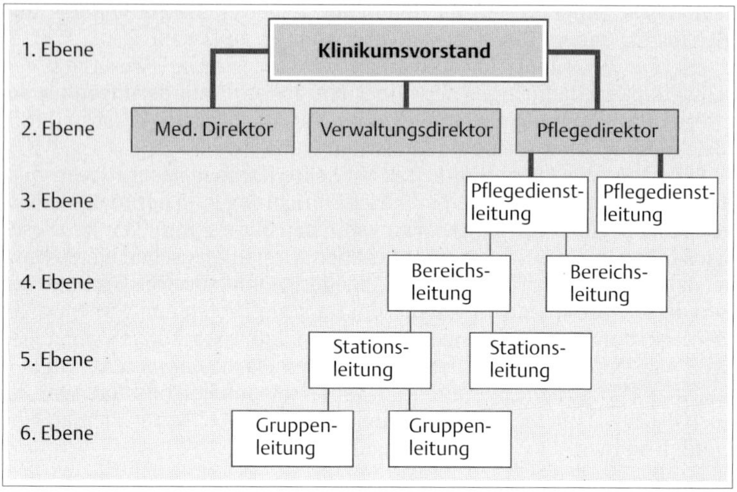

Funktionendiagramm. Dieses Organigramm zeigt eine typische Aufbauorganisation im klinischen Bereich mit insgesamt sechs Hierarchiestufen. Entscheidungen werden in der Regel vertikal, also von oben nach unten „gefällt". Dieses Prinzip der *Funktionalisierung* berücksichtigt die Spezialisierung der Aufgaben, so daß jeder Mitarbeiter seine Aufgaben kompetent erledigen kann. Die Ärzte sind für die Behandlung und Therapie der Patienten zuständig, der Verwaltungsmitarbeiter für die korrekte Leistungserfassung und Abrechnung, die Pflegenden für die Betreuung und Pflege des Patienten.

Diese Spezialisierung führt zu einer Aufsplittung von Aufgaben, in denen die ganzheitliche Sicht verlorengeht. Dies hat Auswirkungen auf das Miteinanderarbeiten, weil die Verantwortung für Fehler eher in der Zuständigkeit anderer Abteilungen gesucht wird. „Die Röntgenabteilung hat uns die Bilder nicht mitgeliefert, deshalb mußten wir die Aufnahmen besorgen und konnten den Patienten nicht pünktlich zum Operationssaal bringen ...!" Dies sind ganz typische Beispiele für die Delegation von Verantwortung auf andere Abteilungen. Charakteristisch für dieses Einliniensystem ist der Dienstweg, der auf alle Fälle eingehalten werden muß. Gute Vorschläge zur Veränderung und Verbesserung von Arbeitsabläufen bleiben so oft auf dem Wege der Instanzen stecken. Die interne Organisationsstruktur in Krankenhäusern ist häufig noch durch eine hohe funktionale Arbeitsteilung geprägt.

Ein Beispiel soll diesen Zusammenhang erläutern: So werden für den Betrieb großer Diagnosegeräte oft starre zeitliche Regelungen getroffen, um eine möglichst hohe Auslastung der Geräte zu erreichen. Kosteneinsparungen in diesem Bereich können jedoch zu zeitlichen Inflexibilitäten führen, die eine Verschiebung von Operationsterminen, eine längere Verweildauer von Patienten oder eine Veränderung der Arbeitsabläufe in der pflegerischen Betreuung nach sich ziehen. Die hierdurch verursachten Kosten werden häufig gar nicht ermittelt.

Organisationsdilemma. Das Dilemma der Organisationsentwicklung formuliert Nagel (1993, S. 195) so, daß die Anpassung der formalen Unternehmenstruktur an dynamische Entwicklungsprozesse außerordentlich schwierig sind. Einerseits sollen Organisationsformen starre Gebilde sein, die vereinfachte und standardisierte Verfahren langfristig ausgerichtet fixieren, andererseits soll die Organisationsform auf flexible und sich veränderbare Prozesse reagieren. Für die Organisationsentwicklung bedeutet das, daß sie entweder strukturiert, organisiert und überschaubar auf Kontinuität ausgerichtet sind oder prozeßhaft, chaotisch, organisatorisch turbulent und wechselhaft.

Das Fazit aus diesem Organisationsdilemma faßt Nagel (1993, S. 196 ff) wie folgt zusammen:

Veränderungsbereitschaft. Unternehmen müssen die Fähigkeit entwickeln, bestehende Strukturen und Prozesse zu verändern und sich von überkommenen Organisationslösungen zu trennen. Hierfür ist eine offene und kritische Unternehmenskultur Voraussetzung. Anstelle von Langfristigkeit und Planung treten schnelle Anpassungsprozesse durch kurzfristige personelle Besetzung in einem modularen System, in dem Kernprozesse identifiziert werden, die je nach Bedarf dann auf die aktuellen Bedürfnisse hin verändert werden können.

Vernetzung. Ganzheitliches, vernetztes und unternehmerisches Handeln ist nur durch die Einführung bereichsübergreifender Teams möglich, die sich permanent mit den Wettbewerbsbedingungen des Marktes befassen und die Anforderungen ihrer Kunden in fortlaufende Planungs-, Abstimmungs- und Entwicklungsprozesse einbeziehen. Flexible, permanent veränderliche Netzwerke treten dann an die Stelle starrer Organisationsformen.

Kernprozesse. Organisationsmaßnahmen müssen immer im Gesamtsystem gesehen werden, wobei der Patient als Kunde im Mittelpunkt stehen sollte. Um die Wertschöpfungskette in einer Klinik beherrschen zu können, sind zunächst die wichtigsten Kernprozesse zu benennen. Als Kernprozesse bezeichnet man zum Beispiel die Aufnahme von Patienten, die Diagnose und Therapie, die Grundpflege, die Wundversorgung oder die Entlassung des Patienten.

Diese Kernprozesse bilden die Grundlage für die Auf- und Ablauforganisation von Unternehmen. Das bedeutet gleichzeitig, daß die Kundenorientierung in einem optimalen Verhältnis zur Organisation der internen Abläufe stehen muß.

Prozeßorientierte Organisation im Krankenhaus

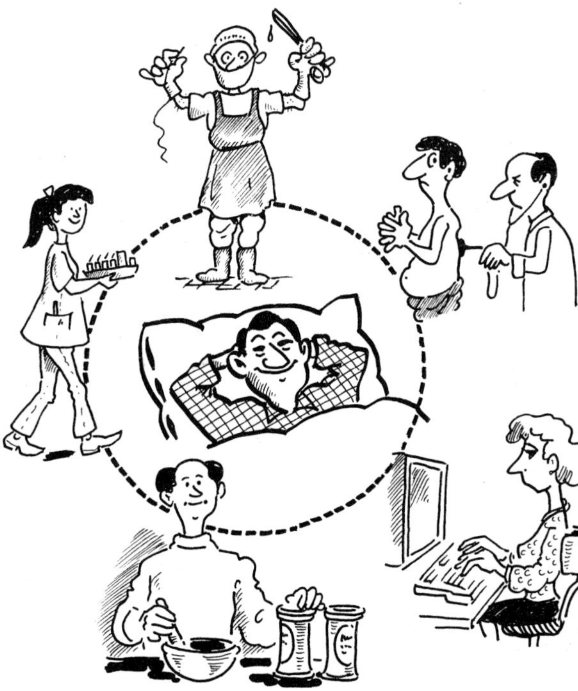

Eine prozeßorientierte Aufbauorganisation kann auch als Mehrliniensystem (Keck u. Pröschild 1994, S. 26 ff, 104, Probst 1992) beschrieben werden, weil alle Mitarbeiter, die in einen Prozeß involviert sind, als therapeutisches Team die Versorgung des Patienten vornehmen. Die Aufbauorganisation für ein solches System könnte wie folgt aussehen:

Prozeßorientierte Aufbauorganisation – Mehrliniensystem

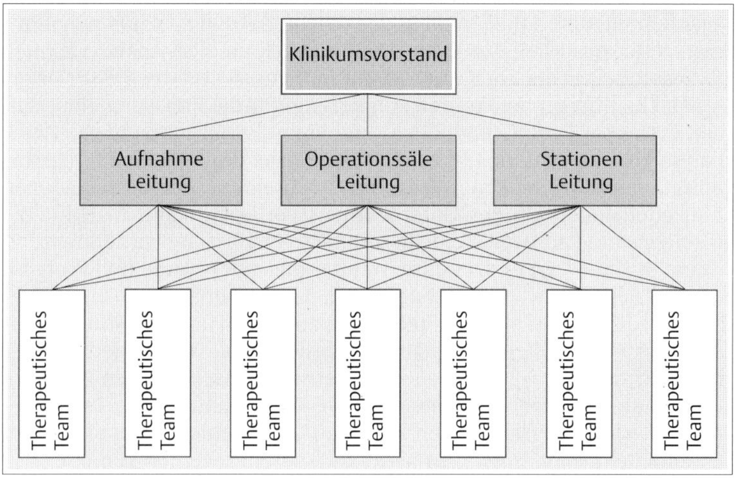

Abläufe. Die zukünftigen Organisationen im Gesundheitswesen werden sich stärker an den Abläufen (Kernprozessen) orientieren müssen. Die Zuständigkeit für wichtige Kernprozesse muß von den besten Mitarbeitern wahrgenommen werden. In Zukunft werden mehr Teams organisatorische Änderungen und Verbesserungen in Form von Qualitätszirkelarbeit vorbereiten und umsetzen. Damit wird es weniger Hierarchie geben und gleichzeitig mehr Prozeßmanager, die flexibel einsetzbar, die verschiedenen Aufgaben mit einem fachkompetenten Team übernehmen können. Am Beispiel der Wechselzeiten im operativen Zentrum einer Klinik oder der Wegezeitenoptimierung in einem Altenheim kann dieser Zusammenhang verdeutlicht werden:

Der Wohnbereich X ist auf zwei Etagen verteilt. Ein langer Flur und eine Treppe verbinden die einzelnen Zimmer für die Bewohner. Der Bade-, Wäsche- und Materialienraum ist auf einer Etage konzentriert. Die Pflegenden müssen nun ihre Materialien für die Grundpflege auf einen Wagen legen, mit dem Aufzug in ihre Etage fahren und dann ihre Bewohner versorgen. Immer wieder passiert es, daß Wäsche, Inkontinenzvorlagen oder Salben nicht ausreichend auf dem Wagen vorhanden sind. Dann muß die Altenpflegerin Frau Schmitz „eben einmal“ zu dem Material-/Wäscheraum laufen und fehlende Versorgungsartikel ergänzen. Durch ineffektive Wegezeiten wird viel Zeit und damit auch viel Geld gebunden.

Wertanalyse. Damit die Arbeitsabläufe optimiert werden können, kann man Instrumente zur Beschreibung von Prozessen einsetzen. Eine solche Beschreibung hilft dabei, ineffektive Wege und Arbeitsabläufe zu identifizieren (Rathje 1996, Eversheim 1997). Durch eine Ist-Analyse können die Kosten sowie die anfallende Arbeit in Mengen und die hierfür erforderliche Zeit berechnet werden. Ein Beispiel für die Erfassung eines solchen Prozesses (z. B. Grundpflege) und eine hiermit verbundene Wertanalyse können dazu beitragen, über eine neue und effektive Prozeßorganisation nachzudenken. Wenn die Beschreibung der verschiedenen Tätigkeiten innerhalb des Unternehmens vorliegen, kann man für die einzelnen Arbeitsprozesse eine kostenmäßige Erfassung vornehmen.

Eine Optimierung einiger ausgewählter interner Abläufe und Prozesse ist in der Regel jedoch nicht ausreichend, da an einer Stelle Kosten eingespart werden, die an anderer Stelle dann zusätzlich anfallen können. Aus diesen Gründen sollten Arbeitsabläufe als Kernprozesse definiert und beschrieben werden. Dies ist auch unter betriebswirtschaftlichen Aspekten interessant, da erfahrungsgemäß durch die Gestaltung durchgängiger Prozesse administrative Kosten bis zu 40 %, die Fehlerrate zum Teil um 90 % und die Kosten insgesamt bis zu 60 % gesenkt werden können.

Soll beispielsweise eine Bündelung von Aufgaben durch ein therapeutisches Team erfolgen, führt dies immer zu Unruhe und Konflikten zwischen verschiedenen Interessengruppen. Prozesse innerhalb der Organisation sind von innen nur sehr schwer zu verändern. Ein neutrales Beratungsteam kann besonders in solchen Situationen mit Fachkompetenz, Fakten und Analysen zur Versachlichung der Diskussion beitragen, weil es für einen Zeitraum verschiedene Experten zur Verfügung stellen kann.

Personalmanagementfragen. Die prozeßorientierte Entwicklung einer Aufbau- und Ablauforganisation ist immer auch mit Personalmanagementfragen verbunden. So sind die Anforderungen an einen Prozeßmanager andere als an eine Führungskraft in einer Hierarchie. Für die Personalauswahl, Weiterbildung und Entwicklung sind moderne Managementkonzepte zur Führung im folgenden Kapitel beschrieben. An dieser Stelle soll jedoch darauf hingewiesen werden, daß Aussagen zum Personalmanagement ins Leitbild gehören.

Beteiligung der Mitarbeiter. Die Beteiligung der Mitarbeiter bei der Ausgestaltung der Organisation kann in Form von Qualitätszirkelarbeit, Projektarbeit, Workshops und Arbeitsgruppen am ehesten gewährleistet werden. Durch Veranstaltungen, die einen Informations- und Erfahrungsaustausch fördern, oder durch Weiterbildungsveranstaltungen kann das Qualifikationspotential der Mitarbeiter erhalten werden. Diese Leistungen des Unternehmens müssen jedoch nach innen und außen hin kommuniziert werden.

Technik. Ein weiterer wichtiger Aspekt ist die Aussage über den Einsatz von Technik in der Pflege. Soll sie um jeden Preis eingesetzt werden wie beispielsweise auf der Frühgeburtenstation oder ist eine sanfte und natürliche Pflege mit wenig Technik erwünscht?

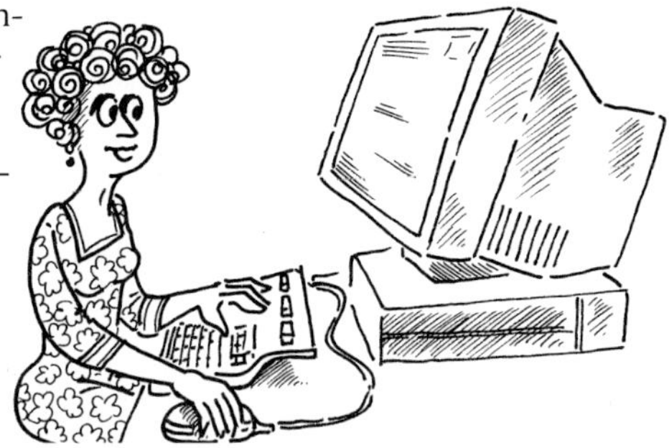

An diesem Beispiel wird deutlich, daß das Pflegeleitbild nicht ohne eine gemeinsame Diskussion mit den Medizinern der Klinik erstellt werden kann. In diesen Fällen wird sich dann zeigen, ob ein ganzheitliches Leitbild für die Pflege Bestand hat oder auch nicht.

Verfahren/Methoden. Daneben sollen im Leitbild Aussagen gemacht werden über den Einsatz von Verfahren oder Methoden im Pflegeprozeß. Wenn eine Lagerung des Patienten nach Bobath erfolgen soll, dann muß dies für alle verbindlich auf einer Station durchgeführt werden. Für den Patienten ist diese ganzheitliche Vorgehensweise in der Pflege als Strukturierungshilfe wichtig. Ständige Änderungen führen beim Patienten zu erhöhter Selbstaufmerksamkeit und damit auch zu Streß- und Unwohlreaktionen.

Inneres und äußeres Marketing

Inneres Marketing. Ein letzter wichtiger Aspekt ist das innere und äußere Marketing in einer Organisation des Gesundheitswesens. Mit innerem Marketing ist gemeint, daß Veränderungen, Erfolge und Informationen auch an die Mitarbeiter „verkauft" werden müssen. Die Informationspolitik ist für die Erreichung der definierten Leitziele ein weiterer Erfolgsfaktor. Die Glaubwürdigkeit bei der Umsetzung der im Leitbild formulierten Ziele ist für die Mitarbeiter das Barometer dafür, wie die einzelnen Schritte zum Erfolg auch kommuniziert und bewußtgemacht werden. Wenn Mitarbeiter nicht wissen, was sich verändert oder verbessert hat in den einzelnen Bereichen, nehmen sie dies auch nicht wahr. Schließlich sind sie in ihrer Tagesarbeit mit all ihren Problemen befaßt – wer hat da schon Zeit, mit anderen Mitarbeitern über ein Pilotprojekt zu sprechen?

Äußeres Marketing. Der Ruf des Unternehmens im Gesundheitswesen ist auch vom äußeren Marketing abhängig. Dies wird im klinischen Bereich im besonderen durch Forschung und Lehre geprägt, aber auch durch die Mitarbeiter, Patienten, Angehörigen, ambulanten Ärzte usw., die mit ihren Erfahrungen über die Klinik mit anderen Menschen sprechen (Riegel 1996, S. 45–52).

Hiermit ist die sog. Presse gemeint, die eine Einrichtung im Gesundheitswesen innerhalb einer Region hat: z. B. sehr modern, aufgeschlossen und kreativ durch wechselnde Aktivitäten mit Bürgern der Region oder eher in sich abgeschlossen abgeschottet zur Ruhe und Besinnlichkeit auffordernd. Mit welchen Informationsmitteln (Tag der offenen Tür, Informationsschriften, Öffentlichkeitsarbeit u. a.) auf dem Markt dann operiert wird, beispielsweise um ganz bestimmte Kundengruppen auf dem Markt anzusprechen, schafft diese Presse. Bei stärkerem Wettbewerb auf dem Sektor werden künftig die Häuser bevorzugt, die ein differenziertes Angebot für Senioren schaffen. So wird sich z. B. ein Heim für schwerstpflegebedürftige Menschen sowohl in der räumlichen als auch in der technischen Ausstattung deutlich von einem Heim für Menschen der Pflegestufe 1 unterscheiden. Diese Binnendifferenzierung wird auf einem zunehmend durch Wettbewerb charakterisierten Markt ein Weg sein, hilfsbedürftigen Menschen einen angenehmen Lebensabend zu bieten.

Praxisbeispiele als Hilfen für die Umsetzung

Es stellt sich die Frage, wie man vorgeht, wenn man ein Leitbild für eine Einrichtung im Gesundheitswesen erstellen will? An dieser Stelle sollen einige Hilfen für die Vorbereitung und Durchführung gegeben werden.

Gruppenzusammensetzung. Zunächst einmal ist es wichtig, daß ein solches Pflegeleitbild nicht nur von einer Funktionsgruppe (z. B. nur Stationsleitungen oder Pflegedienstleitungen) erstellt wird. Alle Betroffenen sollten beteiligt werden, das bedeutet: Alle Mitarbeiter unterschiedlicher Funktionen – vom Schüler angefangen bis zur leitenden Pflegekraft – senden einen Vertreter in diese Arbeitsgruppe. Darüber hinaus sollte möglichst ein Mitarbeiter der Verwaltung, ein Personalratsmitglied, ein Vertreter der Ärzte usw. beteiligt werden. Je mehr Personen unterschiedlicher Funktionen in dieser Arbeitsgruppe sind, um so besser werden die verschiedenen Sichtweisen für die zukünftige Pflege in das Leitbild mit einfließen.

Arbeitsrhythmus. Hier empfiehlt es sich, in Form von Workshops zu arbeiten. Man sollte sich lieber einen ganzen Tag mit der Thematik befassen, damit man dann auch zügig ein Ergebnis vorstellen kann. Je kürzer die Arbeitsabstände sind (z. B. 2x monatlich) um so schneller ist ein präsentierbares Arbeitsergebnis vorhanden. Das motiviert dazu, den Nichtbeteiligten über die Arbeitsergebnisse zu berichten. Die Beteiligten können dann als Multiplikatoren wirken. Wenn jedoch eine Arbeitsgruppe über ein Jahr oder länger an der Entwicklung eines Leitbildes arbeitet, dann ist die Motivation meist schon geringer und die Präsentation der Ergebnisse vor den Kollegen eher mit negativen Kommentaren behaftet, nach dem Motto: „Habt ihr endlich was produziert? Und dann noch nicht einmal perfekt ...!"

Ein weniger perfektes Leitbild, das in drei bis vier Workshop-Tagen entwickelt wird und dann den Kollegen präsentiert wird, hat ganz anderen Aufmerksamkeitscharakter. Schließlich hat „man" gehört, daß sich vor ca. 6 bis 8 Wochen eine Arbeitsgruppe gebildet hat, die in so kurzer Zeit schon ein Leitbild vorstellt. Das macht dann neugierig. Änderungswünsche und Vorschläge werden zu diesem Zeitpunkt in der Regel gerne aufgenommen, und wegen der kurzen Zeitspanne wird keine Vollständigkeit erwartet.

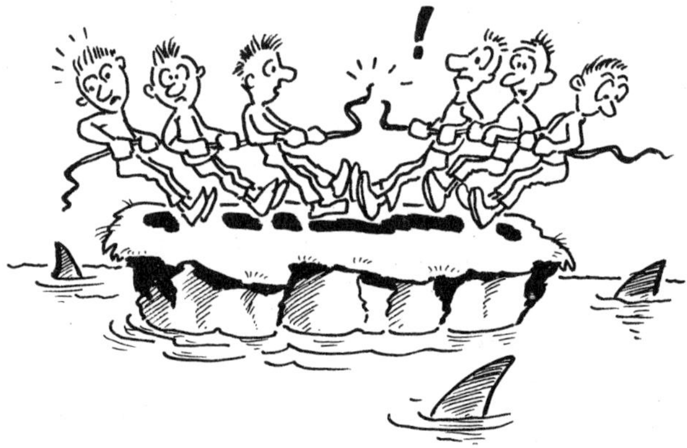

Arbeitsmittel. Die einzelnen Workshops sollten gut vorbereitet sein und nach Möglichkeit von einem nichtbeteiligten Dritten moderiert werden. Eine Pflegefachkraft wird immer wieder in die Inhaltsfalle laufen und mitdiskutieren, anstatt den Prozeß im Auge zu behalten. Als Arbeitsmittel sollten Metaplanwände, Moderatorenkoffer (Karten, Stifte etc.), Flipchart und ein Overheadprojektor vorhanden sein. Die einzelnen Themenkomplexe sollten dann in Gruppen bearbeitet werden, so daß die anschließende Präsentation der Ergebnisse schon eine gute Übung für deren Vorstellung im Kollegenkreis ist. Die Diskussion über Inhalte und Formulierung von Leitsätzen kann dann im großen Kreis erfolgen. Der Moderator hat hierbei die Aufgabe, den Einigungsprozeß voranzutreiben und persönliche Konflikte auf sachlicher Ebene zu bereinigen.

Übung „Entwicklung eines Leitbildes“

Aufgabe. Heute sind Sie eingeladen, ein Leitbild für die zukünftige Arbeit für das Altenheim St. Maria in Füllingsbüttel zu entwickeln:

Rahmenbedingungen
- 50 Bewohnerplätze, sanierungsbedürftiges Haus, der Medizinische Dienst hat 20 Bewohner in eine niedrigere Pflegestufe eingruppiert;
- ländlicher Einzugsbereich, kleine Gemeinde, katholisches Haus, existiert schon seit 1910;
- Mitarbeiter sind motiviert, wenig Fluktuation, Arbeitsbedingungen sind jedoch nicht sehr gut: Ausstattung der Räume, Arbeitsmaterialien, viele Treppen, Küche veraltet;
- Pfarrer der Gemeinde ist in der Altenarbeit stark engagiert, daher plädiert er für eine Neubau des Altenheims; Kirchenvorstand und gemeindenahe Gremien setzen sich ebenfalls für einen Neubau ein; die Kirche besteht jedoch darauf, daß in der Gemeinde erst einmal der Bedarf an Pflegeplätzen ermittelt wird;
- Der Bedarfsplan der Stadt X, zu der die Gemeinde gehört, sieht jedoch keine weiteren Plätze für die stationäre Pflege vor, da nach diesem Plan genügend Pflegeplätze vorhanden sind.

Der Kirchenvorstand und der Heimleiter haben nun alle beteiligten Gremien, Mitarbeiter und Bewohner eingeladen, um für die Zukunft ein Leitbild zu entwickeln, das auch dann Bestand hat,wenn kein Neubau des Altenheims vom Träger genehmigt wird.

Eingeladen sind folgende Personengruppen
- 2 relativ fitte Bewohner,
- 2 interessierte Angehörige,
- 4 Führungskräfte des Hauses,
- 4 Mitarbeiter aus den verschiedenen Bereichen (Hauswirtschaft/Pflege),
- Mitarbeiter der Stadtverwaltung (Koordinierungsstelle Altenarbeit),
- 2 Mitglieder des Kirchenvorstandes,
- 2 Mitglieder des Pfarrgemeinderates,
- der Pfarrer und der Heimleiter.

Moderation
Als Zeitrahmen ist ein Workshop über zwei Tage angesetzt worden, mit dem Ziel,
1. Grundsätze der Pflege,
2. ein Leitbild und
3. Maßnahmen zur Umsetzung der Leitziele für die Zukunft zu entwickeln.

Die Einladung und die Vorgehensweise für den Workshop zeigt die folgende Abbildung:

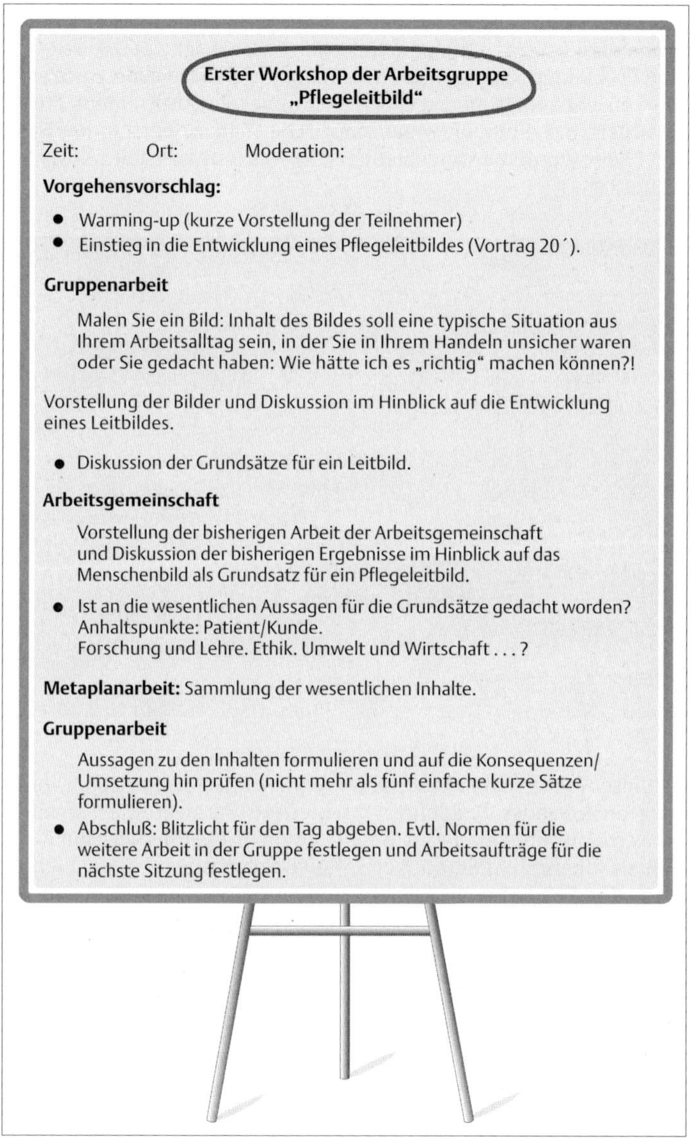

Gruppenarbeit. Nach einer kurzen theoretischen Erklärung, welche Aspekte in einem Leitbild berücksichtigt werden sollen, werden die Teilnehmer aufgefordert, ein Bild mit den typischen Problemen in ihrer Institution zu malen. Die erste Gruppe malt ein Problem, das sich mit den internen oder externen Kundenwünschen beschäftigt, die zweite Gruppe zu den Problemen, die im Zusammenhang mit den Dienstleistungen und Produkten entstehen, und die dritte Gruppe wird mit einem Problem konfrontiert, das durch die organisatorische Struktur entstanden ist. Folgende Bilder wurden in verschiedenen Workshops von den Teilnehmern gemalt:

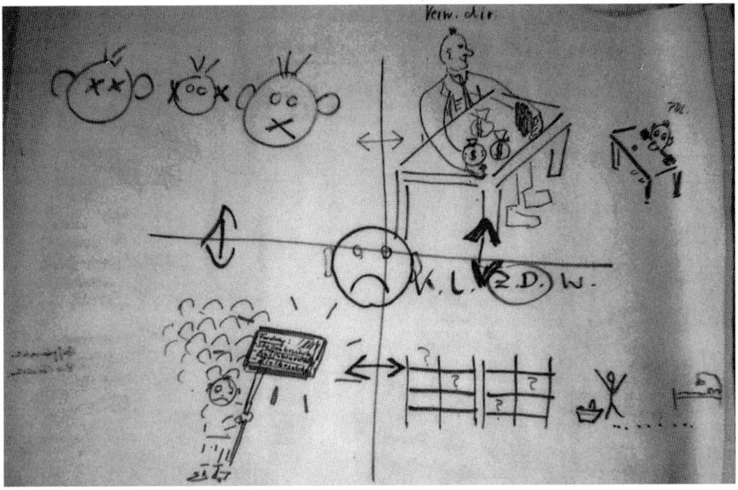

Nach dieser Problematisierungsphase wird sehr schnell deutlich, daß zur Lösung anstehender Probleme verschiedene Berufsgruppen angesprochen werden sollten, da in der Regel keine einzelne Berufsgruppe – wie die Pflege, die Ärzte oder die Verwaltungsmitarbeiter – diese alleine lösen können. Besonders bei einer Kundenorientierung müssen die verschiedenen Abteilungen/Stationen sehr eng miteinander arbeiten. Daher sollten bei der Entwicklung eines Leitbildes auch Vertreter der verschiedenen Berufsgruppen an der Entwicklung beteiligt werden.

Formulierung von Grundsätzen. Nachdem die Problematisierungsphase abgeschlossen ist, sollten die Grundsätze formuliert werden, die für die Entwicklung eines Leitbildes die Basis bilden. Zunächst werden die Mitarbeiter der Arbeitsgruppe gebeten, die Themen zu nennen, zu denen

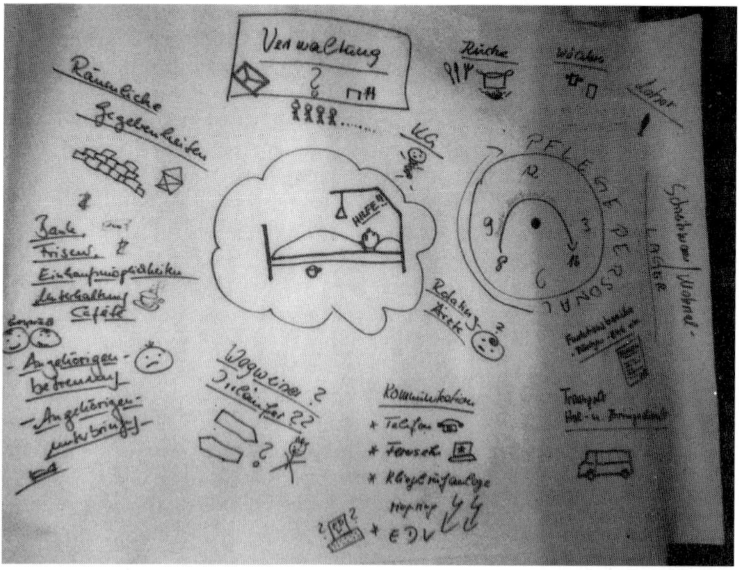
Verwaltung
Küche
Räumliche Gegebenheiten
KG
HILFE!!
PFLEGEPERSONAL
Bank
Friseur
Einkaufsmöglichkeiten
Unterhaltung
Cafés
Angehörigenbetreuung
Angehörigen-unterbringung
Wegweiser?
Irrläufer??
Kommunikation
* Telefon
* Fernseh
* Klingelrufanlage
* EDV
Transport
Hol- u. Bringedienst

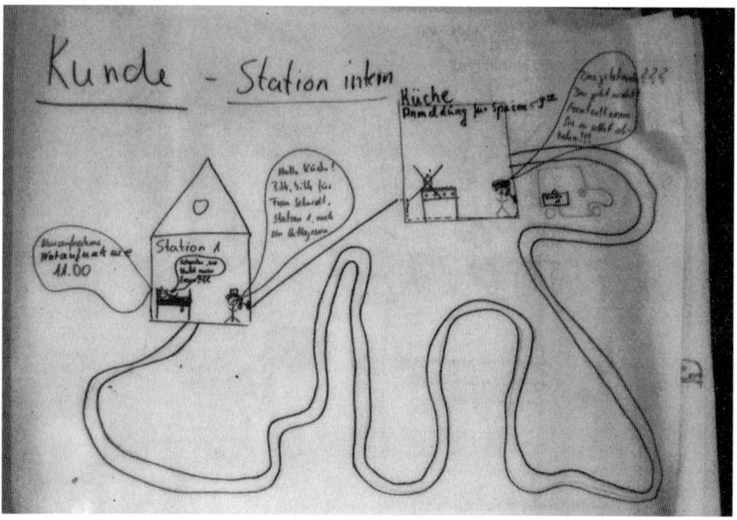
Kunde - Station intern
Küche
Station 1
11.00

Aussagen formuliert werden müssen. Diese Themen werden an einer Metaplanwand festgehalten. Danach werden die Mitarbeiter gebeten, in Gruppen Aussagesätze zu den wichtigsten Themen zu formulieren.

Beispiele für christliche Grundsätze aus dem Altenheim St. Maria
Die Freiheit der Bewohner in der Lebensqualität und ihre individuelle Persönlichkeit ist Ausgangspunkt und Ziel unserer Arbeit.

Im Altenheim St. Maria leben und arbeiten Menschen, die sich dem christlichen Gottes- und Menschenbild verbunden wissen und den Menschen als Ebenbild Gottes sehen.

Alle Mitarbeiter des Altenheims St. Maria wollen verantwortungsbewußt im Team in offener vertrauensvoller Zusammenarbeit mit der Leitung zum Wohl der Bewohner unter Beachtung aller Persönlichkeitsrechte zusammenwirken.

Das Altenheim St. Maria ist in der Gemeinde ein lebendiger Ort der Begegnung und des Austausches. In dieser Form werden die Schwerpunkte Kundenorientierung, Dienstleistung und Produkte sowie Organisation, Personal, Methoden, Technik, Verfahren und Marketing bearbeitet.

Im Anschluß hieran einige Beispiele aus einem Universitätsklinikum zu den oben beschriebenen Aussagen:

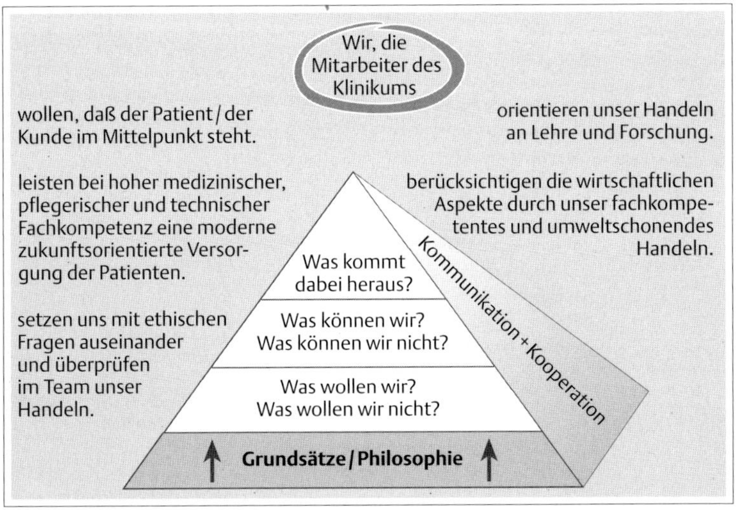

Wer sind unsere externen und internen Kunden?

Wir sind als Mitarbeiter der verschiedenen Fachabteilungen und Versorgungszentren sowohl Kunde als auch Lieferant innerhalb und außerhalb der Universitätskliniken. Damit sichern wir eine umfassende Serviceleistung.

Patienten mit akuten Erkrankungen sowie Patienten mit komplexen Krankheitsbildern stehen im Universitätsklinikum im Vordergrund unseres Handelns.

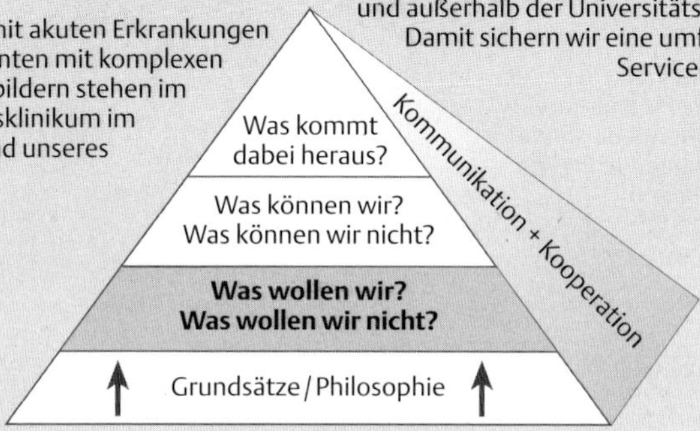

unsere Dienstleistungen

Wir bieten dem Patienten eine fachkompetente Pflege an und sichern diese durch den Pflegeprozeß, die Dokumentation und die Anwendung von Standards ab.

Wir arbeiten nach theoretisch abgesicherten Pflegemodellen, die an die speziellen Erfordernisse der einzelnen Fachrichtungen angepaßt sind.

Unser Fachwissen gilt nicht nur der Akutversorgung, sondern auch der Beratung, der Prävention und der Nachsorge.

Wir bieten unseren Patienten in freundlicher und verbindlicher Atmosphäre Hilfe und Zuwendung an.

Zur Versorgung der Patienten setzen wir aktuelle Pflegehilfsmittel und qualitativ hochwertige med.-techn. Geräte ein.

Die 5 Bs in der Patientenorientierung

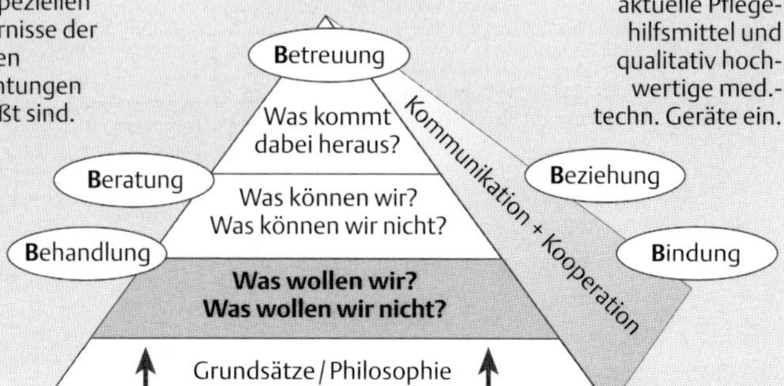

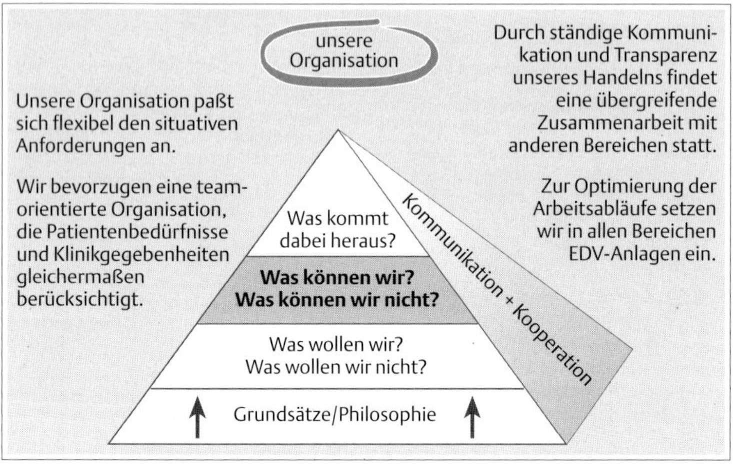
unsere Organisation
Unsere Organisation paßt sich flexibel den situativen Anforderungen an.
Wir bevorzugen eine teamorientierte Organisation, die Patientenbedürfnisse und Klinikgegebenheiten gleichermaßen berücksichtigt.
Durch ständige Kommunikation und Transparenz unseres Handelns findet eine übergreifende Zusammenarbeit mit anderen Bereichen statt.
Zur Optimierung der Arbeitsabläufe setzen wir in allen Bereichen EDV-Anlagen ein.
Was kommt dabei heraus?
Was können wir? Was können wir nicht?
Was wollen wir? Was wollen wir nicht?
Grundsätze/Philosophie
Kommunikation + Kooperation

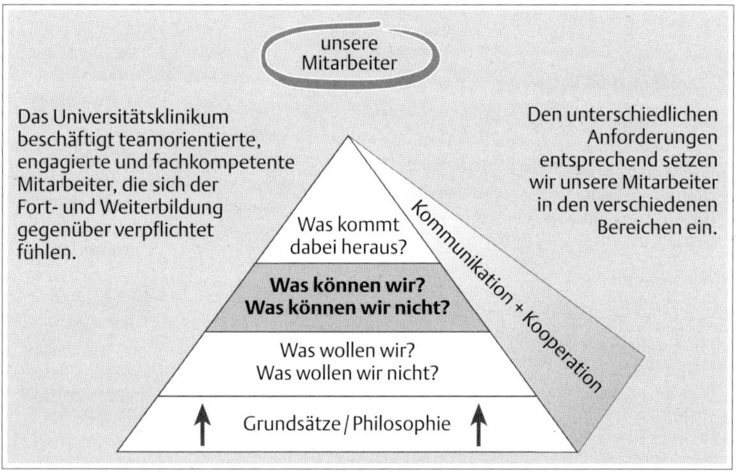
unsere Mitarbeiter
Das Universitätsklinikum beschäftigt teamorientierte, engagierte und fachkompetente Mitarbeiter, die sich der Fort- und Weiterbildung gegenüber verpflichtet fühlen.
Den unterschiedlichen Anforderungen entsprechend setzen wir unsere Mitarbeiter in den verschiedenen Bereichen ein.
Was kommt dabei heraus?
Was können wir? Was können wir nicht?
Was wollen wir? Was wollen wir nicht?
Grundsätze/Philosophie
Kommunikation + Kooperation

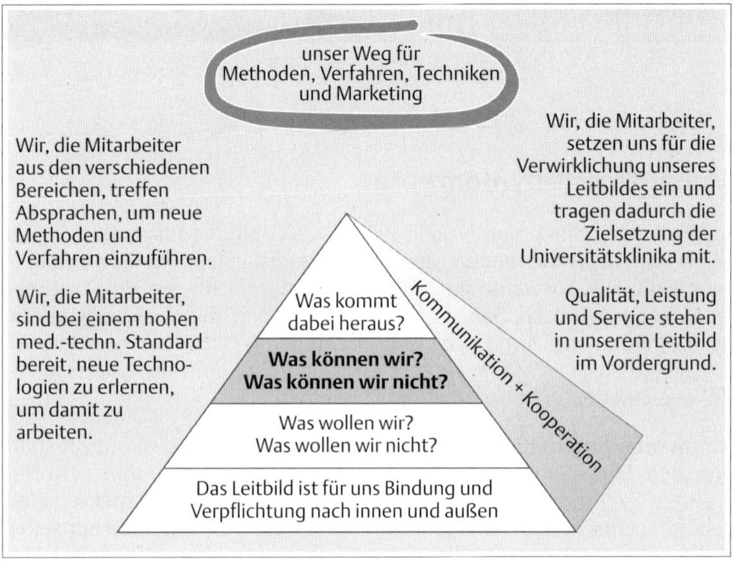
unser Weg für
Methoden, Verfahren, Techniken
und Marketing
Wir, die Mitarbeiter aus den verschiedenen Bereichen, treffen Absprachen, um neue Methoden und Verfahren einzuführen.
Wir, die Mitarbeiter, sind bei einem hohen med.-techn. Standard bereit, neue Technologien zu erlernen, um damit zu arbeiten.
Wir, die Mitarbeiter, setzen uns für die Verwirklichung unseres Leitbildes ein und tragen dadurch die Zielsetzung der Universitätsklinika mit.
Qualität, Leistung und Service stehen in unserem Leitbild im Vordergrund.
Was kommt dabei heraus?
Was können wir?
Was können wir nicht?
Was wollen wir?
Was wollen wir nicht?
Das Leitbild ist für uns Bindung und Verpflichtung nach innen und außen
Kommunikation + Kooperation

Management-by-Konzepte

In einer Aufzählung von Nagel (1990, S. 287) gibt es insgesamt dreißig Management-by-Methoden, die als Führungskonzeptionen von Bedeutung sind. Die Auswahl eines Führungskonzeptes für ein Unternehmen ist nicht ganz einfach. Daher sollen zunächst verschiedene Management-by-Methoden mit ihren Vor- und Nachteilen beschrieben werden. Als Checkliste soll der Managementkreis dienen, an dem die Unterschiede der verschiedenen Konzepte deutlich werden.

Rahmenbedingungen. Die Entscheidung für ein Führungskonzept sollte von den Mitarbeitern und den Führungskräften *gemeinsam* getroffen werden. Wesentliche Entscheidungsparameter sind die Aspekte „Ziele setzen", „Entscheiden" und „Kontrollieren". Das Führungskonzept selber sollte im *Leitbild* der jeweiligen Organisation enthalten sein, damit Mitarbeiter und Führungskräfte einen vereinbarten Handlungsrahmen haben, den sie jederzeit nachlesen, überprüfen oder miteinander auf die aktuellen Gegebenheiten modifizieren können. In wenigen Aussagen sollten Regelungen getroffen werden, die den vereinbarten Umgang miteinander – im Hinblick auf die Fach-, Sozial- und Führungskompetenz im Unternehmen festschreiben.

Wirtschaftlicher Erfolg tritt immer dort ein, wo eigenverantwortlich handelnde, motivierte Mitarbeiter auch Verantwortungs- und Entscheidungsbefugnisse haben. Um die Entscheidung für eine Führungskonzeption zu erleichtern, müssen die Auswirkungen auf die Mitarbeiter und die hiermit verbundene Durchführungskontrolle geprüft werden. Die Flexibilität, auf die Anforderungen der Kundenwünsche in der Zukunft zu reagieren, ist in einem Wettbewerbsmarkt unerläßlich, damit Nonprofit-Unternehmen auf dem Gesundheitsmarkt bestehen können (Dworatschek 1983, Riegel 1996).

Entscheidungen, die von der Führungskraft alleine getroffen werden, ohne daß die Mitarbeiter in diesen Entscheidungsprozeß einbezogen worden sind, führen häufig zu Abwehrstrategien, die auch als Methode Ausrufungszeichen („So wird es gemacht") bezeichnet werden können. Diese Entscheidungen hinterlassen bei den Betroffenen oft Narben, die Auswirkungen auf das Selbstwertgefühl haben. Indirekt wird damit vermittelt, sie sind es nicht „wert", in den *Entscheidungsprozeß* einbezogen zu werden. So kann eine richtige sachliche Entscheidung dazu führen, daß die Mitarbeiter sich auf der Beziehungsebene „getroffen“ fühlen und diese Entscheidung resignativ oder oppositiv hinnehmen. Ein Beispiel soll dies kurz verdeutlichen:

Zusammenlegung von Sozialstationen

In einer sozialen Organisation, die fünf Sozialstationen zur ambulanten Versorgung von Patienten betreibt, wird ein Controller mit der Aufgabe eingestellt, eine Kostenanalyse für die einzelnen Sozialstationen zu erstellen. Zielsetzung hierbei ist, unwirtschaftlich arbeitende Sozialstationen anhand der Kostenstruktur zu identifizieren und durch kostendeckende und wirtschaftliche vertretbare Größen zu verändern. Die Zusammenlegung zweier Sozialstationen zu einer einzigen ist der erste Schritt, wirtschaftlich rentable Einheiten zu schaffen. Aufgrund einer durchgeführten Kostenanalyse teilt die Geschäftsleitung den Leitungen der Sozialstationen mit, daß die Station Mitte und die Station Ost zusammengelegt werden.

Diese sachlich getroffene Entscheidung wird den Mitarbeitern der Sozialstationen vermittelt, ohne daß sie am Entscheidungsprozeß beteiligt worden sind. Bei den Mitarbeitern stellen sich mit großer Wahrscheinlichkeit folgende Begleitemotionen ein:

- Ihr Selbstverständnis wird angegriffen, weil auf der Beziehungsebene mitgeteilt wird, daß das, was man bisher gemacht hat, unwirtschaftlich ist oder umgekehrt ausgedrückt: „Die Mitarbeiter arbeiten umständlich und teuer!“
- Außerdem schwingt mit, daß die Betroffenen es *nicht „wert“* sind, am Entscheidungsprozeß beteiligt zu werden. Es fehlt wohl an Intellekt, Engagement oder Arbeitsmotivation usw.

Mögliche Reaktionen der Betroffenen sind Resignation oder Opposition, die sich auf jeden Fall durch Unzufriedenheit mit den Gegebenheiten äußert. Die Mitarbeiter fühlen sich in ihrer Arbeit nicht ernst genommen, da man ja auf einen Schlag ihre Arbeit in der Sozialstation auflöst und die Mitarbeiter einfach auf eine andere Station verteilt.

In der Praxis werden solche Entscheidungen dann als „am grünen Tisch entwickelt“ empfunden und führen zur Demotivation oder zu einem (un)bewußten Arbeiten gegen die von „oben“ verordneten Ziele. Beides kann weder im Interesse der Mitarbeiter noch im Interesse der Führungskräfte und erst recht nicht im Interesse des Unternehmens liegen.

Fragen und mögliche Antworten zum Beispiel „Zusammenlegung von Sozialstationen

1. Welches Managementkonzept liegt dieser Entscheidung wahrscheinlich zugrunde?

Die hierarchische Grundkonzeption dieser Entscheidung ist ganz offensichtlich. Die Mitarbeiter werden über Details informiert und haben sich dann dieser Entscheidung zu unterwerfen und anzupassen. Da sie weder die Hintergründe noch die genauen Kenntnisse über die von dem Controller erstellte Kostenanalyse erhalten, können sich die Betroffenen nur den neuen Gegebenheiten anpassen oder sich eine neue Arbeitsstelle suchen.

2. Welche Möglichkeiten bestehen, die Mitarbeiter in den Entscheidungsprozeß einzubeziehen?

Eine Beteiligung der Mitarbeiter setzt voraus, daß die Führungskräfte des Unternehmens *glauben*, daß ihre Mitarbeiter fähig sind, selber mit Hilfestellung des Controllers, des Organisators oder anderen Fachleuten, organisatorische und sonstige Problembereiche zu untersuchen und gegebenenfalls zu verändern oder neu zu strukturieren.

So könnte beispielsweise das Ziel der Geschäftsleitung lauten, alle Sozialstationen sollen kostendeckend arbeiten. Die Mitarbeiter einer Projektgruppe (Qualitätszirkel) können zusammen mit einem/einer Fachmann/-frau eine Statistik erstellen, aus der hervorgeht, welche Ausgaben in den verschiedenen Bereichen getätigt worden sind. Mit Hilfe der Betroffenen kann dann ein Sanierungsplan erarbeitet werden, aus dem beispielsweise hervorgeht, daß die Sozialstationen Ost und Mitte zusammengelegt werden sollen.

3. Welche Unterstützungsmaßnahmen kennen Sie, um diese beiden Teams zu einem Team zusammenzuführen?

Damit die von den Mitarbeitern erarbeitete Problemlösung umgesetzt werden kann, wie in diesem Beispiel „Zusammenlegung zweier Sozialstationen" sollten die betroffenen Mitarbeiter eine Unterstützung durch Teamentwicklungsmaßnahmen erhalten. Verschiedene Konzepte sind hier in der Praxis erprobt und können durch externe Unterstützung (Teamentwickler, Supervisor, Coach) für einen bestimmten Zeitraum in diesem Team durchgeführt werden. Hierzu gehören folgende Fragestellungen: Wie wollen wir unsere Zusammenarbeit neu gestalten? Welche Informationswege müssen neu geklärt werden? Wie sollen die Teams in Zukunft zusammengestellt werden? Weitere Übungen und Hinweise hierzu finden sich bei Cohn (1975), Francis u. Young (1992), Glasl (1994), Gudjons (1978), Kindler (1994), Maddux (1993), Margerison u. McCann (1994), Pfützner (1989).

Probleme. An dem aufgezeigten Beispiel wird deutlich, daß die Mitarbeiter, die in den verschiedenen Kommunikationsfeldern des Managementkreises nicht an diesen Prozessen beteiligt worden sind, eher die Nachteile sehen, die mit der getroffenen Entscheidung verbunden sind, als die Vorteile. Um ein Gegeneinander zu vermeiden, sollten Mitarbeiter frühzeitig in diesen Prozeß eingebunden werden und schon in einem Gespräch auf die kommende Situationen eingestimmt werden. Dazu ist es notwendig, Gespräche mit den Betroffenen zu führen und sie an der Lösungsfindung zu beteiligen.

Qualitätszirkelarbeit. Die Gesprächsführung ist beispielsweise möglich, indem Arbeitsgruppen gebildet werden, in denen die Vorbereitung für eine solche Entscheidung durch die betroffenen Mitarbeiter erfolgen kann. Eine weitere Möglichkeit besteht in der Einführung von Qualitätszirkelarbeit, in der die Mitarbeiter zusammen mit geschulten Moderatoren aktuelle Fragestellungen bearbeiten. Entscheidungen können so durch eine breitere Basis geplant und vorbereitet werden. Die Beteiligung der Mitarbeiter bei solchen strukturellen Entscheidungen bedeutet auch, Mitarbeiter als Subunternehmer ernst zu nehmen und sie in die Verantwortung miteinzubeziehen (Mühlbauer u. Strack, S. 103–109).

Voraussetzung für eine solche Vorgehensweise ist ein Klima, das von Vertrauen und Offenheit auf beiden Seiten geprägt ist. So ist eine Analyse der Kostenstruktur in den einzelnen Sozialstationen nur dann stimmig, wenn alle verfügbaren Daten gesammelt werden. Hier müssen die Betroffenen beteiligt werden, da die Umfeldbedingungen, in denen die Leistungen erbracht werden, nicht immer vergleichbare Zahlen rechtfertigen. Andererseits sollten nicht schon im Vorfeld bestimmte Bereiche aus der Analyse ausgeschlossen werden. Die Bewertung der so erstellten „objektiven Daten" bildet dann die Grundlage für mögliche Bewertungen und den hiermit einhergehenden Entscheidungen.

Umgang mit Fehlern. Die Aufgabe der Arbeitsgruppen oder Qualitätszirkel ist es dann, in einem solchen Fall, den Ist-Zustand kritisch zu betrachten und die Problembereiche herauszuarbeiten. Bewertet die Führungskraft die von den Mitarbeitern zusammengestellten Ergebnisse des Ist-Zustandes, kommt sehr schnell das Gefühl des Kontrolliertwerdens auf. In einem solchen Fall gehen die Mitarbeiter auf Distanz und werden Fehler eher verheimlichen, weil Fehler dann keine Herausforderung sind, sondern eher als Bedrohung empfunden werden (Schindler u. Schindler 1996, S. 517–520, Kamin 1996, S. 729–730).

Fragestellungen. Die Zusammenstellung von Daten und Kriterien zur Bewertung des Ist-Zustandes können gemeinsam von Führungskräften und Mitarbeitern erstellt werden. Fragen wie „Welche Daten sollen erhoben werden?" „Wo sind die größten Probleme bei der Organisation von Arbeitsabläufen?" „Welche Standards sollen beschrieben und umgesetzt werden?" sind im Vorfeld zu klären. Sachlichkeit und Überprüfbarkeit der Ziele helfen, Entscheidungen zu treffen, die durch Mitwissen und Mitverantwortung der Mitarbeiter geprägt sind (vgl. Führungskultur im nächsten Abschnitt).

Aufgabe der Führungskräfte. Die verschiedenen Management-by-Konzepte, die eine Beteiligung der Mitarbeiter für Entscheidungsprozesse vorsehen, sollen nun kurz beschrieben werden. Da die verschiedenen Managementfunktionen als Tätigkeitsfelder in einem Regelkreis dargestellt werden können, sollen vier Konzepte vorgestellt werden, dessen Zentrum die Kommunikation bildet. Da Führungskräfte ihre Ziele und Vorstellungen permanent kommunizieren müssen, sind kommunikative Fähigkeiten ein wichtiges Instrument zur Information und Klärung ihrer Zukunftsvorstellungen. Schließlich besteht ein großer Teil ihrer Arbeit darin, Kommunikationsprozesse zu initiieren. Je nach Managementkonzeption ist es ihre Aufgabe, Ziele zu setzen, zu planen, Entscheidungen vorzubereiten, an der Realisierung der Entscheidungen mitzuwirken oder Prüfungen zwischen Soll-Ist-Zustand herbeizuführen (Schäfer 1996, S. 853–856, Lancelle 1996, S. 27–29, Dworatschek 1983).

Die nachfolgend beschriebenen fünf Managementfunktionen sind als Managementkreis (Schubert 1978, Haubrock et al. 1997) in die Literatur eingegangen:

Managementkreis (nach Schubert)

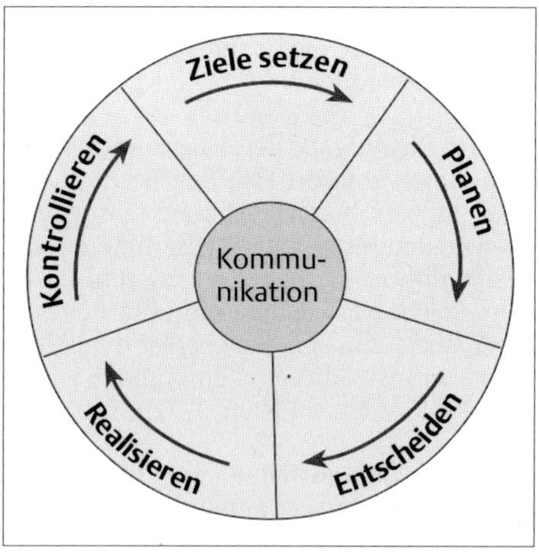

Managementfunktionen. Die drei Funktionen „Ziele setzen", „Planen" und „Entscheiden" werden in der Literatur (Schubert u. Schubert 1978) als miteinander verbunden angesehen. Es sind typische Managementfunktionen, die in der Regel von den Funktionen „Realisieren", „Umsetzen" und „Kontrollieren" getrennt werden. In vielen Managementkonzepten ist hiermit die Organisation, Ausführung und Umsetzung der Ziele durch die Mitarbeiter gemeint, die als Ausführungsorgan die vereinbarten Aufgaben lösen. Die Funktion „Kontrollieren" wird je nach Führungskonzept von den Mitarbeitern auf der Aufgabenebene oder von den Führungskräften selbst wahrgenommen.

Das Kommunizieren betrieblicher Ziele, wie beispielsweise eine Ausweitung der Produkt- und Dienstleistungsangebote für Sozialstationen in der Region X, wäre ein solches betriebliches Ziel, daß im Prozeß der Kommunikation mit den betroffenen Mitarbeitern kommuniziert werden kann. Die Beteiligung der Mitarbeiter an der Planung und Entscheidung, wie diese Produkte und Dienstleistungen aussehen könnten und mit welchen Marketingstrategien diese Ziele umgesetzt werden können, ist eine Frage der Führungskonzeption und der hiermit verbundenen Durchführungskontrolle.

Management by Delegation

Ziele. Management by Delegation (auch als Harzburger Modell bezeichnet, Höhn 1968) bedeutet, Aufgaben und Kompetenzen an die Mitarbeiter zu übertragen und hierdurch die Initiative und Mitverantwortung zu fördern, indem Mitarbeiter zu Mitunternehmern werden. Führung im Mitarbeiterverhältnis bedeutet konkret, daß Mitarbeiter nicht mehr durch einzelne Aufträge geführt werden. Die Mitarbeiter erhalten einen festen Aufgabenbereich mit bestimmten Kompetenzen, in dem sie selbständig handeln und entscheiden können.

Entscheidung. Eine Stationsleitung kann beispielsweise im Rahmen ihrer Aufgaben entscheiden, welchen Mitarbeiter sie mit welchen Aufgaben betraut, sie kann jedoch nicht alleine entscheiden, welcher Mitarbeiter auf ihrer Station eingestellt wird. Im Rahmen ihrer Kompetenzen kann sie selbständig handeln und entsprechende Entscheidungen treffen. Damit werden die betrieblichen Entscheidungen nicht mehr nur von einem oder einigen wenigen Führungskräften im Top-Management getroffen, sondern auf eine breitere Basis gestellt, indem die Mitarbeiter Entscheidungen vorbereiten, sich an der Planung, Durchführung und Realisierung beteiligen.

Damit dieses Managementsystem funktionieren kann, müssen Stellenbeschreibungen erstellt werden, in denen die Aufgaben und die Kompetenzen der Mitarbeiter verschiedener Funktionsbereiche beschrieben werden. Eine Delegation von Verantwortung nach dem Harzburger Model (Höhn 1968) sieht folgendes Delegationsschema vor:

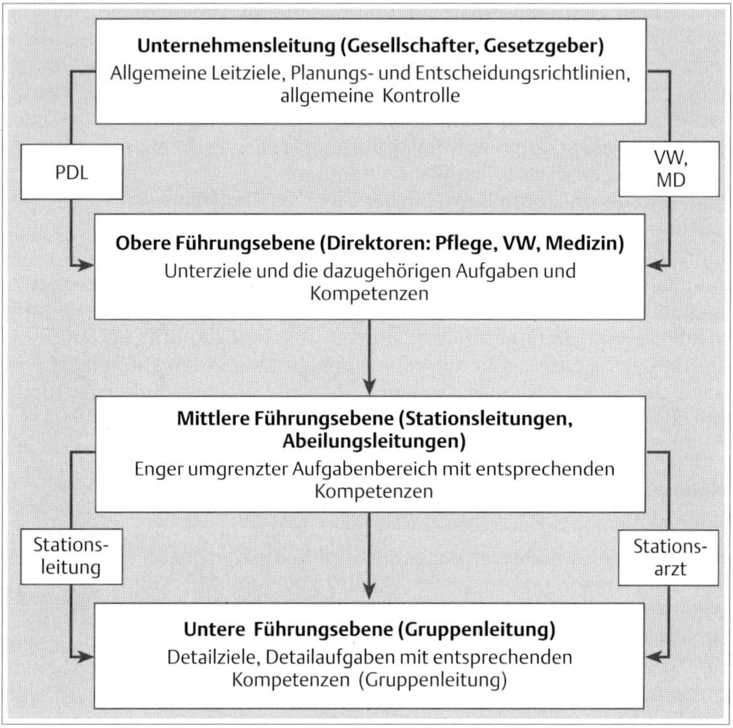

Handlungsverantwortung. Wie aus der Grafik ersichtlich, delegieren alle Vorgesetztenebenen bestimmte Sachaufgaben mit der dazugehörenden Handlungsverantwortung und den Entscheidungsbefugnissen an die Mitarbeiter. Führungsaufgaben und Führungsverantwortung bleiben jedoch beim Vorgesetzten. Hierzu gehören vor allem Aufgaben, die die Abgrenzung des Verantwortungsbereichs für die Mitarbeiter zum Inhalt haben, die richtige Besetzung der Stellen in Absprache mit der betroffenen Führungskraft, die Information der Mitarbeiter bzw. ausreichende Kommunikation zwischen den Vorgesetzten und den Mitarbeitern einerseits und zwischen den Mitarbeitern andererseits (Höhn 1968).

Stellenbeschreibung und Kompetenzklärung. Notwendig für diese Art von Führungskonzeption sind Stellenbeschreibungen, in denen die Ziele, die Aufgaben und die Kompetenzen der Mitarbeiter geklärt sind (Probst 1992). Dies erfordert fachkompetente Mitarbeiter und klare Instanzenwege sowie einen Führungsstil, der eine kooperative Führung zuläßt. Führen im Mitarbeiterverhältnis bedeutet, die Durchführungsverantwortung auch wirklich dem Mitarbeiter zu übertragen. Darüber hinaus besteht die Gefahr, daß nur Routineaufgaben delegiert werden, weil sachkompetente Mitarbeiter fehlen oder die Führungskraft bei der Delegation von Aufgaben für sich selber einen Kontrollverlust befürchtet, weil sie nicht mehr in alle Aktivitäten der Mitarbeiter Einblick hat.

Aufgabenbeschreibung. Ein wesentliches Ziel der Konzeption ist, möglichst viele Aufgaben und die hiermit verbundenen Kompetenzen auf die Mitarbeiter zu verlagern. Die Aufgabenbeschreibung muß klar umrissen sein, die Weisungsbefugnisse und Kompetenzen sind in der Stellen- und Aufgabenbeschreibung festgelegt. Die Durchführungsverantwortung liegt beim Mitarbeiter, während die Gesamtverantwortung immer bei dem Vorgesetzten bleibt (Keck u. Pröschild 1994).

Das bedeutet, die Managementfunktionen „Ziele setzen", „Entscheiden" und „Kontrollieren" (vgl. folgende Grafik) werden vom Vorgesetzten wahrgenommen. Entscheidungen werden dort gefällt, wo sie nach betrieblich-logischen Gesichtspunkten hingehören.

Management by Delegation

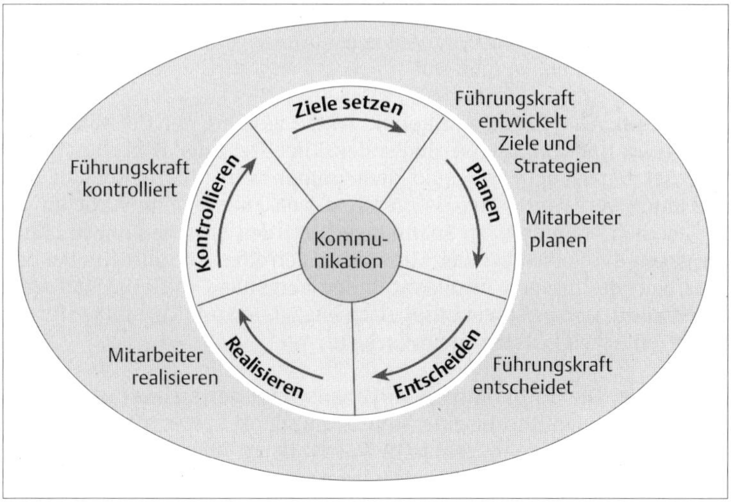

Probleme. Die Realisierung und Durchführung der Aufgaben – im Rahmen der vom Vorgesetzten delegierten Aufgaben – wird eigenverantwortlich durch die Mitarbeiter vorgenommen. Die starke Betonung der Durchführung von Aufgaben zeigt an dieser Stelle Schwachpunkte auf, weil die Mitarbeiter in die Entscheidungsfindung einbezogen werden, konkret aber keinen Einfluß auf die tatsächliche Entscheidung haben. Der Vorgesetzte kann entgegen den Vorschlägen der Mitarbeiter eine Entscheidung fällen, d. h. er braucht sich nicht an die Vorlage und Ausarbeitung zu halten, wenn betriebsinterne Aspekte für ihn bedeutender sind.

Bezogen auf die Fallstudie „Zusammenlegung von Sozialstationen", werden die Mitarbeiter über das Ziel „Zusammenlegung" informiert, Aufgaben und Kompetenzen werden neu verteilt, wobei die betroffenen Mitarbeiter im Rahmen der Delegation von Aufgaben einen Plan entwickeln können, wie die Aufgaben nach der Umstrukturierung auf die Mitarbeiter in der geänderten Konstellation verteilt werden können. Die Entscheidung selber ist nicht delegierbar und damit auch nicht diskutabel. Die Erfolgskontrolle bei der Umsetzung der Entscheidung wird von der Führungskraft durchgeführt.

Dienstaufsicht. Das Managementkonzept by Delegation ist als autoritär zu bezeichnen, weil die Kontrolle der Aufgabenerledigung vom Vorgesetzten durchgeführt wird. Selbst wenn der Mitarbeiter als Spezialist kompetenter ist, so liegt die Dienstaufsicht und die Erfolgskontrolle alleine beim Vorgesetzten. Wie sich anhand des Managementkreises deutlich zeigt, werden bestimmte Befugnisse delegiert, der Vorgesetzte kontrolliert jedoch. Damit wird keine Aussage darüber gemacht, wie diese Kontrolle durchgeführt werden soll.

Motivation. Als weiterer Kritikpunkt wird angeführt, daß die Mitarbeiter mitdenken und initiativ werden sollen. Hier steht der Führungsstil des Vorgesetzten auf dem Prüfstand, denn immer wenn Mitarbeiter eine Entscheidung vorbereiten, der Vorgesetzte sich jedoch dann nicht an die Vorlage hält, kommt es zu Spannungen. Werden Entscheidungen häufiger gegen die Vorschläge der Mitarbeiter getroffen, so führt das bei den Mitarbeitern zu einer Demotivation, einhergehend mit einer geringen Bereitschaft, sich in Arbeitsgruppen zu engagieren und Vorschläge für die künftigen Arbeitsabläufe zu entwickeln.

Bürokratie. Die bürokratische Vorgehensweise der Stellen- und Aufgabenbeschreibung führt zu einem Abteilungsdenken, wie: „Das haben die auf der Station verkehrt gemacht! Das ist deren Aufgabe den Fehler zu beheben!" Mit dieser Denkweise wird nicht mehr das gemeinsame Ziel „Patientenorientierung" gesehen, sondern vielmehr Kästchendenken gefördert.

Management by Motivation

Ziele. Arbeitszufriedenheit und Mitarbeitermotivation haben einen entscheidenden Einfluß auf die erfolgreiche Umsetzung von Leitzielen im Unternehmen. Dies ist besonders in Non-profit-Unternehmen zu beachten, weil viele Mitarbeiter sich entschieden haben, eine helfende Tätigkeit zu übernehmen. Ihre Motivation ist, anderen Menschen zu helfen, damit sie in kritischen oder besonderen Lebenssituationen wie Krankheit, Alter oder Behinderungen, besser zurechtkommen.

Bei der Definition von Motivation (Heckhausen 1980) stehen unterschiedliche theoretische Konstrukte zur Verfügung, mit denen Mitarbeiter motiviert werden sollen, ihre Aufgaben zu erfüllen und mehr Leistung zu erbringen. Jemanden zu motivieren bedeutet beispielsweise für Saint-Exupéry; Menschen, die eine Vision haben, braucht man nicht zu motivieren, da sie alles daran setzten werden, diese Vision zu verwirklichen. Er beschreibt:

„Wenn Du ein Schiff bauen willst, so trommel nicht Männer zusammen, um Holz zu beschaffen, Aufgaben zu vergeben und die Arbeit einzuteilen, sondern lehre die Männer die Sehnsucht nach dem weiten, endlosen Meer."

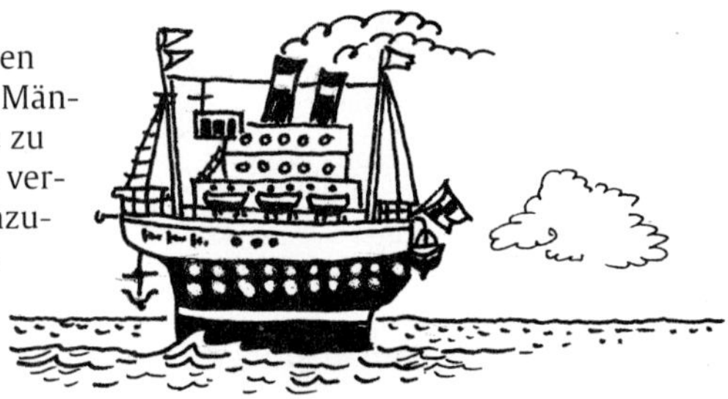

Im Vordergrund einer solchen Motivationslehre (Hacker 1978) steht der selbstbewußte und verantwortliche Mensch mit der Suche nach Sinnhaftigkeit in seinem Leben.

Eine Arbeit, die den größten Teil unseres Lebens ausfüllt, soll durch Sinngebung eine systematische und ideelle Beeinflussung der Leistungsbereitschaft fördern. Grundlage für dieses Managementkonzept sind Mitarbeiter, die ideelle Ziele verfolgen und daher auch selbstbestimmt ihre Arbeit erledigen. Als Anreizsysteme gelten die Aufgabe, der Arbeitsplatz, die Fort- und Weiterbildungsmöglichkeiten, die Persönlichkeit des Vorgesetzten und die Leistungsbereitschaft der Mitarbeiter (Schuster et al. 1997).

Die Aufgabe des Vorgesetzten ist es, die ideellen Ziele als Unternehmensphilosophie an die Mitarbeiter weiterzugeben, weil die Leistungsbereitschaft der Mitarbeiter von der Kommunikation dieser Ziele abhängig ist. Die Identifikation mit der Aufgabe gilt dann als gelungen, wenn der Mitarbeiter seine persönlichen Bedürfnisse mit denen des Unternehmens in Einklang bringt (Kirchner u. Kirchner 1992, Pfützner 1989 Bd. 6, Pfützner 1989). Diese Motivationstheorien sind in der Zeit der Industrialisierung entstanden, weil das Gesamtprodukt für den einzelnen nicht mehr erkennbar war. Dies ist beispielsweise bei der Funktionspflege noch so, weil die Mitarbeiter eine Tätigkeit bei allen Patienten ausführen, der Patient mit seinen Bedürfnissen steht nicht im Vordergrund der Aktivität, sondern die möglichst schnelle und rationelle Abarbeitung der vorgegebenen Aufgaben.

Haben früher Verdienst und Status eines Mitarbeiters einen hohen Stellenwert gehabt, so sind es heute die ganzheitliche, personale Pflege und Beziehung zum Kunden. Folgende Gegenüberstellung der unterschiedlichen Anreizsysteme (Nagel 1992) können den Zusammenhang früher und heute verdeutlichen:

Klassische Motivationstheorien	**Neuzeitliche Motivationstheorien**
• Gehaltserhöhung • Prämiensysteme • Auszeichnungen, Lob • Firmeninterne Zuschüsse für Weiterbildung u. a. • Rahmenbedingungen, wie Arbeiten am Schreibtisch verrichten (Dokumentation, Visite, Spritzen)	• Handlungsspielraum • Arbeitsqualität • Einbringen von eigenen Vorstellungen • Eigenverantwortlichkeit • Arbeitsfreude • flexible Arbeitszeiten
⇒ Motivation durch **Fremdbestimmung**	⇒ Motivation durch **Selbstbestimmung**

Überträgt man die Anforderungen aus dem Managementkreis auf die Führungskonzeption „Motivation“ ergibt sich folgendes Bild:

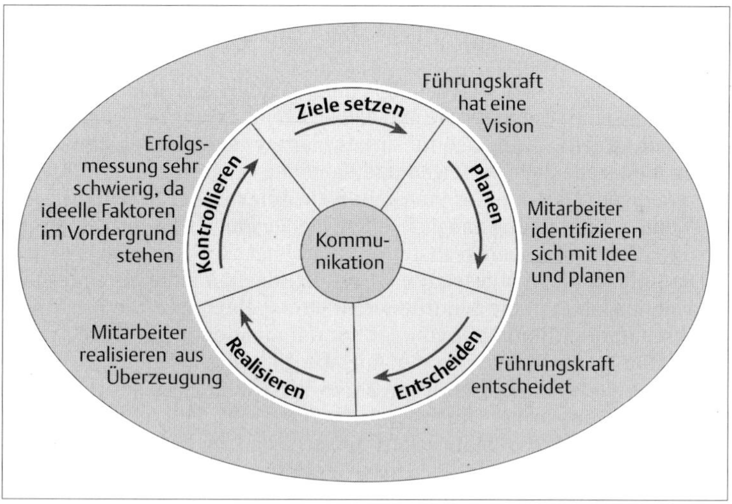

Vision oder Glaubensrichtung. Die Führungskraft hat eine bestimmte Vision oder Glaubensrichtung, die sie als ideellen Wert ansieht und an die Mitarbeiter weitergeben möchte. Mitarbeiter in diesem Unternehmen müssen sich mit den vorgegebenen Werten identifizieren (Pfützner 1989 Bd. 6, Pfützner 1989). Als Beispiel hierfür können kirchliche Träger oder auch Gewerkschaften benannt werden. Besonders bei kirchlichen Trägern wird auf der Ebene der Führungskräfte verlangt, daß sie konfessionell der Kirche angehören und die Leitziele der kirchlichen Organisation vertreten.

Diese Voraussetzungen prägen die Leitziele, die von den Führungskräften vertreten werden und von den Mitarbeitern akzeptiert und umgesetzt werden sollen. Diese grundlegenden Werte fließen dann in den Planungsprozeß ein. Am Fallbeispiel „Zusammenlegung einer Sozialstation“ kann man aufzeigen, daß das kirchliche Leitziel lauten könne: „Praktische Arbeit in einer Sozialstation ist gelebte Kirche.“ Wie dies dann umgesetzt wird, ist Sache der Mitarbeiter und ihrer Motivation innerhalb der Sozialstation, diese Werte zu transportieren.

Leitziele. Die Entscheidung für oder gegen eine Zusammenlegung wird auch in dieser Konzeption von den Führungskräften des Unternehmens gefällt. Die Argumentation ist aber keine Frage der Kosten, sondern eher eine Frage nach praktischer kirchlicher Sozialarbeit. Diese Leitziele bestimmen wiederum die *Realisierung* und Umsetzung bestimmter Maßnahmen und sind in der Regel auf den Vorgesetzten konzentriert, da er die Anforderungen der ideellen Werte mit den Vorschlägen aus der Mitarbeiterrunde immer prüfen muß.

Die Umsetzung und Realisierung wird durch Überzeugung und Hilfestellung von Bedürfnisanalysen durchgeführt. Häufig gehört ein Theologe, Betriebspsychologe, Soziologe oder ein Gewerkschafter zum Führungsteam der Organisation. Die Durchführungs*kontrolle* oder auch Erfolgsmessung ist bei diesem Managementkonzept sehr schwierig, da sich beispielsweise ein religiöser Auftrag nicht in Zahlen messen läßt und der Glaube etwas mit der Vertretung ethischer und moralischer Werte zu tun hat.

Charisma. Im Rahmen des Motivationsprozesses hat der Wertewandel in unserer Gesellschaft einen entscheidenden Einfluß auf die Motivation der Mitarbeiter. Die Führungskräfte, die nach dieser Führungskonzeption vorgehen, müssen charismatische Eigenschaften haben, damit sie die Leitziele und Philosophie des Unternehmens an ihre Mitarbeiter vermitteln können. Hier stoßen sie jedoch auf die Wertvorstellung ihrer Mitarbeiter. Nur wenige Mitarbeiter sind heute noch bereit, ihre persönlichen Wertvorstellungen an der Pforte abzugeben. Stimmen jedoch die Wertvorstellungen im Unternehmen mit denen der Mitarbeiter überein, dann identifizieren sie sich mit diesen Zielen und sind bereit, vieles auf sich zu nehmen, um die Ziele in die Tat umzusetzen.

Management by Budgets

Ziele. Zielsetzung dieses Managementkonzeptes ist es, den Aufwand für bestimmte Leistungen zu limitieren. Besonders in Behörden und öffentlichen Einrichtungen des Gesundheitswesens findet man diese Konzeption vor. Hier geht es um die Zusammenfassung und Gegenüberstellung von Einnahmen- und Ausgabenpositionen öffentlicher Körperschaften. Haushaltswirtschaftlich besitzen diese Positionen Vorschau- und Soll-Charakter, wobei die Ausgabenpositionen gleichzeitig nach Verabschiedung des Budgets den Charakter von verfügbaren Beträgen annehmen (Grochla 1974, S. 1031). Ein vorrangiges Ziel hierbei ist das Sicherstellen der Liquidität, der Rendite und Substanzerhaltung.

MIS. Die betrieblichen Vorgänge werden zahlenmäßig durch Mengen, Zeiten, Preise und Wertgrößen erfaßt und bilden den Rahmen für Entscheidungen. Voraussetzung für dieses Managementkonzept ist ein leistungsfähiges **M**anagement-**I**nformations-**S**ystem (**MIS**), mit dem eine Kosten- und Leistungsverrechnung möglich ist. Mit Hilfe von Soll-Ist-Vergleichen können dann Korrekturmaßnahmen ergriffen werden, die von den jeweiligen Führungskräften an die betroffenen Abteilungen/Gruppen weitergeleitet werden.

Nach der neuen Bundespflegesatzverordnung wird beispielsweise das Gesamtbudget von Krankenhäusern in Bundespflegesatzbudget und Vertragsbudget eingeteilt. Das Vertragsbudget umfaßt die Vergütungen aus ambulanten Operationen sowie die vor- und nachstationären Behandlungen.

Fallpauschale. Das Bundespflegesatzbudget setzt sich zusammen aus den Sonderentgelten und Fallpauschalen, den Abteilungspflegesätzen, Basispflegesätzen und den teilstationären Pflegesätzen. Für den klinischen Bereich bedeutet das, daß die Fallpauschalen die gesamten Leistungen des Krankenhauses für einen bestimmten Behandlungs*fall*, unabhängig von der Behandlungs*dauer*, vergütet (Haubrock et al. 1997, S. 272). Da die Fallpauschalen und Sonderentgelte überwiegend im operativen Bereich entwickelt worden sind, muß die Einbeziehung und Überprüfung in den anderen Bereichen mittel- bis langfristig erfolgen.

Controlling. Die Belastung von Führungskräften hat deutlich zugenommen – durch neue gesetzliche Verordnungen (GSG), die Entwicklung immer leistungsfähigerer Informationssysteme (Kosten- und Budgetverwaltung durch dezentrales Controlling) und ein Anwachsen des Pflegebedarfes immer älter werdender Menschen (Alterspyramide). Diese Punkte führen zu neuen und veränderten Management-by-Konzepten, die mehr an die betriebswirtschaftlichen Erfordernisse geknüpft werden, als dies bisher notwendig gewesen ist.

Das GSG zwingt die Mitarbeiter im Gesundheitswesen zum Nachdenken über Wirtschaftlichkeit und Leistungsangebote. Daher sind effektive Informationssysteme notwendig, um eine Grundversorgung von kranken und alten Menschen auf wirtschaftlich vertretbarer Weise zu gewährleisten.

Eine Möglichkeit hierzu bietet die Budgetierung, indem durch regelmäßige Besprechungen mit den Führungskräften und den Mitarbeitern die Kosten- und Ertragssituation erörtert werden kann. Diese Teambesprechungen dienen dazu, notwendige Korrekturmaßnahmen einzuleiten. Ein Vergleich beispielsweise für abgerechnete Module verschiedener Sozialstationen und ihr Einfluß auf das Betriebsergebnis gibt wichtige Hinweise, ob eine Kostendeckung erreicht wird oder auch nicht. Die Beteiligung der Mitarbeiter, um mögliche Korrekturen vorzunehmen, ist besonders wichtig, um Verständnis und eine Akzeptanz für Korrekturmaßnahmen zu erhalten.

Hierfür ist eine leistungsfähige EDV notwendig, mit der die Grundlagen für ein effektives MIS gelegt werden können. Solange die betroffenen Mitarbeiter jedoch nicht wissen, ob die Kosten (fixe und variable Kosten) für einzelne Module in der Pflege (Sozialstationen) mit den Einnahmen und der Abrechnung durch die Kostenträger übereinstimmen, kann keine betriebswirtschaftlich fundierte Planung und Organisation von Maßnahmen durchgeführt werden. Nur durch die Offenlegung von Kosten und Leistungen mit einer internen Leistungsverrechnung kann selbstverantwortetes Handeln in der stationären und ambulanten Pflege funktionieren.

Ein einfaches Vorgehensbeispiel soll ein solches Informations- und Steuerungssystem kurz skizzieren.

	Sozialstation 1	Sozialstation 2
Budget im Vorjahr	15 Vollzeitmitarbeiter	10 Vollzeitmitarbeiter
tatsächliche Beschäftigung im Vorjahr (Ist)	Nur für 12 Vollzeitmitarbeiter sind entspechende Pflegemodule abgerufen worden.	Die Mitarbeiter haben im Durchschnitt 20 % Überstunden machen müssen, weil entsprechend mehr Pflegemodule abgerufen worden sind.
Differenz (Plan-Ist-Vergleich)	3 Vollzeitmitarbeiter sind zuviel beschäftigt worden.	2 Vollzeitmitarbeiter sind zu wenig beschäftigt worden.
Maßnahmenvorschläge:	Potentialanalyse und gegebenenfalls Marketingmaßnahmen zur Erhöhung der Beschäftigung durchführen oder Kapazität um drei Vollzeitmitarbeiter ermäßigen.	Prüfen, ob Beschäftigung auch dauerhaft anfällt, dann Kapazität um zwei Vollzeitmitarbeiter erhöhen.

Für den Prozeß der Strategieentwicklung und der zielorientierten Steuerung braucht man ein ganzheitliches Konzept für ein strategisches, investives und operatives Controlling (Kirchner u. Kirchner 1993, S. 676–688), um auf einem Wettbewerbsmarkt bestehen zu können. In der folgenden Tabelle sind die Unterschiede kurz erklärt:

Hauptsächliche Unterschiede zwischen den Controlling-Zielebenen

Controllingziele benennen / Controlling Wirkungsebene	Operatives Controlling	Investives Controlling	Strategisches Controlling
Zeitperspektive	1 bis 3 Jahre	2 bis 5 Jahre	ab 3 bis 7 Jahre
Planung	kurz- bis mittelfristige Ergebnisse	mittelfristige Kosten/Wirtschaftlichkeit	langfristige Erfolgspotentiale
Wertschöpfung	Abbau vermeidbarer Verluste, Gewinnerzielung	mittelfristige Sicherung der Leistungsfähigkeit	zukunftsorientierte Ertragsmöglichkeiten
Inhalte	Soll-Ist-Vergleiche: Kosten/Leistung/ Aufwand und Ertrag, Frühwarnsysteme	Stärken- und Schwächen-Profile	Auswertung Aufwand und Gewinn, Chancen und Risiken
Ziele	Rentabilität, Gewinn, höhere Wirtschaftlichkeit	mittelfristige Erfolgssicherung	langfristige Erfolgs- und Existenzsicherung

Für den Aufbau eines Management-Informations-Systems braucht man bewährte Analyse- und Planungsverfahren, mit denen die Wirtschaftlichkeit, die Qualität der Pflege, die Zufriedenheit der Kunden (Patienten/Bewohner/Angehörige) gemessen werden und der Erfolg des Strategieentwicklungs- und Umsetzungsprozesses überprüfbar wird.

Ein zentrales Analyseinstrument im Rahmen des strategischen Controllings bildet die Methode der kritischen Erfolgsfaktoren, die durch innovative **F**ührungs-**I**nformations-**S**ysteme (**FIS**) zur Nutzung von Potential-, Konkurrenz- und Unternehmensdaten unterstützt wird.

In der Umsetzungsphase ist die methodische und projektorientierte Investitionssteuerung, die als Bindeglied zwischen strategischer und operativer Planung fungiert, durch die Bereitstellung investiver Mittel notwendig, damit die Realisierung der strategischen Ziele auch sichergestellt werden kann.

Für die operative Steuerung, z. B. bei der Analyse von Kosten bei einzelnen Modulen, braucht man bewährte und weiterentwickelte Methoden, wie beispielsweise das **I**nformations-, **P**lanungs- und **A**nalyse-**S**ystem (**IPAS**) zur Konkretisierung von Mengen, Zeiten, Preisen und Werten. In diesem Rahmen ist die Auswahl und Implementierung weiterer operativer Controllinginstrumente, wie beispielsweise ein Kosten-Leistungs- und Deckungsbeitragssystem, notwendig.

- Bei der Einführung eines umfassenden **C**ontrolling-**I**nformations-**S**ystems (**CIS**) ist die inhaltliche Konzeption und Entwicklung individueller Systeme notwendig. Dazu zählen insbesondere strategisch wie operativ nutzbare Controllinginstrumente wie **FIS** und **EIS** (**E**xecutive **I**nformation **S**ystem). Hier ist die Auswahl von Soft- und Hardware mit Hilfe von Kriterien- und Bewertungskatalogen notwendig.
- In der Erkenntnis, daß die vertrauensvolle Kommunikation die Basis eines effizienten Steuerungs- und Führungssystems bildet, sollte der Umsetzungsprozeß durch Kommunikations- und Verhaltenstraining für Führungskräfte, Controller und Projektmitarbeiter vorgenommen werden.

Unter dem Aspekt von Führung hat dieses System Auswirkungen auf die Arbeit im Gesundheitswesen, weil hier eine Leistungs- und Kostentransparenz geschaffen wird, die als Grundlage zur Erziehung zum kostenbewußten Denken führen soll. Hier stehen viele quantitative Faktoren als Entscheidungshilfen zur Verfügung, die den Entscheidungsprozeß objektivieren. Andererseits bleibt aber häufig kein Raum für qualitätsbewußtes ganzheitliches Arbeiten mit den betroffenen Menschen und die dafür erforderliche Entwicklung neuer Leistungspotentiale. Schließlich bewegt man sich mit den Kosten innerhalb eines Budgets und blendet damit andere Möglichkeiten von weiteren Serviceleistungen aus.

In der folgenden Grafik sind die wesentlichen Managementfunktionen, bezogen auf das Führungskonzept Management by Budgets, noch einmal dargestellt.

Die Zielsetzung ist häufig von einer Kostendeckung für bestimmte Leistungen geprägt. Zielvorgaben sind durch gesetzliche Bestimmungen vorgegeben und wenig diskutabel. Diese Führungskonzeption braucht ein aussagefähiges Management-Informations-System als Grundlage für Entscheidungsprozesse. Die Mitarbeiter sollten am Planungsprozeß beteiligt werden, Entscheidungen werden aber unter Kostengesichtspunkten in der Regel von den Führungskräften oder einem Budgetausschuß getroffen. Die Umsetzung und Realisierung von kostendeckenden Tätigkeiten ist überwiegend die Aufgabe der ausführenden Führungskräfte und Mitarbeiter auf einer nachgeordneten Managementebene. Das obere Management kontrolliert die Einhaltung der Planvorgaben (Haubrock u. Schär 1997, S. 272).

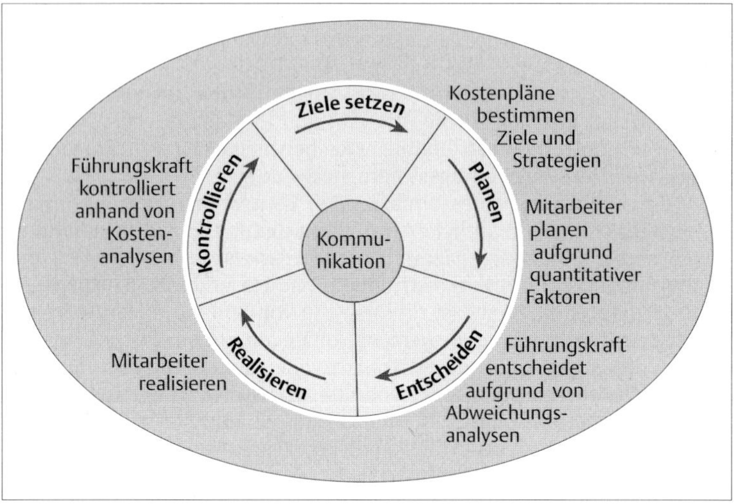

Management by Objectives

Zielvereinbarungen. Management by Objectives bedeutet „Führen durch Zielvereinbarung". Im Vordergrund dieses Managementkonzeptes steht die Funktion „Ziele vereinbaren". Zunächst legt die Führungskraft Leitziele fest, diskutiert sie mit den betroffenen Mitarbeitern und vereinbart dann, in welchem Rahmen und in welcher Zeit diese Ziele erreicht werden sollen. Der Mitarbeiter hat die Aufgabe, die Zielerreichung zu planen, Entscheidungen zu treffen, diese zu realisieren und auch zu kontrollieren (Hentze et al. 1990).

Um zur Zielsetzung zu gelangen, sind vier Phasen zu durchlaufen:

Führungsaufgabe: Zielvereinbarung
Management by Objectives

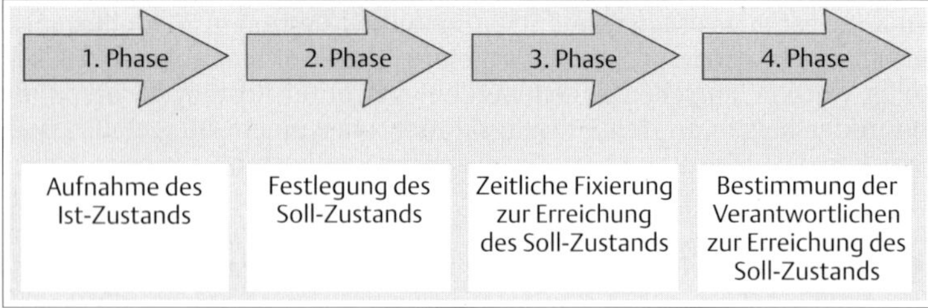

Plan-Ist-Vergleich. Ähnlich wie im zuvor beschriebenen Managementansatz by Budget werden objektive Ziele aufgrund von Ist-Soll-Zahlen formuliert. Betroffene, Mitarbeiter und Führungskräfte diskutieren zusammen mit Controlling-Fachleuten Abweichungen von den Planzahlen (Haubrock et al. 1997, S. 194 ff). Während bei der Budgetierung im herkömmlichen Sinne eine Aufwandslimitierung die Ziele bestimmt, werden in diesem Ansatz zukunftsorientierte Ziele definiert, die nicht nur an den Planzahlen orientiert sind, sondern auch an den Potentialen, die sowohl intern als auch extern eine Grundlage für künftige Strategien bilden. Ein Beispiel soll den Zusammenhang erläutern.

Problem. In einer Sozialstation X ist die Auslastung der Mitarbeiter sehr hoch und damit auch der Ertrag bezogen auf diese Sozialstation. Eine durchgeführte Potentialanalyse hat ergeben, daß in der Region Y, in der die Mitarbeiter der Sozialstation tätig sind, überwiegend ältere Menschen wohnen, die einen mittleren bis gehobenen Lebensstandard haben. Der Bedarf an Pflege wird mit großer Wahrscheinlichkeit in den nächsten Jahren steigen.

Portfolioanalyse. Nur wenige ambulante Dienste sind als Anbieter in diesem Stadtteil vertreten. Die Bevölkerungsdichte ist sehr hoch, weil dieser Stadtteil aus der Zeit von 1930 stammt und viele mehrgeschossige Jugendstilhäuser hier stehen. Anhand der folgenden Portfolioanalyse erläutert die Führungskraft den Mitarbeitern die Ergebnisse einer von ihr durchgeführten Untersuchung:

Untersuchung der Marktattraktivität durch eine Portfolioanalyse (Potentialentwicklung, Konkurrenzvorteile) (vgl. Portfolioanalyse S. 78).

Lösungsansätze. Die Marktattraktivität ist sehr hoch, weil das Potential an möglichen Kunden (pflegebedürftige Menschen) in den nächsten Jahren steigen wird. Gleichzeitig ist die Leistungsfähigkeit der Sozialstation X niedrig, weil nicht genügend Mitarbeiter vorhanden sind, die den Bedarf der Pflege in dieser Region abdecken können (Fragezeichenfeld). Sie möchte nun besprechen, welche Ziele und Maßnahmen für die Zukunft geplant werden können, um das Potential an pflegebedürftigen Menschen für die Sozialstation X zu erhalten und auf Dauer die Sozialstation X leistungsfähiger zu machen. Aus diesem Beispiel lassen sich für die Mitarbeiter verschiedene Ziele ableiten, die im Zielvereinbarungsgespräch dann zu überprüfbaren Zielen (Objectives) und Maßnahmen führen.

Serviceleistungen erweitern. So ist beispielsweise denkbar, daß sich ein Mitarbeiterteam Gedanken macht, wie man zukünftige Kunden gewinnen und ansprechen kann. Ein Ausbau der Leistungen wäre möglich, weil

Beispiel für eine Portfolioanalyse

hoch	Viele Kunden und eine *geringe* Leistungsfähigkeit **Leistungsfähigkeit verbessern!**	Viele Kunden und und *mittlere* Leistungsfähigkeit **Leistungsfähigkeit halten oder verbessern**	Viele Kunden und eine *hohe* Leistungsfähigkeit **Halten des Marktanteils**
mittel	Mittleres Kundenpotential bei geringer Leistungsfähigkeit **Halten oder verbessern der Leistungsfähigkeit**	Mittleres Kundenpotential bei mittlerer Leistungsfähigkeit **Vielleicht etwas tun?**	Mittleres Kundenpotential bei hoher Leistungsfähigkeit **Marktanteil vergrößern oder Leistungsfähigkeit abbauen**
niedrig	Wenig Kundenpotential und eine geringe Leistungsfähigkeit **Nichts tun!**	Wenig Kundenpotential und mittlere Leistungsfähigkeit **Leistungsfähigkeit nicht weiter ausbauen**	Wenig Kundenpotential und eine zu hohe Leistungsfähigkeit **Leistungsfähigkeit abbauen**
↑ Marktattraktivität	niedrig	mittel	hoch
	→ Leistungsfähigkeit		

die zukünftigen Kunden einen mittleren bis gehobenen Lebensstandard haben (Freter u. Glasmacher 1996, S. 436–441, Kopp 1996, S. 723–727). Außerdem könnten zusätzliche Serviceleistungen für Senioren über 50 Jahre angeboten werden wie Einkaufen, Gartenpflege, Fahrdienste oder Geburtsfeiern gestalten.

Zielvereinbarung in diesem Sinne ist auf die zukünftigen Potentiale gerichtet, weil zufriedene junge Senioren dann auch auf den jeweiligen Pflegedienst im Falle kurzzeitiger Erkrankungen zurückgreifen.

Management by Objectives bedeutet also nicht nur ein bestimmtes Budget als Plan-Ist-Vergleich für zukünftige Strategien heranzuziehen, sondern darüber hinaus Ziele zu vereinbaren, die eine Erweiterung oder Verbesserung des Leistungsspektrums beinhalten.

Externe Erfolgsfaktoren. Das bedeutet, daß die Führungskräfte Ziele formulieren müssen, die einen Soll-Zustand charakterisieren. Analytisch gesehen können hierzu verschiedene Analyseinstrumente benutzt werden, wie beispielsweise eine Potential-, Konkurrenz- oder Wettbewerbsanalyse als externe Erfolgsfaktoren oder eine Untersuchung der internen Arbeitsabläufe und Organisationsformen als Grundlage für interne Leistungsverbesserungen.

Interne Leistungssteigerung. Ist eine interne Verbesserung der Leistungsfähigkeit aufgrund der Analyseergebnisse notwendig, bietet es sich an, die Arbeitsabläufe zu beschreiben, um Korrekturmaßnahmen vornehmen zu können. Eine Objektivierung des Zielsetzungs- und Leistungsprozesses ist erklärtes Ziel dieses Managementkonzeptes. Klare Strategien und eine Fortschrittsorientierung sind die Grundlage für Führungsentscheidungen. Dies setzt ein funktionierendes Management-Informations-System voraus, damit eine Quantifizierung der Ziele und klare Verantwortungs- und Aufgabenbereiche geschaffen werden können.

Aufbauorganisation. Die Aufbauorganisation ist durch eine flache Hierarchie gekennzeichnet, in der die Teams kooperativ geführt werden. Als Steuerungsinstrument dienen Zielvereinbarungen zwischen Mitarbeitern und Führungskräften zur Realisierung der Zielsetzungen. Das bedeutet gleichzeitig, daß herkömmliche Stellenbeschreibungen durch die Definition von Arbeitszielen ersetzt werden müssen.

Aufgaben- und Stellenbeschreibung. Eine detaillierte Stellenbeschreibung im üblichen Sinne ist eher vergangenheitsorientiert, statisch und sachbezogen. Die Mitwirkung durch die Betroffenen ist sehr gering. Damit wird das individuelle Potential, das der Mitarbeiter hat, nicht ausgeschöpft. Die Aufgabenwahrnehmung beschränkt sich dann auf die in der Stellenbeschreibung genannten Aspekte. Zukunftsorientierte Aufgaben müssen jeweils in der Stellenbeschreibung aufgenommen werden, damit der Mitarbeiter mitdenken kann und neue Potentiale erschließen kann.

Der folgende Vergleich zwischen Stellenbeschreibung und Zielvereinbarung zeigt die unterschiedlichen Perspektiven der Führungskonzepte auf:

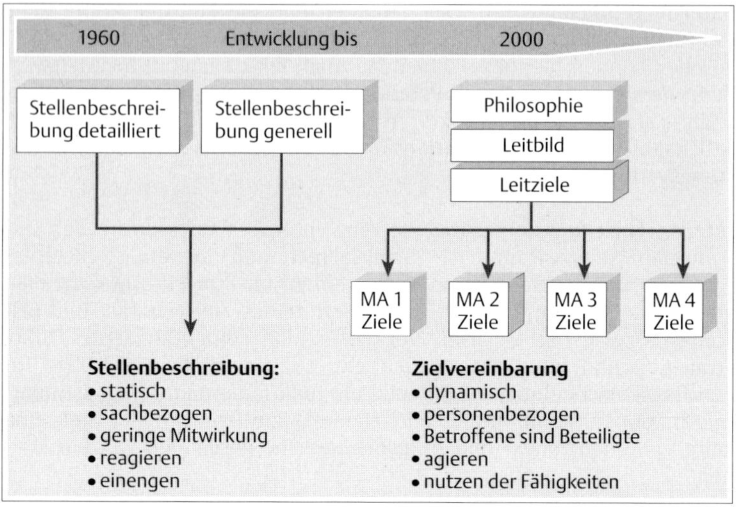

Dynamisches Arbeitszielsystem. Ein dynamisches Arbeitszielsystem beteiligt die Mitarbeiter bei der Zielvereinbarung und schließt die zukunftsorientierte Perspektive bei der Zielfindung mit ein. Im Gespräch können auch neue Arbeitsziele festgelegt werden, z. B. das Ziel, im Unternehmen Gruppen- oder Bereichspflege einzuführen. Dieses Arbeitsziel ist dann für eine Stations- oder Wohnbereichsleitung verbindlich, die Planung und Umsetzung des Zieles wird jedoch gemeinsam mit den Mitarbeitern vorgenommen. Weitere Arbeitsziele könnten sein, den Arbeitsablauf in eine Gruppe zu reorganisieren, eine neue Methode der Lagerung einzuführen oder mit den Mitarbeitern den optischen Eindruck der Station zu modernisieren.

Tätigkeitsanalyse. Die Stellenbeschreibung kann dann ergänzenden Charakter zur Zielvereinbarung haben, indem die einzelnen wiederkehrenden Tätigkeiten beschrieben werden. Dies kann sowohl nach Funktionen als auch nach Prozessen erfolgen. Die nachfolgende Abbildung zeigt drei verschiedene Aufgabenfelder von Gruppenleitungen in einem Krankenhaus. Diese Aufgaben können in patienten-, mitarbeiter- und betriebsbezogene Aufgaben unterteilt werden. Für die Zielvereinbarung mit den Führungskräften kann diese Tätigkeitsanalyse herangezogen werden, bestimmte Aufgaben effizienter für die Zukunft zu gestalten.

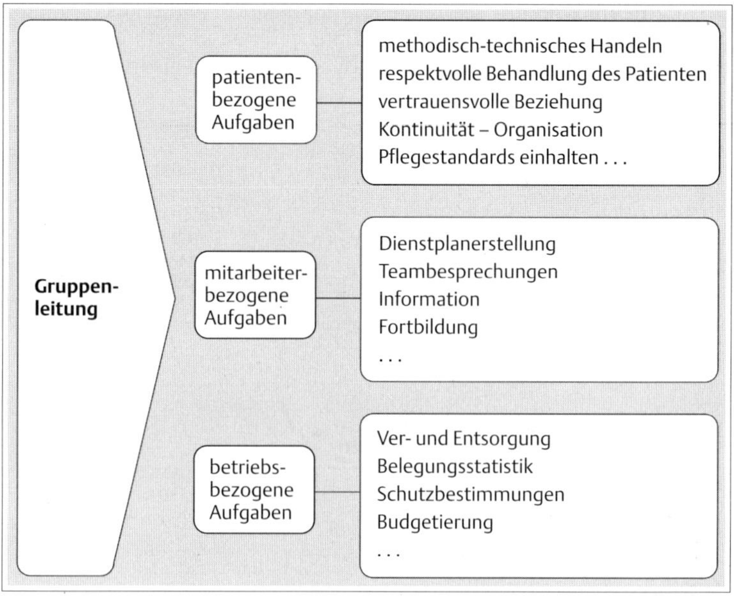

Die Arbeitsziele für die Mitarbeiter werden jedes Jahr neu verhandelt, wobei die Erreichung der Arbeitsziele überprüfbar wird. Die Einführung von Bereichspflege sollte in einem festgelegten Zeitraum von den Mitarbeitern umgesetzt werden. Die Überprüfung dieses Arbeitszieles wird dann durch eine offene Kontrolle von der Führungskraft der Stationsleitungen/Pflegedienstleitung durchgeführt.

Die Förderung der Mitarbeiter durch das Festlegen realer Ziele, die auch erreichbar sind, stärkt die Zufriedenheit der Mitarbeiter und hat wiederum einen positiven Einfluß auf die Arbeitsmotivation. Die Führungskraft von morgen legt diese Ziele nicht fest, sondern verhandelt sie mit ihren Mitarbeitern. Ein hieran gekoppeltes Entgeltsystem wie eine leistungsgerechte Entlohnung kann das Managementkonzept unterstützen (Eversheim 1997, Schuster et al. 1997).

Management by Objectives heißt daher, die Ziele der Geschäftsleitung, die im Leitbild des Unternehmens beschrieben worden sind, mit den Zielen der Mitarbeiter in Einklang zu bringen.

Unternehmenskultur. Die Mitarbeiter müssen sich mit den Unternehmenszielen identifizieren, und ein ständiger Rückkoppelungsprozeß durch die Mitarbeiter ist erforderlich. Letztendlich entscheidet die gelebte Unternehmenskultur sowie die Kommunikation und Kooperation der übergreifend arbeitenden Teams im Unternehmen über die Realisierung der strategisch relevanten Ziele, die im Leitbild ihren Ausdruck finden.

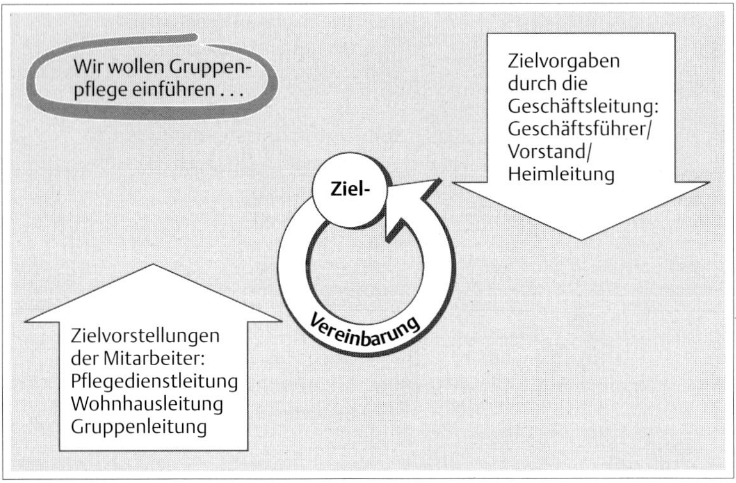

Vertrauen. Die Zielvereinbarung dient nun dazu, die verschiedenen Ziele der Geschäftsleitung mit den Zielen, die die Mitarbeiter haben, in Einklang zu bringen. Dies ist jedoch nur möglich, wenn im Unternehmen eine Führungskultur gelebt wird, die durch gegenseitiges Vertrauen geprägt ist.

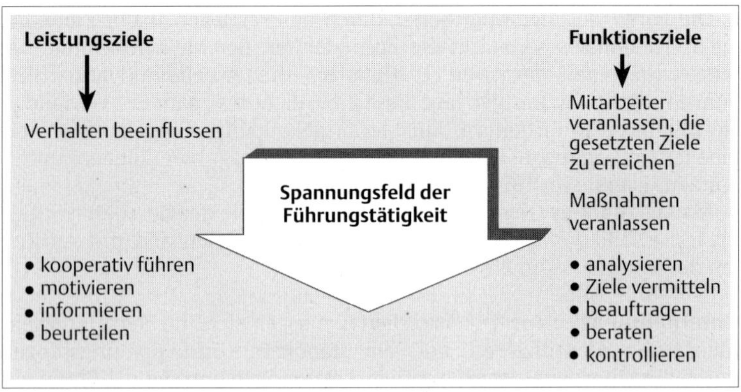

Vorbereitung. Bezieht man die Aspekte jetzt auf den Managementkreis, dann wird deutlich, daß die Mitarbeiter in großem Umfang an der Planung und Realisierung der Leitziele beteiligt werden (Pfützner 1989, Bd. 3, Rathje 1996, S. 124–133). Um planen zu können, müssen die gemeinsam erarbeiteten Ziele durch Informations- oder Datenmaterial gestützt werden. Die Auswahl eines geeigneten Maßnahmenplanes muß verschiedene Möglichkeiten berücksichtigen. Je besser, je genauer und je gründlicher die Vorbereitung für eine betriebliche Umstrukturierung erfolgen, um so einfacher, schneller, zielgerichteter und kostensparender wird die Umsetzung und Realisierung der Ziele geschehen.

Zusammenarbeit. Die Realisierung ist jedoch nur dann möglich, wenn die Mitarbeiter sich Informationen und Daten selber beschaffen können, die sowohl den Ist-Zustand als auch den Soll-Zustand beinhalten. Hierbei sind sie auf die Mitarbeit anderer Abteilungen (Verwaltung, Controlling, Geschäftsleitung oder andere Organisationen innerhalb des Unternehmens) angewiesen, damit sie die erforderlichen Informationen für anstehende Veränderungen der Aufgaben oder der organisatorischen Abläufe erhalten.

Kommunikation. Die Ergebnisse der Planungsarbeit müssen kommuniziert, visualisiert und moderiert werden. Im Zentrum aller Führungstätigkeiten steht damit wiederum die kommunikative Kompetenz, mit der Ziele für strategisches Handeln im Unternehmen ausgehandelt werden müssen. Diese planerischen Aufgaben, die im kommunikativen Prozeß abgesprochen und mit den Unternehmenszielen (Leitbild) in Einklang gebracht werden müssen, finden erst dann eine breite Basis und Zustimmung, wenn sie durch Kommunikationsprozesse zustande gekommen sind. Darüber hinaus müssen die Entscheidungen realisiert werden, weil der Erfolg strategischer Maßnahmen entscheidend von der Akzeptanz der Mitarbeiter abhängt.

In der folgenden Tabelle sind einige Fragen zusammengestellt, die der Führungskraft und den betroffenen Mitarbeitern die Arbeit bei der Beschaffung und Auswertung von Informationen erleichtern (Kirchner u. Kirchner 1993, S. 676–688).

Transparenz. Für den Entscheidungsprozeß sollten alle Informationen, die als Fakten gesammelt worden sind, vorliegen. Vor- und Nachteile einer Entscheidung sollten durch Mitsprechen und Mitdenken sorgfältig geprüft werden. Über Alternativen und Folgen der Entscheidung sollte nachgedacht werden. Erst wenn Veränderungen, an deren Planung und Durchführung man mitwirken konnte, zur eigenen Sache gemacht werden, ist die Bereitschaft, die Folgen der Entscheidung mitzutragen, gewährleistet. Die Transparenz der gegenwärtigen Situation erleichtert die

Fragen	Mittel	Methoden
Welche Kommunikationskanäle stehen mir zur Verfügung?	formelle Kanäle, Instanzenwege, Berichtswege, Teleprocessing-Leitung oder informelle Kanäle	Zur Auswertung dieser Informationen können quantitative und qualitative Analysen vorgenommen werden.
Welche Kommunikationsmittel stehen mir zur Verfügung?	Berichte, Formulare, Dateien, Karteien oder Datenträger	Als Methode bietet sich hier die Analyse des Berichtswesens an.
Welche Personen oder Gruppen können mir Anhaltspunkte für die Einschätzung der Situation geben?	Einzelpersonen, formelle Gruppen, wie z. B. Arbeitsgruppen oder informelle Gruppen, die die aktuellen Entwicklungen gut einschätzen können	Als Methode bieten sich hier Einzel- und Gruppengespräche an, in denen undurchschaubare oder unverständliche Abläufe kommunikativ erfaßt und transparent gemacht werden können.

Entscheidungsfindung und ermöglicht eine Delegation von Aufgaben und Mitverantwortung. Bei dieser Führungskonzeption werden möglichst viele Ziele partnerschaftlich ermittelt. Die Verantwortung für die Entscheidung übernimmt in der Regel der Vorgesetzte, nachdem die Mitarbeiter die Vor- und Nachteile sorgfältig erwogen haben und die Folgen der Entscheidung auch für sich selber genau kennen.

Realisieren und Informieren. Ist eine Entscheidung zugunsten einer Vorgehensweise gefallen, so muß die Realisierung und Umsetzung vor-

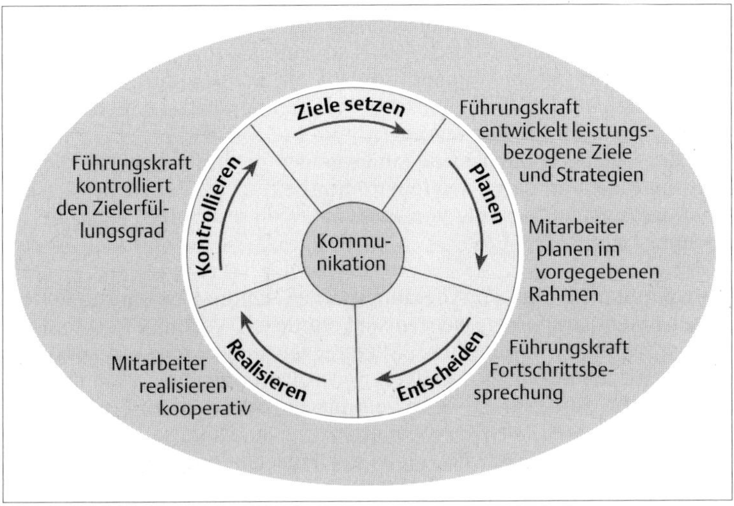

bereitet werden. Eine erfolgreiche Umsetzung der Ziele ist nur möglich, wenn es dem Team gelingt, gemeinsam nach Wegen zu suchen, in der beispielsweise die Kostendeckung für eine Sozialstation erreicht wird, sei es durch mehr Marketingaktivitäten, Zusammenlegung von Stationen oder Verringerung des Personalbestandes. Jede Veränderung stößt in der Regel auf Widerstand und Ängste, weil Energie aufgebracht werden muß, sich mit der neuen Struktur, einer veränderten Arbeitsweise oder einer neuen Dienstleistung auseinanderzusetzen.

Kontrollieren. Die Zielkontrolle erfordert viel Fingerspitzengefühl. Schließlich sollen die Mitarbeiter befähigt werden, selbstverantwortlich ihre Maßnahmen zur Realisierung der Ziele festzulegen, mit denen sie sich auch identifizieren können, d.h. die sie auch realistisch einhalten können. Abweichungen so gewonnener Zielvereinbarungen müssen daher sorgfältig analysiert werden, damit Schlüsse für eine Veränderung oder Verbesserung möglich werden, ohne eine Suche nach „Schuldigen" zu initiieren, sondern eher zur Vermeidung zukünftiger Fehlerquellen.

Rückmeldung/Standards. Jeder Mensch erwartet darüber hinaus eine Rückmeldung, ob das, was er erarbeitet oder geleistet hat, in Ordnung ist. Ohne Kontrolle des Arbeitsergebnisses kann weder eine positive noch eine negative Rückmeldung erfolgen. Ohne Rückmeldungen läßt die Motivation der Mitarbeiter nach, sich für bestimmte Aufgaben zu engagieren. So sind beispielsweise in vielen Krankenhäusern, Altenheimen oder Sozialstationen Standards für die Pflege entwickelt worden. Die in Arbeitsgruppen von den Mitarbeitern mit viel Elan erstellten Standards wurden dann jedoch nicht umgesetzt, sondern als Ergebnis in Form eines Aktenordners in den Schrank gestellt und vergessen.

Die Umsetzung der Standards scheitert häufig daran, daß die Kompetenzen für die Erprobung vorher nicht genau festgelegt worden sind und die Führungskräfte und Mitarbeiter, die unbeteiligt an diesem Prozeß waren, diesen Standard dann mit ihren Mitarbeitern auf Praktikabilität prüfen sollten.

Dilemma von Führungsverantwortung. An dem eben beschriebenen Beispiel wird auch das Dilemma von Führungsverantwortung deutlich. Wenn Aufgaben an eine Arbeitsgruppe delegiert werden, dann muß vorher festgelegt werden, in welchem Rahmen die Ergebnisse verbindlich geprüft und umgesetzt werden können. Hier ist die Frage zu beantworten, welche Toleranz eine Führungskraft aufbringt, wenn Arbeitsgruppenergebnisse anders ausfallen, als sie sich das gewünscht hat.

In dieser Führungskonzeption wird ganz deutlich, daß Aufgaben, die von den Mitarbeitern übernommen worden sind, auch von diesen auf ihre Effektivität überprüft werden sollten. Durch eine Zielhierarchie kann dann geklärt werden, welche Aufgaben Führungsentscheidungen bedürfen und welche von den Mitarbeitern geplant, realisiert und überprüft werden können.

Für diese Führungskonzeption ist entscheidend, welche Aufgaben delegiert werden und welche Aufgaben von der Führungskraft übernommen werden müssen. Die hiermit verbundenen Konsequenzen für die Festlegung von Aufgaben, Befugnissen und Handlungsverantwortung ist entscheidend für die Realisierung dieses Führungskonzeptes.

Entlohnungssystem. Voraussetzung für das Funktionieren des Systems ist eine leistungsbezogene Vergütung, in der die Mitarbeiter ihr Einkommen durch Tantieme oder andere Zuwendungen mitbestimmen können. Der Zielerreichungsgrad ist dann die Meßlatte für das Einkommen der Mitarbeiter. So hat beispielsweise die Firma Bahlsen ein Entlohnungssystem geschaffen, in dem die Mitarbeiter ein Basisgehalt erhalten, z. B. 80 % der monatlichen Bezüge. Die restlichen 20 % werden mit einem Schlüssel verrechnet, der mit dem Zielerreichungsgrad und dem erzielten Gewinn multipliziert wird. Diese Tantieme wird am Ende des Jahres ausgezahlt. Hat ein Mitarbeiter mehr als die vereinbarten Ziele erreicht, findet dies Eingang in die Berechnung der Tantieme.

Umwelteinflüsse. Kritisch muß bei dem System vermerkt werden, daß die Zielerreichung für die Mitarbeiter und Führungskräfte zum Selbstzweck werden kann, wenn die aktuellen Umfeldbedingungen nicht genügend beachtet werden. Zudem erfordern die Objektivierung der Ziele und die hiermit verbundenen Zielvereinbarungsgespräche einen nicht unerheblichen Zeitaufwand.

Mitarbeiter als Subunternehmer. Die unternehmerische Aufgabe, beispielsweise die Servicequalität für den Kunden zu erhöhen und neue Dienstleistungen und Produkte aufzunehmen und anzubieten, ist mit Sicherheit an ein gerechtes Entlohnungssystem zu koppeln, um damit einen Anreiz für unternehmerisches Denken und Handeln bei den Mitarbeitern zu erreichen.

Welches Managementkonzept ist für die eigene Organisation geeignet?

Die im Managementkreis beschriebenen Funktionen spielen sich in der Realität nicht immer in dieser einfachen aufeinanderfolgenden Weise ab, vielmehr sind sie miteinander vernetzt. Je nach Management-by-Konzept findet eine Delegation der Durchführungskontrolle auf den nachgelagerten Ebenen statt.

Die folgende Tabelle in Anlehnung an Nagel (1989, S. 163) zeigt in komprimierter Form die Unterschiede zwischen den häufig angewendeten Management-by-Konzepten auf:

Kriterien	Konzept	Ziele	Voraussetzungen Mitarbeiter	Auswirkungen auf die kontrolle	Durchführungs-	Flexibilität
1. Delegation	Führung durch klare Kompetenzverteilung im Mitarbeiterverhältnis	Initiative- und- Mitverantwortungsförderung, Mitunternehmerfunktion der Mitarbeiter, Aufgabenorientierung	Delegation von Aufgaben, Kompetenzen und Verantwortung, Stellenbeschreibung, Kontrolle	Top-Management gibt Kompetenzen vor, mittleres Management vereinbart Ziele im Rahmen seiner Kompetenzen; Umsetzung erfolgt in Absprache mit den nachgelagerten Ebenen	Dienstaufsichts- und Erfolgskontrolle; klare Organisationsstruktur durch Stellenbeschreibung und Kompetenzen	eher geringer, weil eine ständige Anpassung an die Zukunft (Stellen- und Funktionsbeschreibung stattfinden muß)
2. Motivation	Führung durch systematische und ideele Mitarbeiterbeeinflussung	Förderung der Leistung und der Bereitschaft zur Mitarbeit	Bedürfnisanalyse, Betriebspsychologen und -soziologen	Gefahr von Konfliktsituationen bei positiver oder negativer Manipulation	Erfolgsmessung schwierig, da emotionale und ideelle Faktoren eine Rolle spielen	Je nach Zielperspektive eher konstant, z. B. bei christlich geprägten Unternehmen
3. Budgets	Führung durch Aufwandslimitierung	Liquidität, Rendite, Substanzerhaltung als Faktorkombination nach dem Rationalprinzip	Kostenpläne, Controlling, Management-Informations-Systeme zur Planung der Budgets	Erziehung zum kostenbewußten Denken; eher quantitative Faktoren als Entscheidungshilfe	Abweichungsanalyse, Korrekturmaßnahmen vorwiegend unter Kostengesichtspunkten durch die Führungskräfte	eher gering, weil die Abweichung vom Plan diskutiert wird, aber nicht die aktuellen Erfordernisse handlungsleitenden Charakter haben
4. Objectives	Führung durch kooperative Zielbindung und Zielsetzung	Objektivierung des Zielsetzungs- und Leistungsprozesses, eindeutige Strategien, Fortschrittsorientierung, leistungsbezogenes Vergütungssystem	Quantifizierung der Ziele, klare Verantwortungs- und Aufgabenbereiche, Leistungs- und Beurteilungsmaßstäbe	kooperative Teamarbeit; Planen, Realisiergen und Kontrollieren ist Aufgabe der Mitarbeiter; Ziele setzen, z. T. vorgegeben, kann je nach Ziel auch vereinbart werden; Entscheidungen treffen und die Zielkontrolle sind Aufgaben der Führungskraft	Fortschrittsbesprechung,Leistungsberichte und Zielerfüllungsgradanalyse	bestdurchdachtes Managementsystem, hohe Effizienz

Management by Delegation. Es erfordert eine klare Kompetenzverteilung im Mitarbeiterverhältnis. Die Zielsetzung ist durch Initiative- und Mitverantwortungsförderung gekennzeichnet. Kritisch anzumerken ist bei diesem Konzept, daß ein hoher Aufwand an Anpassung von Stellenbeschreibungen und den hiermit verbundenen Kompetenzen erforderlich ist. Dieses reaktive Verfahren bedingt, daß jede Arbeitsablaufänderung auch zu einer Neubeschreibung und Bewertung der Stelle und Funktion führt. Es bildet den vergangenen Zustand der Organisation ab und ist daher wenig flexibel.

Management by Motivation. Das Konzept ist dann ein effektives Führungskonzept, wenn alle Mitarbeiter die Unternehmensphilosophie in den Ideen und Wertvorstellungen teilen. Die Leistungsbereitschaft der Mitarbeiter ist dann sehr hoch. Jedoch gelingt es in unserer heutigen Zeit kaum noch, viele Menschen auf ein Ziel hin zu motivieren. Problematisch wird dieses Vorgehen, wenn positive oder negative Manipulationen zur Zielerreichung benutzt werden. Die Erfolgsmessung ist in diesem System eher schwierig, da sich die Leistung von Mitarbeitern durch ideelle Werte auszeichnet, die nicht so ohne weiteres durch quantitative Meßgrößen nachgewiesen werden können.

Management by Budgets. Dieses Führungskonzept erfordert die zahlenmäßige Erfassung der Einnahmen- und Ausgabenpositionen. Für die Steuerung des Betriebes werden die einzelnen Positionen des Gesamtbudgets von einem Ausschuß oder Leitungsseminare verabschiedet, über das die Leistungsträger dann verfügen können.

Diese Form der Steuerung führt häufig dazu, daß bestimmte Positionen bis zum Jahresende aufbewahrt werden, also nicht voll ausgeschöpft worden sind und die Führungskräfte ihr Restbudget dann auf jeden Fall noch für bestimmte Leistungen ausgeben wollen. Die Steuerung ist eher ausgabenorientiert und führt zu Fragestellungen wie: „Wie können wir diese Gelder für uns noch nutzen?“ Eine Verwendung der Mittel ist mehr retrospektiv und weniger zukunftsorientiert. Die Erschließung zukünftiger Leistungsmöglichkeiten spielt in diesem System keine Rolle, weil das Ziel die Ausgabenlimitierung ist.

Für die Führungskräfte bedeutet das, die Mitarbeiter zum kostenbewußten Denken zu erziehen und sie zu veranlassen innerhalb ihres Budgets zu wirtschaften. Jede Verbesserung der Leistungsfähigkeit, die außerhalb des Budgets liegt, kann in dem System nur schwer realisiert werden.

Management by Objectives. Das Konzept Management by Objectives ist eines der am besten durchdachten Konzepte, weil es Fortschrittsbesprechungen und objektivierte Ziele miteinander verbindet. Die Vereinbarung von Zielen ist ein dynamischer, zukunftsbezogener und permanenter Prozeß. Die Mitarbeiter agieren, indem sie ganz bewußt Arbeitsziele formulieren, die eine Veränderung, Verbesserung oder Erweiterung ihres Arbeitsspektrums beinhalten. Die Mitarbeiter sind eher als Subunternehmer zu verstehen, die in kleinen Teams produktiv arbeiten. Problematisch ist in dem Konzept die Erarbeitung der Ziele und die Erreichung der Zielvorgaben. An dieser Stelle sind eine Reihe Konfliktpotentiale systemimmanent. Die Verbindung der Zielerreichungsgrade mit einer Tantieme führt bei Mitarbeitern, die ihre Interessen verbal gut vertreten können, zu Vorteilen.

Kritik an den Konzepten. Managementmethoden können nicht isoliert von der wirtschaftlichen, sozialen, technologischen oder politischen Realität getrennt werden. Sie werden als lineare Konzepte gesehen, in denen auf A B folgt. Die Wirklichkeit ist jedoch so komplex, daß keines der beschriebenen Systeme auf alle Organisationen passen kann. Daher müssen Lernprozesse innerhalb der Organisation initiiert werden, die eine Anpassung an die Gegebenheiten des Unternehmens und den Anforderungen des Marktes im Zusammenspiel mit den Mitarbeitern möglich macht. Eine lernende Organisationsform, die sich zukunftsorientiert weiterentwickeln kann, besteht immer aus Komponenten, die sowohl schriftlich fixierte Verbindlichkeiten erfordern, als auch die psychologischen Aspekte des Verhaltens von Menschen berücksichtigen. Daher haben solche Methoden den Charakter von Empfehlungen und sollten nicht als Rezept eingesetzt werden. Die betroffenen Menschen können durch ein humanes Miteinander aus jedem der vorher beschriebenen Konzepte ein erfolgreiches oder erfolgloses Unternehmen schaffen. Daher sollte das Hauptaugenmerk auf ein Klima des Vertrauens gelegt werden, in dem Kritik als Herausforderung betrachtet wird und Antrieb zur Änderung und Gestaltung von Situationen benutzt wird.

Unterschiedliche Führungsstile und ihre Wirkung

Rahmenbedingungen. Grundlage für den Aufbau einer neuen Managementkonzeption sollte eine Kultur des Vertrauens sein, in der Fehler und Probleme besprochen werden. Mitarbeiter sollen im Rahmen ihrer Möglichkeiten in Entscheidungsprozesse einbezogen werden, damit sie lernen, Verantwortung zu übernehmen. In einer Bestrafungskultur, in der der Vorgesetzte die Fehler der Mitarbeiter anprangert und eher darauf bedacht ist, Entscheidungen ohne die Mitwirkung der Mitarbeiter zu treffen, darf es nicht verwundern, wenn innovatives Denken durch eine überstarke Anpassung an die Vorstellungen des Vorgesetzten nicht möglich ist. Die folgende Gegenüberstellung zeigt die Anforderungen an eine moderne Führungskonzeption in einer sich wandelnden Gesellschaft auf.

Überholter Führungsstil als **Bestrafungskultur**	Neue Erfordernisse in einer **Vertrauenskultur**
Fehlersuche = beim Mitarbeiter	Fehler/Probleme als **Herausforderung** betrachten
überstarke Anpassung weiß alles kann alles	Mit-Entwicklung Mit-Denken flexibel und kreativ
Befehl und Gehorsam	
Alleinentscheidung des Vorgesetzten	**Mit-Entscheidung der Mit-Arbeiter**

Bestrafungskultur. Diese Führungskräfte haben einen autoritären Führungsstil praktiziert, der mit Gehorsam und Anpassung einhergeht. Mitarbeiter, die einen Fehler machen, werden bestraft. Ist etwas nicht zur Zufriedenheit der Führungskraft erledigt worden, ist die erste Frage: „Wer war das?" Die betroffene Person muß sich melden und wird häufig zum Sündenbock im Team abgestempelt. Für die Mitarbeiter führt diese Führungskultur zu einem Klima, in dem Bestrafungen an der Tagesordnung sind, und jeder, der nicht auffällt, ist froh darüber (Kirchner u. Kirchner 1992).

Fehler werden in einem solchem System nicht als Chance verstanden, sondern eher als Wettbewerb aufgefaßt, so nach dem Motto: „Wer hat die besten Strategien entwickelt, um bei fehlerhaften Handlungen nicht aufzufallen?" In der Pflege mündet ein solches Verhalten in gefährliche Pflege, weil für die Mitarbeiter die Tendenz besteht, sich an den heutigen Zustand anzupassen. Innovationen sind dann gefährlich, weil neue Methoden und Techniken erst erlernt werden müssen und man hierbei vielleicht Fehler macht.

In einer Vertrauenskultur werden Fehler als Herausforderung betrachtet. Diese Fehler dienen dazu, in der Zukunft andere Strategien zu entwickeln, mit denen dann die Mitarbeiter flexibel und kreativ zum Mit-Entwickeln und Mit-Denken angeregt werden. Eine Verantwortungsdelegation auf die Ebene der Mitarbeiter ist so natürlich eher möglich.

Führungsstil und Leistung. Der Streß für die Führungskraft ist bei einem autoritären Führungsstil nicht unerheblich. Eine solche Führungskraft muß ständig alles genau wissen, sie muß in allen Dingen am besten Bescheid wissen und Vorbild sein für alle anfallenden Arbeiten. Die Leistungsbereitschaft der Mitarbeiter ist nur so hoch, wie es von der Führungskraft gesehen und positiv zurückgemeldet worden ist, während

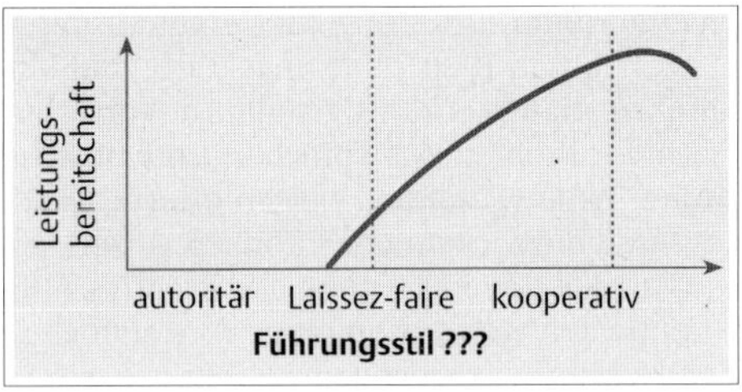

sie bei einer kooperativen Führung den höchsten Grad an Leistungsbereitschaft aufweist (Gordon 1979, Heckhausen 1980, Pfützner 1989 Bd. 3).

Willensbildung. Die Willensbildung durch die beteiligten Personen ist je nach Führungsstil und Führungsverhalten unterschiedlich. Nagel (1989, S. 154) beschreibt die verschiedenen Führungsstile im Hinblick auf das Führungsverhalten wie folgt:

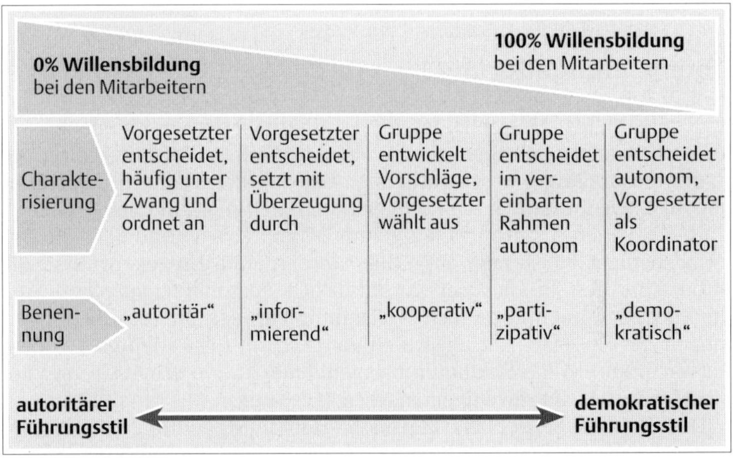

In einem Wirtschaftsunternehmen wird ein kooperativer bis partizipativer Führungsstil die Leistungsbereitschaft der Mitarbeiter sicher positiv beeinflussen.

Entlastung durch Partizipation. In unserer sich wandelnden Umwelt brauchen wir Führungskräfte, die nicht alles alleine entscheiden oder alles besser wissen. Eine erfolgreiche Führungskraft wird vielmehr ein Klima schaffen, in dem es möglich ist, neue Ideen umzusetzen. Fehler oder

Probleme sollen eine Herausforderung zur Verbesserung der Arbeitsqualität sein (Heim u. Chapman 1990). Führungskräfte und Mitarbeiter überlegen gemeinsam, wie man was künftig anders oder besser machen kann. Die Mitarbeiter sollen Probleme ansprechen und Unsicherheiten zugeben. Nur so können neue Handlungsweisen erlernt werden. Die Mitarbeiter denken mit und entwickeln neue Konzepte. Die Führungskraft hat dann verläßliche Partner, denen sie neue und kreative Aufgaben überlassen kann. Sie ist entlastet, weil sich in einer Vertrauenskultur jeder trauen kann, sich den Herausforderungen zu stellen.

Die Lösung dieser vielfältigen Aufgaben ist nur dann möglich, wenn ein gerechtes Entgeltsystem und eine neue Priorisierung von Aufgaben vorgenommen wird. Das Entgeltsystem sollte mit Qualitätskriterien und der Leistung der Mitarbeiter verknüpft werden, um so den Anreiz zu schaffen, sowohl die Pflegequalität als auch die Kostensituation günstig zu beeinflussen. Dies geht nur durch qualifizierte Entscheidungsdelegation im Rahmen eines Aufgabenfeldes. Die Arbeit in Projektgruppen und Qualitätszirkeln muß intensiviert werden, und auch hierfür muß Arbeitszeit und Geld zur Verfügung gestellt werden.

Übung „Budgetierung"

Im Krankenhaus „Marienheide" gibt es innerhalb der verschiedenen Abteilungen/Stationen immer wieder Schwierigkeiten. Die Mitarbeiter der Operationsabteilung beschweren sich bei den Mitarbeitern der Stationen, daß wieder einmal die Röntgenaufnahmen nicht in den OP gelangt sind, der Patient nicht rechtzeitig zum OP gebracht wurde oder die Unterlagen nicht vollständig ausgefüllt worden sind. Umgekehrt sind die Mitarbeiter der Station nicht gut auf das OP-Personal zu sprechen, weil die Pflegedokumentation nicht vollständig vorliegt, die Mitarbeiter immer in der Übergabezeit angerufen werden, um die Patienten aus dem Aufwachraum in die Station zu bringen. Jede Station schiebt Fehler auf die Mitarbeiter der jeweiligen anderen Abteilung.

Die IbF (Innerbetriebliche Fortbildungsabteilung) will nun die Problematik des Gegeneinanderarbeitens mit den Folgen für die Klinik thematisieren. Sie lädt daher Mitarbeiter aus den Bereichen Stationen, Verwaltung und OP zu einer Fortbildung ein. Folgendes Planspiel (Mann 1974, Herkner 1981, Comelli 1985, Nagel et al. 1996) wird nun mit den Mitarbeitern durchgeführt:

Kurzbeschreibung. Verschiedene Gruppen müssen über mehrere Spielrunden hinweg immer wieder eine Entscheidung zwischen den Farben Rot oder Grün treffen. Je nach Farbwahl aller Gruppen und der daraus abgeleiteten Farbkombination gibt es für die gewählte Farbe viele, wenig

Plus- oder sogar Minuspunkte. Die Höhe des Gewinns ist also nicht nur von der eigenen Entscheidung, sondern auch von der Farbwahl der anderen Gruppe(n) abhängig. Zielsetzung ist, im Spielverlauf die höchstmögliche Punktzahl zu erreichen. Damit eine gezielte Nachbearbeitung vorgenommen werden kann, sollte jeder Gruppe ein Beobachter zugeteilt werden, der den Verlauf der Sitzungen protokolliert.

Nutzen. Die wesentliche Zielsetzung dieser Übung ist es, deutlich zu machen, daß Kooperationen mit anderen Gruppen notwendig sind, um den Gesamterfolg zu optimieren. Gruppen- bzw. Abteilungsegoismen werden spielerisch erlebbar gemacht.

Durchführung. Nachdem sich die drei Gruppen auf unterschiedliche Räume verteilt haben, müssen die Gruppen ihre Strategie der Farbwahl diskutieren. Die Gruppenentscheidung wird dem Spielleiter durch Übergabe der entsprechenden Karte (Rot/Grün) geheim mitgeteilt. Wenn die Ergebnisse aller drei Gruppen vorliegen, wird die Punktzahl mit Hilfe folgender Tabelle (Flip-chart) ermittelt:

Vor Spielrunde 1 haben die Gruppen 5 Minuten Zeit, um sich auf eine Strategie zu verständigen. Danach haben die Gruppen in jeder Runde 3 Minuten Zeit, um ihre Entscheidung zu treffen.

In dem Spiel gibt es vor den Spielrunden 5, 8 und 10 Verhandlungen mit den anderen Gruppen. Diese Runden haben ein besonderes Gewicht, da das Ergebnis mit einem bestimmten Faktor multipliziert wird (s. „Protokollblatt", S. 94).

Vor jeder Verhandlungsrunde bestimmen die Gruppen einen anderen Verhandlungsführer, der die von der Gruppe beabsichtigte Strategie (Farbwahl) an die anderen Verhandlungspartner kommuniziert. Die Verhandlungen sollen nicht länger als 5 Minuten dauern. Die Verhandlungspartner können, aber müssen sich nicht auf eine Farbe einigen. Sie gehen nach der Verhandlung in ihre Gruppe zurück und berichten über das Ergebnis. Die Gruppen diskutieren nun das weitere Vorgehen, und durch Abgabe der entsprechenden Farbe teilen sie dem Spielleiter das Ergebnis ihrer Entscheidung mit. Er trägt die Punktzahl und den Spielstand in die Übersicht (Flip-chart) ein und informiert die Gruppen über das Ergebnis.

Nach Spielrunde 10 werden die Punkte der drei Gruppen addiert. Aus der Summe der Gruppenergebnisse und der Differenz zur höchstmöglichen Punktzahl von 138 läßt sich ablesen, ob die Gruppen das Spiel als Kooperations- oder mehr als Konkurrenz-Spiel gestaltet haben.

Nach der 10. Spielrunde treffen sich die Gruppen im Plenum. Aufgrund der Aufzeichnungen aus dem Flip-chart kann jetzt jeder Teilnehmer den Verlauf des Spiels nachvollziehen. In der Nachbesprechung wird jetzt die Verhaltensweise der Gruppen thematisiert.

Material:

- Flip-chart mit einer Entscheidungstabelle,
- Flip-chart mit Ergebnisprotokoll vorbereiten,
- Tabelle mit einem Ergebnisprotokoll für die drei Gruppen,
- Tabelle mit der Entscheidungsübersicht,
- 3 Karten, auf denen Rot/Grün eingetragen ist.

Entscheidungstabelle (Flip-chart)

	Station/Abteilung	Station/Abteilung	Station/Abteilung
Variante 1	Grün -2	Grün -2	Grün -2
Variante 2	Grün +2	Grün +2	Rot -4
Variante 3	Grün +4	Rot -2	Rot -2
Variante 4	Rot +2	Rot +2	Rot +2

Flip-chart mit Ergebnisprotokoll vorbereiten

Rd.	Station/Abt. 1			Station/Abt. 2			Station/Abt. 3		
	Farbe	Stand	Summe	Farbe	Stand	Summe	Farbe	Stand	Summe
1									
2									
3									
4									
Konferenz									
5 x 3 =									
6									
7									
Konferenz									
8 x 5 =									
9									
Konferenz									
10 x 8 =									

Teilnehmermaterial je Gruppe:
Sie sind drei Stationen/Abteilungen im Krankenhaus K. Jede Abteilung hat Entscheidungen zu treffen, und zwar, ob sie sich für „Grün“ oder „Rot“ entscheidet. Für jede Entscheidung gibt es Prämienpunkte. In der Übung sind für jede Abteilung gleichzeitig die Entscheidungen zu treffen, denn ihre Prämienpunkte sind abhängig von der Entscheidung der anderen Abteilungen.

Entscheidungsübersicht

	Station/Abteilung	Station/Abteilung	Station/Abteilung
Variante 1	Grün -2	Grün -2	Grün -2
Variante 2	Grün +2	Grün +2	Rot -4
Variante 3	Grün +4	Rot -2	Rot -2
Variante 4	Rot +2	Rot +2	Rot +2

Die Übung geht über 10 Runden.

Es besteht kein Kontakt zu den anderen Stationen/Abteilungen. Das Gruppenergebnis wird dem Spielleiter mitgeteilt. Danach erfolgt die Rückmeldung über die Prämienpunkte.

In der Übung gibt es zusätzlich Verhandlungen mit den anderen Stationen/Abteilungen. Vor der 5., 8. und 10. Runde setzen Sie sich mit einem Sprecher der anderen zusammen und verhandeln, nachdem Sie mit Ihrer Gruppe Ihre Strategie festgelegt haben. In jeder Verhandlungsrunde ist ein anderer Sprecher zu wählen.

Das sind die Regeln … alles klar??

Protokoll für jede Gruppe (Station/Abteilung)

Runde	Ihre Entscheidung (Grün/Rot)	Effekt für Ihre Abteilung	Spielstand für Ihre Abteilung
1.			
2.			
3.			
4.			
Konferenz, die Punktzahl mit 3 multiplizieren =			
5.			
6.			
7.			
Konferenz, die Punktzahl mit 5 multiplizieren =			
8.			
9.			
Konferenz, die Punktzahl mit 8 multiplizieren =			
10.			

Nachbesprechung

1. Was hat die einzelnen Teilnehmer in dem ersten Durchgang zu ihrer Entscheidung bewogen (Wettbewerb oder Kooperation)?
2. Wie verliefen die Gruppengespräche (informelle Führung) im zweiten Durchgang?
3. Ab welchem Zeitpunkt wurde der Zielkonflikt „Kooperation – Konkurrenz“ deutlich?
4. Welchen Einfluß hatten die Verhandlungsrunden (Zusammenhalt im Team) auf das Ergebnis?
5. Hielten sich die Gruppen an das Verhandlungsergebnis (Vertrauen oder Mißtrauen)?
6. Welche Schlüsse lassen sich für die Praxis ziehen?
7. Kennen Sie Beispiele aus Ihrer Praxis, in denen „Abteilungsegoismen“ die Zusammenarbeit erschweren?

Eine erfolgreiche Zusammenarbeit ist nur dann möglich, wenn die einzelnen Mitarbeiter der Abteilungen/Stationen *miteinander kooperieren.* Daher sollte der Trainer folgende Gegenüberstellung zur Vertiefung des Themas vornehmen:

Kooperation	Wettbewerb
Informationen werden offen ausgetauscht.	Informationen werden zurückgehalten.
Lösungen werden zweiseitig in Gesprächen mit der Gegenpartei gesucht.	Lösungen werden einseitig ohne die Gegenpartei angestrebt.
Die Probleme werden diskutiert.	Die Probleme werden nicht offen angesprochen oder gar nicht erkannt.
Die Einstellung ist vertrauensvoll auf die gemeinsame Lösung konzentriert – auch zum Nachteil nur einer Gruppe.	Man versucht eher zu drohen und zu bluffen und die andere Gruppe schlechter dastehen zu lassen.
Die gemeinsame Aufgabe im Vordergrund, z. B. den größten Nutzen für die Klinik zu haben.	Jeder sieht seine persönliche Aufgabe und verliert die Vor- und Nachteile für die ganze Organisation aus dem Auge.
Soziale oder kooperative Einstellung führt zur Lösung gemeinsamer Probleme, weil der Nutzen immer bezogen auf die ganze Organisation gesehen wird.	Wettbewerbs- oder kompetitive Einstellungen zwischen den Abteilungen/Stationen führt zu Konkurrenzdenken und damit zum Nachteil der Organisation.

Mitarbeiterteam

Führen durch Zielvereinbarung. Dieses bedingt, daß der Führungsstil mitarbeiterorientiert ist und eine Delegation von Aufgaben, Befugnissen und Verantwortung realisiert wird. Mit starren Entlohnungssystemen ist ein solcher Ansatz sicherlich nicht gut zu verwirklichen. Für die Zukunft braucht man daher Mitarbeiter, die sich als Mitunternehmer begreifen, Eigeninitiative haben und mehr agieren statt reagieren. Um diese Ziele zu erreichen, muß eine strategisch orientierte Weiterbildungspolitik betrieben werden, die eine hohe Selbst- und Fremdmotivation einschließt. Im Leitbild müsen hierzu klare Aussagen gemacht werden, da die Auswahl von Mitarbeitern sowie die Schulung und Weiterbildung der Mitarbeiter ein wesentlicher Erfolgsfaktor für die Zukunft der Unternehmen im Gesundheitswesen ist. Wir beobachten schon jetzt, daß der Wettbewerb zwischen den Institutionen härter geworden ist und damit ein erfolgreiches Personalmanagement auch über die Leistungsfähigkeit und die Dienstleistungsqualität in der Zukunft mitentscheidet.

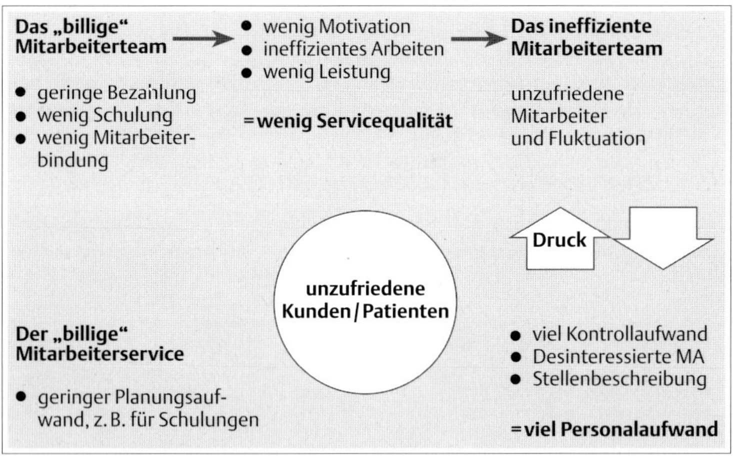

Ineffizient arbeitendes Team. Ein Mitarbeiterteam, das schlecht bezahlt wird und wenig Schulung erhält, kostet die Organisation zunächst einmal wenig, weil keine innerbetriebliche Fortbildung notwendig ist, kein Planungsaufwand für Schulungen anfällt und auf den ersten Blick die Personalkosten gering gehalten werden können. Schaut man sich jedoch die Arbeitsleistungen dieser Mitarbeiter an, so sind sie eher unzufrieden mit ihrer Tätigkeit, fühlen sich ausgenutzt und nicht ernst genommen.

Das, was die Mitarbeiter bedrückt, wird in vielen Gesprächen mit den Kunden reflektiert. Aussagen wie: „Hier hat man keine Ruhe, eine Arbeit vernünftig zu Ende zu führen!" oder „Wenn bei diesem Druck Fehler entstehen, sind die da ‚oben' selber schuld!" und anderes mehr sind an der Tagesordnung.

Die Verantwortlichkeit für das eigene Handeln wird nicht mehr mit der Tätigkeit in Verbindung gebracht. Die resignativen Erfahrungen, wie „... hier kann man ja doch nichts verändern" führen zu ineffizienten Arbeitsabläufen, geringer Motivation bei den Mitarbeitern vor Ort und damit zu einer schlechten Servicequalität insgesamt. Gleichzeitig steigt der Kontrollaufwand für die Führungskräfte und damit wird das vermeintlich „billige Mitarbeiterteam" insgesamt durch Desorganisation, schlechtes Marketing nach außen und geringe Mitarbeitermotivation sehr teuer.

Effizient arbeitendes Team. Das Mitarbeiterteam belastet zunächst den internen Etat der Organisation. Der Ertrag durch selbständiges Arbeiten, hohe Leistungen und effiziente Arbeitsabläufe gleicht diese Kosten jedoch schnell wieder aus. Die Identifikation der Mitarbeiter mit der Organisation führt zu einem positiven Marketing nach außen. Oft wird der „gute Ruf" der Klinik oder der Organisation durch die Mitarbeiter geprägt. Bei einem guten Betriebsklima ist es oft leicht, Mitarbeiter zu gewinnen und den Servicegrad gleichzeitig zu verbessern. In der folgenden Abbildung ist der Zusammenhang noch einmal verdeutlicht.

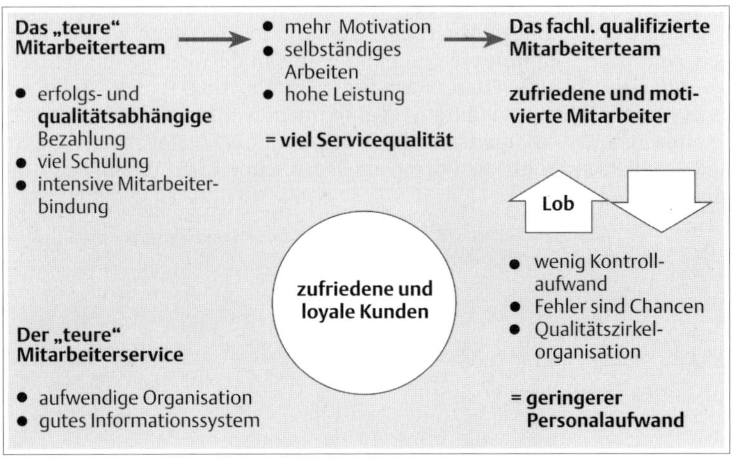

Damit die Mitarbeiter mit ihrem Können sinnvoll eingesetzt werden, muß die Führungskraft die Stärken und Schwächen ihrer Mitarbeiter kennen. Doch dies kann sie nur dann erfahren, wenn sie ihren Mitarbeitern Aufgaben überträgt, damit sie lernen können, mit den neuen Aufgaben zu wachsen und sich zu entwickeln.

Eine wesentliche Rolle hierbei spielt auch die Zusammensetzung von Teams. Befragt man Führungskräfte, wodurch sich erfolgreiche Teams (Francis & Young 1992, S. 6 ff) auszeichnen, bekommt man folgende Antworten:

- Erfolgreiche Teams erbringen auch unter schwierigen Bedingungen ausgezeichnete Leistungen.
- Die Teammitglieder fühlen sich für ihre Arbeit verantwortlich, d. h. sie reden über anstehende Probleme sehr offen miteinander.
- Sie sehen Fehler eher als Herausforderung und Chance zur Verbesserung an.
- Ein erfolgreiches Team spricht über Probleme, die im Miteinander entstehen und stempelt kein Mitglied des Teams zum Sündenbock (Francis u. Young 1992, S. 6).

Um ein erfolgreiches Team (Katzenbach et al. 1993, Katzenbach u. Smith 1993, Francis u. Young 1992) zu werden, muß man lernen, in einer Art und Weise miteinander zu sprechen, die den anderen nicht kränkt, sondern Hilfe und Verständnis für die Situation des anderen signalisiert. Wo Menschen arbeiten, werden Fehler gemacht, doch wer möchte schon gerne mit seinen eigenen Fehlern konfrontiert werden, wenn gleichzeitig vermittelt wird: „Wie konnte das nur passieren ...! Das ist wieder ganz typisch für Schwester Regina!" Mit anderen Worten: „Mir würde so etwas nie passieren."

Damit die Stärken der Mitarbeiter konstruktiv eingesetzt werden können, sollte die Zusammensetzung von Teams in der Gruppenpflege oder bei der Auswahl von Mitarbeitern für Qualitätszirkel, Projekt- oder Arbeitsgruppen sehr sorgfältig vorgenommen werden. Der Ansatz des Teamdesigns von Margerison und McCann (1994) bietet Ansatzpunkte und Möglichkeiten für die Praxis, ein Team schnell und effektiv zusammenzusetzen:

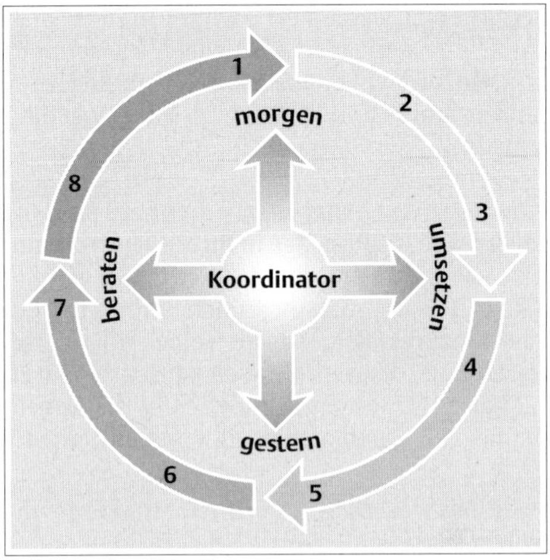

Typ	Rollen	Arbeitsfunktionen
1	Begeisterer	neue Ideen und Ansätze anstoßen
2	Entwickler	Anwendbarkeit prüfen
3	Organisierer	Theorie-Praxis-Transfer
4	Durchführer	Standards erarbeiten
5	Kontrolleur	auf Richtigkeit prüfen
6	Stabilisierer	Regeln einhalten
7	Berater	Informieren und Beraten
8	Entdecker	Experimentieren

Ein nach diesen Kriterien zusammengestelltes Team oder eine Projektgruppe wird effektiver miteinander arbeiten, weil die Mitarbeiter sich mit ihren Stärken gegenseitig ergänzen. Dies ist ein wesentlicher Faktor für die Arbeitszufriedenheit, für die Weiterentwicklung der Persönlichkeit des Mitarbeiters und damit auch für die Qualität der Betreuung pflegebedürftiger Menschen.

Zusammensetzung von Teams. Die Teamzusammensetzung ist eine wichtige Führungsaufgabe, die auch nicht delegierbar ist. Hier fehlen den Führungskräften von heute jedoch noch Methoden und Techniken, die es durchaus schon gibt und die in Profitorganisation zur Selbstverständlichkeit geworden sind. Die Führungskräfte von morgen müssen lernen, sich dieser Instrumentarien zu bedienen. Darüber hinaus sollte im Personalentwicklungskonzept festgelegt sein, wie die Mitarbeiter durch Fort- und Weiterbildungsmaßnahmen – basale Stimulation, Lagerung, Supervision, Teamgespräche, Beratungs- und Fördergespräche, Coaching – kontinuierlich geschult werden.

Definition. „Teamarbeit ist ein Arbeitsstil, mit dem Sie den Schatz an kollektiven Fähigkeiten und Kräften, der in Ihrer Gruppe schlummert, heben können", schreiben Francis und Young (1992, S. 6). Viele Führungskräfte benutzten den Begriff Team, meinen jedoch damit eher eine Gruppe von Mitarbeitern, die das tun sollen, was sie selber für richtig halten. Wenn dieses „Mitarbeiterteam" dann erfolgreich ist, schreiben sie es sich ihrem Führungsstil zu, hat es Mißerfolg, so liegt es in der Regel an den Mitarbeitern, weil sie das von ihnen als richtig Erachtete nicht korrekt umgesetzt haben.

Wenn in diesem Buch der Begriff Team verwendet wird, ist damit auch immer die Delegation von Verantwortung gemeint. Mitarbeiter eines Teams müssen sich für ihr Tun verantwortlich fühlen, damit sie über alle auftretenden Probleme offen sprechen können. Probleme sollten für ein Mitarbeiterteam eine Herausforderung sein, sie zu lösen. Diese Vorstellung bedeutet, daß Mitarbeiter als Subunternehmer agieren müssen, und dies ist nur in einer sehr flachen Hierarchie möglich. Solange die Ergebnisverantwortung nicht beim Mitarbeiterteam und dem direkten Vorgesetzten liegt, ist die Verantwortung für ein schlechtes wirtschaftliches Ergebnis immer in einer anderen Ebene zu suchen. Entweder haben die da „oben" nicht die richtigen Strategien zur Sanierung ergriffen und das Mitarbeiterteam hat ja nur ausgeführt oder umgekehrt: „Die Mitarbeiter geben sich überhaupt keine Mühe, wenn es darum geht, effizienter zu arbeiten oder neue Kunden zu gewinnen! Jetzt geben wir schon alles vor ... und nichts tut sich!" Häufig wird dann eine neue Führungskraft ausgewählt, mit dem Ziel, die eigenen Lösungsstrategien besser umzusetzen.

Mitarbeiter eines Teams sollten sich auf gemeinsame Ziele verpflichten und im Team Wege suchen, diese Ziele zu erreichen. Ein solches Ziel könnte z. B. sein: „Die Sozialstation X hat das Ziel, im nächsten Jahr eine Kostendeckung zu erreichen. Damit soziale Aufgaben im Rahmen einer Trägerschaft erfüllt werden können, müssen X% der Patienten aus einer bestimmten sozialen Gruppe betreut werden. Dafür ist ein Zuschuß in Höhe von X DM an die Sozialstation zu leisten." Die Mitarbeiter sind dann Subunternehmer und können mit Unterstützung des Mutterunternehmens alle Ressourcen zur Werbung nutzen, eigenes Kostenmanagement betreiben oder Schwerpunkte ihrer Arbeit selber bestimmen.

Ein Mitarbeiterteam sollte eine gemeinsame Zielsetzung haben und sie mit allen ihr zur Verfügung stehenden Mitteln verfolgen. Damit ist ein Team nicht zu verwechseln mit einer Gruppe von Mitarbeitern, die zufällig in der gleichen Organisation, mit gleicher Qualifikation in der gleichen Abteilung/Station arbeiten. Fehlt eine Identifikation der Mitarbeiter mit den Zielen der Organisation, ist eine Verantwortung für die Erreichung der Ziele schlichtweg nicht möglich.

Für viele Organisationen stellt sich daher die Frage, welche Formen der Teamorganisation es gibt und wie Mitarbeiter besser in die Verantwortung einbezogen werden können, damit sie sich mit den Zielen der Organisation identifizieren. Eine Möglichkeit, diesen Prozeß zu initiieren, ist der Aufbau von Qualitätszirkelarbeit, in der die Mitarbeiter die Gelegenheit haben, die Verantwortung zu übernehmen, um bestimmte Problemstellungen selbständig zu lösen. Dies setzt jedoch Führungskräfte voraus, die den Mitarbeitern Fehler zugestehen können und nicht jede Entscheidung für eine Problemlösung letztendlich selber in die Hand nehmen. Ein Vorschlag zur Problemlösung aus Mitarbeitersicht, der nur 80 %igen Erfolg hat, von den Mitarbeitern aber engagiert umgesetzt wird, ist erfolgreicher als eine 100 %ige Problemlösung, die von den Führungskräften kommt und von den Mitarbeitern halbherzig mitgetragen und vielleicht umgesetzt wird.

Bessere Mitarbeiterbeteiligung. In jeder Organisation gibt es Arbeitsabläufe, die nicht effizient sind und verbessert werden können. Als Instrument zur Beteiligung der Mitarbeiter an geeigneten Lösungen hat sich die Qualitätszirkelarbeit als außerordentlich erfolgreich erwiesen (Mühlbauer u. Strack 1997, S. 103–109, Paschen et al. 1996, Pfützner 1989, Bd. 5). Bei der Bestimmung des Begriffes Qualität muß man von den Wünschen des Kunden ausgehen. Schließlich sind Produkte und Dienstleistungen dann qualitativ hochstehend, wenn die Kundenanforderungen hiermit am besten abgedeckt werden.

Aufbau einer Qualitätszirkelorganisation

Was Qualität ist, bestimmt im allgemeinen der Kunde, wobei als Kunde nicht nur der Patient, Bewohner oder Hilfsbedürftige angesehen wird, sondern auch jeder Mitarbeiter, jedes Team, jede Abteilung und jeder Funktionsbereich, der Dienstleistungen von anderen Mitarbeitern intern erhält. Mit Hilfe der Qualitätszirkelarbeit können die verschiedenen Anforderungen der Kundengruppen mit den Mitarbeitern reflektiert werden. Zielsetzung von Qualitätszirkelarbeit (Eversheim 1997) ist, z. B. die Kundenorientierung innerhalb und außerhalb der Organisation zu realisieren sowie die internen Arbeitsabläufe (Görres 1994) effizient und wirtschaftlich zu gestalten.

Was sind Qualitätszirkel? Ein Qualitätszirkel besteht aus ca. 5–6 Mitarbeitern eines Arbeitsbereiches. Er hat zum Ziel, Probleme, die die Mitarbeiter bei ihrer täglichen Arbeit behindern, aufzugreifen, zu analysieren und zu lösen.

Aufgaben von Qualitätszirkeln

- Eine bessere Kundenorientierung durch verbesserte Arbeitsabläufe zu erreichen,
- Probleme im eigenen Arbeitsbereich selbständig zu bearbeiten,
- Problemursachen durch geeignete Instrumente (z. B. Datenanalyse) erheben,
- Problemlösungen zur eigenen Sache zu machen,
- Ergebnisse in größeren Foren zu präsentieren (Ideenaustausch, Transfer),
- wenn möglich, Einführung der Lösungen und ihre Erfolgsüberwachung selbständig vorzunehmen.

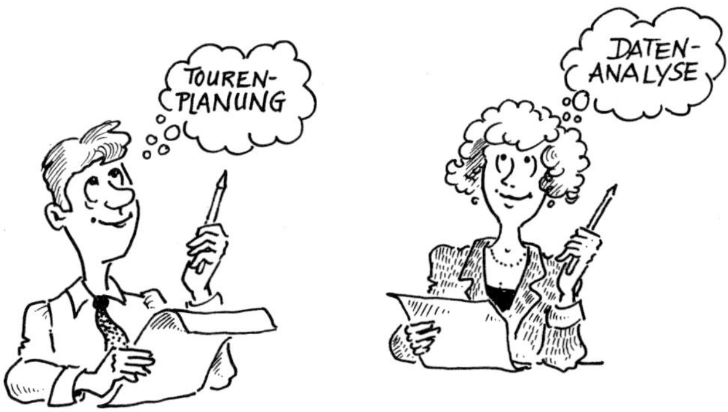

Insbesondere bei der Umsetzung von Problemlösungen muß *vorher* geklärt sein, welche Leitungsebene die Kompetenz besitzt, diese Lösung als Pilotversuch in einem Arbeitsbereich zu testen. Viele gute Ergebnisse von Arbeitsgruppen sind vor der Umsetzung gescheitert, weil gerade die Verbindlichkeit für die Realisierung der Problemlösung vorher nicht geregelt worden ist. Diese Vorgehensweise demotiviert die Mitarbeiter und führt dazu, daß in Zukunft Arbeit nach Vorschrift gemacht wird, da man ja eh nichts ändern kann. Ein Beispiel hierfür ist die Erarbeitung von Pflegestandards, die als sog. Schrankware in wunderschönen Ordnern dokumentiert wird, dann aber von den Mitarbeitern doch nicht umgesetzt wird, weil hier vorher keine verbindliche Regelung getroffen worden ist, wie denn die Ergebnisse im Pflegealltag realisiert werden sollen.

Zum Aufbau einer Qualitätszirkelorganisation hat sich folgendes Schema bewährt:

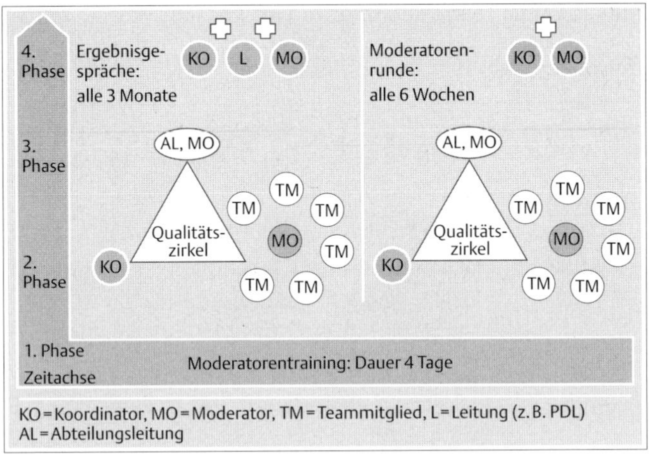

Für die Arbeit in der Qualitätszirkelgruppe müssen Moderatoren ausgebildet werden. Die Moderatoren unterstützen die Mitarbeiter bei der Verbesserung organisatorischer Probleme durch methodisches Wissen bei der Analyse der vorliegenden Probleme und sind für den *Prozeß* der Qualitätszirkelarbeit verantwortlich. Je besser dieser Prozeß abläuft, desto bessere Ergebnisse sind erreichbar.

Die *Teamfähigkeit* der Mitarbeiter einer Organisation ist wichtig, damit die verschiedenen Probleme im eigenen Arbeitsbereich besprochen und bearbeitet werden können. Ist diese Teamfähigkeit nicht gegeben, so kommt es immer wieder zu Konfliktsituationen, die im folgenden Puzzle wiedergegeben werden können:

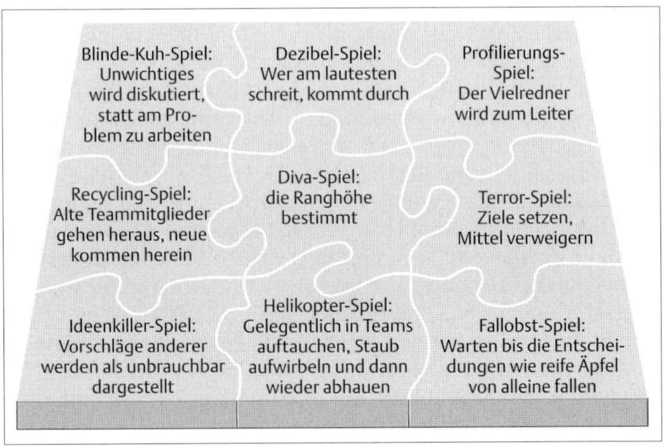
Blinde-Kuh-Spiel: Unwichtiges wird diskutiert, statt am Problem zu arbeiten
Dezibel-Spiel: Wer am lautesten schreit, kommt durch
Profilierungs-Spiel: Der Vielredner wird zum Leiter
Recycling-Spiel: Alte Teammitglieder gehen heraus, neue kommen herein
Diva-Spiel: die Ranghöhe bestimmt
Terror-Spiel: Ziele setzen, Mittel verweigern
Ideenkiller-Spiel: Vorschläge anderer werden als unbrauchbar dargestellt
Helikopter-Spiel: Gelegentlich in Teams auftauchen, Staub aufwirbeln und dann wieder abhauen
Fallobst-Spiel: Warten bis die Entscheidungen wie reife Äpfel von alleine fallen

Erfolgreiche Qualitätszirkelarbeit in vier Phasen. Sie sind durch Kennenlernen, Kompetenzklärung, Konsensuswillen und Kooperation gekennzeichnet (Nagel 1992, 1. u. 2. Teil):

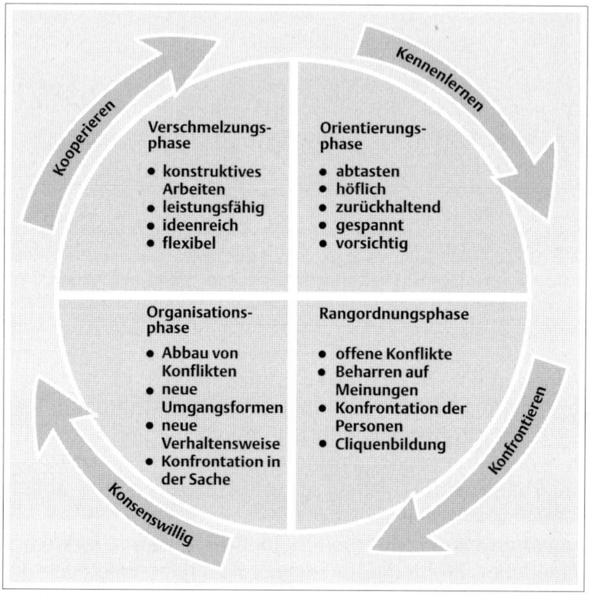

In der *Orientierungsphase* (Katzenbach u. Smith 1993) ist eine höfliche Gespanntheit der Teilnehmer zu beobachten, ein Abtasten der Meinungen und vorsichtiges Miteinanderumgehen die Regel. In der *Rangordnungsphase* treten häufig Spannungen und Konflikte auf, die den Prozeß der Problemlösung beeinträchtigen können. In dieser Phase muß der Moderator sehr intensiv aufpassen, daß die vorhandenen Konflikte angesprochen und ausgeräumt werden, da sonst keine adäquate Problemlösung angestrebt wird, sondern die Vorherrschaft einzelner Personen oder Führungscliquen über die Bearbeitung der Probleme entscheidet. In der *Organisationsphase* kann dann endlich die Aufgabe und damit die Problembearbeitung vorgenommen werden. Die Konfrontation in der Gruppe geschieht vorwiegend sachorientiert. In der *Verschmelzungsphase* ist die Team-Entwicklung dann abgeschlossen. Die Mitarbeiter werden nun leistungsfähig, ideenreich und flexibel. Das Wir-Gefühl steigt und damit auch die Identifikation mit den erarbeiteten Lösungsvorschlägen.

Die Mitglieder eines Qualitätszirkels sollten jedoch auch Durchhaltewillen haben und ihre Problemlösung permanent mit anderen diskutieren, d. h., nicht sofort beim ersten Widerspruch alles zu verwerfen oder neu zu erstellen, sondern zunächst einmal testen, ob die vorgeschlagene Lösung praktikabel ist. Danach sollten Vorschläge zur Verbesserung aufgegriffen werden. Wenn Arbeitsergebnisse permanent von den eigenen Mitgliedern des Qualitätszirkels in Frage gestellt werden oder von Nichtbeteiligten kritisiert werden, wird der Veränderungsprozeß unnötig in die Länge gezogen. Besser ist es, wenn der Moderator zusammen mit einem Koordinator die Aufgabe übernimmt, eine nicht perfekte Lösung umzusetzen und auf Praktikabilität zu prüfen als ständig auf Veränderungswünsche zu reagieren und damit das Umsetzen der Lösung zu gefährden.

Ein nicht umgesetzter Vorschlag aus der Arbeit eines Qualitätszirkels kann dann teuer zu stehen kommen. Zum einen haben die Mitarbeiter viele Stunden darauf verwandt, sich eine mögliche neue Arbeitsform, einen veränderten Arbeitsablauf oder ein neues Marketingkonzept zu überlegen, zum anderen sinkt die Motivation, sich in einem neuen Qualitätszirkel zu engagieren, weil die Lösungsvorschläge des alten Qualitätszirkels nicht realisiert worden sind.

Aufgaben eines Koordinators

Koordinationsstelle. Für größere Organisationen benötigt man eine Koordinationsstelle (Koordinator), in der die verschiedenen Problembereiche, die von den Mitarbeitern behandelt werden, systematisch erfaßt werden. Der Koordinator stimmt in regelmäßigen Abständen die Themen mit den Moderatoren der Qualitätszirkel ab, koordiniert die Ergebnispräsentation in einer größeren Gruppe und lädt hierzu verschiedene Leitungskräfte, Mitarbeiter oder den Betriebsrat ein.

Ansprechpartner. Für die Moderatoren ist der Koordinator Ansprechpartner bei auftretenden Problemen in der Moderation. Damit die Moderatoren hier eine Betreuung haben, ist es sinnvoll, in regelmäßigen Abständen einen Erfahrungsaustausch zwischen den Moderatoren zu ermöglichen. Hier sollten Probleme, aber auch der Einsatz bestimmter Instrumente besprochen und diese in ihrer Handhabung geübt werden.

Qualitätszirkelmanagement. Der Koordinator ist für das eigentliche Qualitätszirkelmanagement zuständig. Er sorgt für einen reibungslosen Programmablauf und ist für die fachliche und organisatorische Betreuung der einzelnen Qualitätszirkel verantwortlich. Darüber hinaus stellt er die Dokumentation des Gesamtprogramms sicher und übernimmt unter Umständen auch die Ausbildung der Moderatoren.

Der Koordinator hat hierbei die Aufgabe, zwischen den Arbeitsgruppen zu vermitteln und darauf zu achten, daß nicht die gleichen Themen in zwei Qualitätszirkeln bearbeitet werden. So könnte beispielsweise ein bestimmter Standard, wie Dekubitusprophylaxe in der Gruppe 1 und in einer Gruppe 2, zum Thema gemacht werden, ohne daß beide Gruppen voneinander wissen, daß sie das gleiche bearbeiten. Der Koordinator hat auch die Aufgabe, die Qualitätszirkel durch Mitarbeiter so zu besetzen, daß fachliche, organisatorische und menschliche Probleme zwischen den Mitarbeitern gelöst werden können. Besonders heikel sind Probleme einzelner Stationen, die andere vergleichbare Stationen nicht haben. Hier ist bei der Zusammensetzung der Gruppe darauf zu achten, daß sie arbeitsfähig ist und Detailinformationen nicht unerwünschterweise an andere weitergegeben werden.

Der Koordinator soll aufgrund seiner Rolle zwischen den Gruppen und dem Management (Vorgesetzte, Steuerungsgruppe oder Fachbereiche) vermitteln. Diese Aufgabe erfordert eine Person, die auf den verschiedenen Unternehmensebenen akzeptiert wird und sich vor allen Beteiligten auch Gehör verschaffen kann. Weitere Anforderungen sind Organisationstalent, Dynamik sowie Einfühlungs- und Durchsetzungsvermögen.

Die Vermittlung von spezifischem Wissen, Techniken oder Methoden für die Moderation kann vertieft behandelt werden, was eine effektivere Gestaltung der Arbeit im Qualitätszirkel bewirkt. Ist beispielsweise eine Beschreibung von Kernprozessen notwendig, um die Arbeitsabläufe in einem Bereich zu optimieren, kann in dieser Runde ein Organisator eingeladen werden, der die Moderatoren über den Einsatz verschiedener Instrumente zur Arbeitsablaufdokumentation informiert. Die Aufgabe der Moderatoren ist es jedoch nicht den Mitarbeitern die *Dokumentation von Arbeitsabläufen* zu erklären, sondern vielmehr die Mitarbeiter zu motivieren, sich mit diesen Instrumenten zu befassen und sie gezielt einzusetzen. Ohne die Kenntnisse solcher Methoden und Verfahren ist eine Moderation nicht effektiv durchzuführen.

Hierfür müssen Rahmenbedingungen geschaffen werden, damit die Arbeit in einem Qualitätszirkel nicht zur Kaffeerunde wird und als nachrangige Aufgabe angesehen wird. Für die Organisation bedeutet das, daß die Mitarbeiter über ein bestimmtes Zeitbudget *innerhalb der Arbeitszeit* verfügen, in dem die verschiedenen Aufgaben zur Lösung anstehender Probleme bearbeitet werden können. Die auf diese Weise erarbeiteten Lösungsvorschläge werden dem nächsten Vorgesetzten und anschließend einer größeren Gruppe (Mitarbeiter der Stationen) vorgestellt.

Mitarbeiter, die in einem Qualitätszirkel konkrete Probleme bearbeiten, sollten nicht länger als sechs Monate miteinander arbeiten und in dieser Zeit zum Abschluß kommen. Danach kann in neuer Zusammensetzung ein nächstes Thema gewählt werden.

Aufgaben eines Moderators

Die Leitung des Qualitätszirkels übernimmt in der Regel ein ausgebildeter Moderator (Mandel 1987, Klebert et al. 1979) aus dem *mittleren Management*. In Dienstleistungsunternehmen, z. B. im klinischen Bereich oder in Sozialstationen, sollte diese Funktion von einer Leitungskraft übernommen werden. Es ist auch denkbar, daß der Moderator aus dem Kreis der Mitarbeiter gewählt wird. Zum Aufgabenbereich eines Moderators gehören:

- die Mitarbeiter über die Grundsätze der Qualitätszirkelarbeit zu informieren, die Gruppensitzungen zielgerichtet zu leiten, die ständige Information und Rückmeldung an die Gruppenmitglieder über die Arbeit anderer Gruppen vorzunehmen,
- konzeptionelle Veränderungen in der Zielsetzung dem Koordinator und damit den direkten Vorgesetzten zu übermitteln,
- über den Stand der eigenen Arbeit in festgelegten Phasen zu unterrichten,
- regelmäßig an Treffen zum Erfahrungsaustausch auf der Ebene der Moderatoren teilzunehmen,
- darüber hinaus wird die Bereitschaft zum permanenten Lernen vorausgesetzt, damit Erfahrungen weitergegeben werden können.

Freiwilliges Mitarbeiten. Übernimmt ein Moderator aus einer Station/Abteilung die Moderation, darf allerdings nicht der Eindruck entstehen, der Qualitätszirkel suche vorrangig nach Schwachstellen im Verantwortungsbereich des direkten Vorgesetzten. Moderatoren sollten freiwillig mitarbeiten. Nur dann kann eine volle Identifikation mit der Gruppenarbeit sowie ein delegationsfreudiges und kooperatives Führungsverhalten erwartet werden.

Wichtige Voraussetzungen für eine erfolgreiche Qualitätszirkelarbeit sind dabei vor allem eine freiwillige Teilnahme der Mitarbeiter und Moderatoren, wobei der Einsatz geeigneter Problembearbeitungstechniken (z. B. Kreativitätstechniken, Datenermittlung mit Hilfe von Check- und Strichlisten, Datenanalyse mit Hilfe der Pareto- und Ursache-Wirkungs-Diagramme sowie das Aufbereiten der Daten mittels Grafik und Diagramme vorher geübt werden sollte. Die Ergebnisdarstellung ist für die Umsetzung sehr wichtig. Die Präsentation vor den zuständigen Vorgesetzten sollte mit Medien erfolgen, deren Einsatz ebenfalls vorher erprobt werden muß.

Pareto-Analyse. Da die Pareto-Analyse (Probst 1992, S. 272 ff) eine wichtige Methode zur Problemerkennung ist, sollte der Moderator sie kennen und mit den Mitarbeitern im Qualitätszirkel einsetzen. An dieser Stelle soll diese Methode exemplarisch vorgestellt werden. Eine Kernaussage nach Pareto ist:

Beschäftigen Sie sich mit den 20 % der Probleme, die Ihnen 80 % aller Schwierigkeiten machen.

Damit man die wichtigsten Fehlerquellen beseitigen kann, muß zunächst untersucht werden, welche Fehler am häufigsten auftreten. Das folgende fiktive Beispiel aus einem Altenheim soll den Zusammenhang verdeutlichen.

In einem Altenheim werden von den Mitarbeitern folgende Fehler genannt, die häufig auftreten und viel Ärger verursachen:

- Pflegematerialien werden bei der Grundpflege vergessen,
- Wäsche wird verkehrt einsortiert,
- Pflegedokumentation ist fehlerhaft.

In einer Ist-Analyse wird nun untersucht, ob diese genannten Fehler auch tatsächlich häufig auftretende Probleme darstellen. Die Daten können mit Hilfe einer Strichliste gesammelt werden.

Beispiel: Checkliste zur Sammlung von Daten

Fehler bei der Betreuung der Bewohner in der Gruppe X (Etage 1)
Zeitraum der Beobachtung: 1. bis 26. Juni 1998

Fehler	Frühdienst	Mittagsdienst	Nachtdienst	Summe
Wäsche verkehrt sortiert/verwechselt				
Pflegematerialien vergessen				
Pflegedokumentation falsch				
....				
Summe				

Die Fehlerhäufigkeit wird anschließend gezählt und in einem Diagramm dargestellt. Der häufigste Fehler wird zuerst eingetragen, dann die zweit- und dritthäufigsten Fehler.

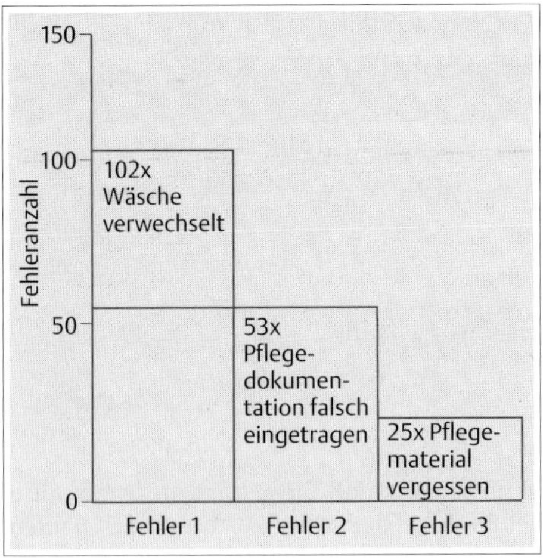

Der häufigste Fehler muß jedoch nicht der wichtigste Fehler sein. Daher muß man im Anschluß hieran die Kosten für jeden Fehler ermitteln:

Berechnungsbeispiel

Fehler	Kosten je Fehler	x Anzahl	DM im Monat
1. Wäsche verwechselt	0,75 DM	x 102	76,50 DM
2, Pflegedokumentation verkehrt	6,50 DM	x 53	344,50 DM
3. Pflegematerial vergessen	3,75 DM	x 25	93,75 DM
		Summe	**514,75 DM**

Die verkehrt ausgeführte Pflegedokumentation ist der teuerste Fehler, den in diesem Falle die Pflegekräfte machen können. Die Beseitigung aller Fehlerquellen würde zu einer monatlichen Einsparung von 514,75 DM führen. Beseitigt man vorrangig den Fehler Pflegedokumentation hat man 67 % der Fehlerkosten beseitigt.

Beispiel: Zuordnung der Kosten zu den einzelnen Fehlerarten

Rangfolge der bedeutendsten Fehler (Kosten)	Kosten pro Fehler	Fehlerbeseitigung in %
1. Pflegedokumentation verkehrt	344,50 DM	67 %
2. Pflegematerial vergessen	93,75 DM	18 %
Zwischensumme	**438,25 DM**	**85 %**
3. Wäsche verwechselt Dieser Fehler kann unter Kostengesichtspunkten zunächst vernachlässigt werden	76,50 DM	15 %
Gesamtsumme	**514,75 DM**	**100 %**

Das Beispiel zeigt deutlich, daß die Mitarbeiter sich mit einem untergeordneten Problem beschäftigt hätten, wenn sie den häufigsten Fehler beseitigen würden. Dieser Fehler macht in dem beschriebenen Beispiel nur 18 % der Kosten aus, während der Fehler Pflegedokumentation mit 344,50 DM oder 67 %igen Anteil an den Kosten mit Sicherheit der gewichtigere Fehler ist und daher vorrangig behoben werden sollte. Die Pareto-Analyse hilft also bei vielschichtigen Problemen, die Hauptursache von Schwierigkeiten zu erkennen. Erst danach sollte man sich im Qualitätszirkel mit möglichen Problemlösungen befassen.

Ablauf: Die einzelnen Ablaufschritte für die Qualitätszirkelarbeit (Pfützner 1989, Bd. 6) sind wie folgt zu durchlaufen:

Schritt 1	**Themensammlung**
Schritt 2	**Problemauswahl**
Schritt 3	**Zielsetzung**
Schritt 4	**Ursachenermittlung und -bewertung**
Schritt 5	**Datensammlung und -analyse**
Schritt 6	**Erarbeiten von Lösungsalternativen**
Schritt 7	**Lösungsauswahl**
Schritt 8	**Lösungspräsentation/Ergebnisgespräch**
Schritt 9	**Lösungseinführung und Erfolgsüberwachung**

In Schritt 5 ist eine Ist-Analyse in Form von Datensammlung und -analyse vorzunehmen, mit der anhand der ersten Daten Lösungsalternativen entwickelt werden. Die so gewonnenen Daten können ausgewertet werden und Hinweise für die Veränderung von Arbeitsabläufen oder Schwerpunkttätigkeiten von Mitarbeitern in bestimmten Funktionen geben. Die Tourenplanung für die Mitarbeiter in einer Sozialstation ist z. B. ein wichtiger Kernprozeß, der über die Effizienz und damit über die entstehenden Kosten wichtige Hinweise geben kann. Touren, die in der Abfolge nicht ökonomisch geplant werden, können das Betriebsergebnis der Station in hohem Maße negativ beeinflussen.

Die Aufbereitung der ermittelten Daten erfordert ein Gefühl für Zahlen und Statistiken. Der Moderator sollte hier helfen, die Ergebnisdokumentation anschaulich zu erstellen. Die Präsentation der Ergebnisse vor einer Mitarbeitergruppe und den zuständigen Vorgesetzten erfordert von den Mitgliedern der Arbeitsgruppe und dem Moderator einige verbale Fähigkeiten. Schließlich sollen die Ergebnisse anschaulich und verständlich vorgetragen werden, damit die betroffenen Mitarbeiter und Vorgesetzten auch motiviert werden, der Problemlösung zuzustimmen und sie in letzter Konsequenz auch umzusetzen.

In Schritt 7 kann dann überlegt werden, welche Kriterien für eine effiziente Tourenplanung bedacht werden müssen. Die zeitliche Abfolge und die auszuführenden Tätigkeiten beim Patienten sind für die Planung wichtige zu berücksichtigende Kriterien.

Der Moderator muß ein gutes Methodenwissen haben und in der Steuerung von Arbeitsgruppen erfahren sein. Eine *inhaltliche Distanz* ist wichtig, weil sich ein Moderator nicht so schnell zu einer inhaltlichen Diskussion verleiten lassen soll. Seine Aufgabe ist es, den *Prozeß* zu moderieren und dafür zu sorgen, daß jeder Beteiligte seine Ideen äußern und einbringen kann.

Praxisbeispiel „Qualitätszirkelarbeit"

Rahmenbedingungen. Besonders in der Aufbauphase von Qualitätszirkelarbeit müssen bestimmte Rahmenbedingungen vor der Initiierung abgeklärt werden. So sollten bei der Einführung die Leitziele der Organisation geklärt sein. Im Führungskonzept muß eine klare Aussage dazu gemacht werden, wie an welcher Stelle die Ergebnisverantwortung angesiedelt ist und wie man mit einer Beteiligung der Mitarbeiter an Veränderungs- oder Entwicklungsprozessen umgehen möchte. Ist dies vorher nicht abgesprochen, kommt es immer wieder zu unliebsamen Überraschungen in der Einführungsphase eines solchen Qualitätskonzeptes.

In dem folgenden Projekt wird ein typisches *Einführungsproblem* geschildert, das sehr schnell dazu führen kann, daß die Qualitätszirkelorganisation als Instrument unbrauchbar wird, wenn die Rahmenbedingungen vor der Einführung nicht klar benannt werden.

In einem Projekt zum Aufbau einer Qualitätszirkelorganisation sind die Mitarbeiter von verschiedenen Sozialstationen gefragt worden, ob sie sich als Moderatoren für eine Qualitätszirkelarbeit ausbilden lassen wollen. Da nicht genügend Mitarbeiter ihre freiwillige Bereitschaft zur Teilnahme an der Ausbildung angemeldet haben, sind einige Mitarbeiter zu dieser *Fortbildung* geschickt worden.

Nachdem in einer ersten Sitzung die Qualitätszirkelorganisation und damit auch die Aufgabe der Moderatoren besprochen worden ist, wurde deutlich, daß nicht alle Anwesenden eine solche Aufgabe übernehmen wollten.

Da die Freiwilligkeit jedoch ein Grundprinzip sein sollte, wurde in der Gruppe überlegt, wie und in welcher Zusammensetzung man weiterarbeiten könne und welche Rahmenbedingungen für die Einführung einer Qualitätszirkelorganisation vorher mit der Betriebsleitung geklärt werden müssen.

Zunächst ist die Frage formuliert worden, in der die Bereitschaft der Mitarbeiter für die weitere Zusammenarbeit überprüft wird:

In welcher Form soll die weitere Zusammenarbeit in dieser Gruppe in der Zukunft stattfinden?

Hierzu sind insgesamt vier mögliche Formen der Zusammenarbeit genannt worden:

- in dieser Gruppe weiterarbeiten und Qualitätszirkel aufbauen;
- in einer Station exemplarisch einen Qualitätszirkel betreuen;
- erst im Leitungskreis die Rahmenbedingungen abklären;
- andere Themen, die von Bedeutung sind, besprechen.

Damit die Vor- und Nachteile der einzelnen möglichen Arbeitsfelder besser reflektiert werden konnten, sind aus diesen Antworten Fragen formuliert worden. Die Teilnehmer wurden dann aufgefordert, die Chancen und Risiken für die weitere Zusammenarbeit einzuschätzen. Mit Hilfe von Metaplantafeln haben die Mitarbeiter folgende Karten zu den einzelnen Themenkomplexen geschrieben:

1. Welche Chancen und Risiken sind mit dem Aufbau einer Qualitätszirkelorganisation verbunden?

Risiko	Chancen
• falsche Manpower vorhanden • sehr kostenintensiv • kurzfristiger Aufwand, langfristiger Nutzen • Haltung der obersten Heeresleitung ist unklar • Überforderung • zu teuer • Grundvoraussetzungen, klare Strukturen müssen stimmen • überfordert, viel Disziplin erforderlich • alle Mitarbeiter können einbezogen sein • Moderator muß finanziert werden • zeitintensiv • es ist etwas vorgegeben – langer steiniger Weg	• höchster Nutzen • effektives Arbeiten • teamorientiert • Ansprechpartner von außen • bietet Chancen • Ansprechpartner sind da • kurzfristiger Aufwand, langfristiger Nutzen • eigenes Selbstbewußtsein • bei guten Voraussetzungen gezieltes, effizientes Arbeiten • Neutralität, verbindlich, effektiv • effektives Arbeiten durch wenig Teilnehmer • klare Strategien und Rahmenbedingungen • aktuelles Wissen • problembezogene Themen bearbeiten • Qualitätssicherung • gemeinsames Profil entwickeln • praxisnah

2. Welche Chancen und Risiken sehen Sie, wenn in einer Station exemplarisch die Qualitätszirkelarbeit eingeführt und getestet wird?

Risiko	Chancen
• zu hohe Kosten • erfordert viel Zeit • kostenintensiv • Problembeschränkung der Basis • zu teuer • Dauer • Blockade im Team • viel Initiative des einzelnen • Mitarbeiter fühlen sich gezwungen • Kosten • langwieriger Prozeß • wenn nur eine Station beteiligt ist, fallen die anderen aus der Maßnahme heraus • wir wollen ja, aber „die da oben" • keine Entwicklung von Strategien möglich • nur Feuerwehr spielen • enge Begrenzung	• trifft den Kern • effizientes, qualifiziertes Arbeiten, gleicher Wissensaustausch • Motivation im Team • größte Verbindlichkeit • Basis ist einbezogen • alle sind einbezogen • Vorteil durch den Gruppenprozeß • große Effizienz • praxisnah • große Praxisnähe • das ganze Team ist einbezogen • die Mitarbeiter sind beteiligt • praxisnah • Gruppendynamik • Entwicklung

3. Welche Fragen sollten vorher im Leitungskreis geklärt werden?

Risiko	Chancen
• effektiv • Bedenken bei der Ergebnisvermittlung • man ist unvollständig am Prozeß beteiligt • Basis nicht einbezogen • Gruppenauflösung • Frust • Hilflosigkeit für einige • kaum Nutzen für die Basis • Mitarbeiter fühlen sich übergangen • Mitarbeiter nicht einbezogen	• qualitatives und effizientes Arbeiten • Kompetenzklärung • effizient • Verbindlichkeit • klare Fakten • Klimaverbesserung der Leitung • effektives Arbeiten im kleinen Kreis • Klärung der Kompetenzen • Strukturen und Ziele können festgelegt werden • klare und gemeinsame Ziele • gemeinsame Strategie entwickeln, die in der Station umgesetzt werden kann • Verbindlichkeit • durch eigene Klarheit bessere Umsetzung für den Mitarbeiter • Grundsatzarbeit • kleine Gruppen • effektives Arbeiten • verbindliche Kompetenzen

4. Welche Themen sollten vertieft werden, wenn in dieser Zusammensetzung eine Weiterarbeit gewünscht wird, ohne vorher die Rahmenbedingungen zu klären?

Risiko	Chancen
• zu teuer • Geldverschwendung • keine Verbindlichkeit • keine Zielsetzung • nur angerissen • uneffektiv • zu hohe Kosten • positive Auswirkungen für die Zukunft sehr fraglich • keine Verbindlichkeit • Prozeßbeteiligung nur 1–3 Mitarbeiter • ohne Rahmen • ungenügende Ausbildung erfolgt • sehr teuer • praxisfern • sehr personalintensiv • persönlicher Nutzen für den einzelnen • unwirtschaftlich • ohne Ziel • ohne Konsequenzen	• Vertiefung der angesprochenen Methoden • einmal nicht in der Pflege sein, alle Stationen in allen Ebenen sind vertreten • angstfrei Themen bearbeiten zu können • persönlicher Nutzen für den „einzelnen“ • unverbindlich • Festigung von Handwerkszeug

Prioritäten. Nachdem die Teilnehmer die Vor- und Nachteile der vier Möglichkeiten intensiv erörtert haben, konnte jeder Teilnehmer seine Entscheidung durch einen Punkt kennzeichnen. Die Abstimmung hat folgendes Ergebnis erbracht:

Bitte entscheiden Sie sich für eine Lösung

Thema	Punkte	Priorität
Im Leitungskreis weiterarbeiten und die Rahmenbedingungen klären	●●●●●●●	1.
Aufbau von Qualitätszirkeln	●●●●	2.
Im Team bzw. in einer Sozialstation weiterarbeiten	●	3.
Themengebunden in dieser Gruppe weiterarbeiten		4.

Insgesamt waren 12 Teilnehmer abstimmungsberechtigt. Damit wurde deutlich, daß die *1. Priorität* bei der Klärung von Kompetenzen für die Mitarbeiter, die an einer solchen Qualitätszirkelarbeit teilnehmen, besprochen werden sollte. Die Teilnehmer in dieser Zusammensetzung wünschten sich, daß im Leitungskreis die Rahmenbedingungen für die Arbeit in Qualitätszirkeln abgesteckt werden. Darüber hinaus sollte die Aufbauorganisation und die hiermit verbundenen Kompetenzen für diese Arbeit von den nächsten Vorgesetzten der Organisation besprochen und als Aufgabe an die Leitungskräfte formuliert werden.

Die *2. Priorität* hatte hier der Aufbau von Qualitätszirkeln mit vier Punkten. Die Teilnehmer in dieser Runde haben sich gewünscht, daß zunächst die Organisation als Modell entwickelt wird in Form eines kleinen Arbeitskreises durch die Leitungskräfte und das Modell dann der Basis vorgestellt wird. Im Anschluß daran sollten Moderatoren ausgebildet werden, die sich für diese Aufgabe speziell interessieren, aber auch die notwendige Qualifikation zum Aufbau und zur Umsetzung von Qualitätszirkelarbeit mitbringen.

Die *3. Priorität* bei der Entscheidung durch die Mitarbeiter in dieser Veranstaltung liegt in der Weiterarbeit bei einer ausgewählten Sozialstation. Diese Station hätte dann Pilotcharakter für die anderen Stationen. In ihr könnte dann eine Stärken-Schwäche-Analyse erfolgen, und unter Anleitung könnte so der erste Schritt hin zu einer Qualitätszirkelorganisation erfolgen.

In dieser Zusammensetzung themenbezogen weiterzuarbeiten (*4. Priorität*), ohne daß daraus Handlungskonsequenzen erfolgen, wurde von den Teilnehmern nicht gewünscht. Aus der Perspektive der Teilnehmer sind folgende Fragen zunächst im Leitungskreis abzuklären:

1. Wie sollte die Zusammensetzung der Gruppe aussehen, die beispielsweise eine Qualitätszirkelarbeit initiiert?

- Es sollte immer ein Vorgespräch zur Abklärung der Rahmenbedingungen stattfinden. Die Einführung von Qualitätszirkelarbeit geht nicht ohne die Unterstützung der Top-down-Ebene.
- Wie sollte die Zusammensetzung der Arbeitsgruppen aussehen? Leitungen der Sozialstationen oder gemischte Arbeitsgruppen zu bestimmten Fragen.

2. In welchem Zeitraum sollte ein Ergebnis vorliegen und eine Umsetzung auf den Stationen erfolgen?

Hier wäre zu klären, in welchem Zeitraum (drei Monate oder zwei Jahre) eine Qualitätszirkelorganisation aufgebaut werden kann. Bei den Prioritäten müßte geklärt werden, in welcher Form – auch hinterher – die Ergebnisse verbindlich in den Sozialstationen umgesetzt, kontrolliert und gegebenenfalls revidiert werden sollen.

3. Welche Zielsetzung und welche Strategien sollen entwickelt werden, bezogen auf

- die Kunden,
- die Produkte und Dienstleistungen,
- den organisatorischen Aufbau, wie beispielsweise des Pflegeteams, aber auch
- welche Marketingstrategien dürfen denn in einer solchen Arbeitsgruppe erarbeitet werden und
- wann und wo muß die Geschäftsleitung diesen Vorschlägen zustimmen oder sie unterstützen?

Welche Zielsetzung bezogen auf Kunden, Dienstleistungen und Produkte, Methoden, Techniken, Verfahren und Marketing sollen verfolgt werden? Beispielsweise soll eine Erweiterung des Kundenstammes erfolgen. Bis wann, in welcher Form? Welche Kunden sollen angesprochen werden? Inwieweit können Unterlagen über regionale Besonderheiten erstellt werden, die die Marketingaktivitäten erleichtern?

Wie sollen in Zukunft die Produkte und Dienstleistungen gestaltet werden? Beispielsweise soll ein Einkaufsring gebildet werden, der besondere Serviceleistungen beim Einkaufen zusichert (z. B. Einkauf bei Aldi einmal in der Woche oder Hilfen bei kleineren Reparaturen im Haushalt durch ehrenamtliche Mitarbeiter des Kirchenkreises etc.).

Wie sollen die zusätzlichen Serviceleistungen bezahlt werden? Von wem und in welcher Organisationsform soll dies angeboten werden? Welche Möglichkeiten bieten sich unter dem Aspekt des Marketings, diese Dinge auch auf dem Markt zu plazieren? In Form von einzelnen Aktionen durch die Mitarbeiter, durch Öffentlichkeitsarbeit, durch Produktbroschüren, die über den Service informieren, möglich.

Welche betriebswirtschaftlichen Instrumente bekommen die Sozialstationen an die Hand, um Defizite bei ihren Kosten zu entdecken und diese in den Griff zu bekommen? Welche Unterstützung kann durch den Gemeindedienst in Richtung auf *Ausweitung* des Kundenpotentials, *Halten* des Kundenpotentials oder *Verringern* des Kundenpotentials angestrebt werden?

4. Wie soll die Qualitätszirkelorganisation aussehen?

- Welche Struktur ist vorgesehen?
- Soll ein interner Prozeßbegleiter für diese Aufgaben zur Verfügung stehen?
- Wer kann als Koordinator benannt werden?
- Welches Zeitbudget für die Lösung von zu erledigenden Aufgaben steht den Mitarbeitern der Qualitätszirkel zur Verfügung?

Hier wären folgende Fragen zu klären:

Ist eine solche Organisation erwünscht? Was für ein Organisationsmodell soll zugrunde gelegt werden? Mit welchen Kompetenzen sollen die Ergebnisse aus der Qualitätszirkelarbeit umgesetzt werden? Welchen verbindlichen Charakter haben diese Ergebnisse? In welchen Zeiträumen und mit welchem Budget soll dies vorgenommen werden? In welcher Form ist eine Begleitung geplant? Inwieweit kann eine Pilotphase in einer Sozialstation unter Einbindung und Befürwortung der Geschäftsleitung erfolgen?

5. Welche Struktur und welche Kompetenzen soll ein Pflegeteam haben, was dann beim Kunden vor Ort auch bestimmte Dinge selbständig und kompetent regeln kann?

Zum Aufbau des Pflegeteams und der Struktur sind folgende Fragen bedeutsam: Welche Zusammenstellung für ein Pflegeteam ist gewünscht bzw. erforderlich? Hier sind Fragen des Personalmix zu klären:

Wer erstellt den Einsatzplan? Soll dies zentral geschehen, oder gehört das in den Kompetenzbereich des Pflegeteams? Wer erstellt den Dienstplan? Wer gestaltet die Dienstbesprechungen in der großen Gruppe oder im Pflegeteam? Wie soll das Team informiert und fortgebildet werden? Sollen sich die einzelnen Teams spezialisieren (z. B. auf Intensivpflege, Kinderpflege, gerontopsychiatrische Pflege)?

6. Welches Budget und welche Kompetenzen sind hieran geknüpft?

In diesem Fall müßte ein Modell erarbeitet werden, in dem die Budgetierung auch der Verantwortungsbereich sowie die hieraus resultierenden Konsequenzen festgelegt werden.

Darüber hinaus sollte die Erarbeitung einer Organisationsform vorgenommen werden. Darin sollten Strukturen, Kompetenzen, Aufgabenbereiche und Betriebsdaten erfaßt werden, weil sie eine Voraussetzung für eine Kostenverantwortung der Leitungen der Stationen sind.

7. Welche Steuerungsmechanismen, z. B. durch zentrales oder dezentrales Controlling, kann den Sozialstationen an die Hand gegeben werden?

Zum Bereich Controlling sollte klargestellt werden, ob es zentral oder auch dezentral erfolgen soll:

Welche Daten werden von Leitungskräften der Sozialstationen benötigt, um kostendeckend zu arbeiten? Wie teuer ist beispielsweise ein bestimmtes Produkt, das sie anbieten? Wie hoch ist der Deckungsbeitrag für den einzelnen Mitarbeiter? Lohnt es sich, für dieses Produkt oder diese Dienstleistung Marketingaktivitäten zu entfalten, oder nimmt man das Produkt oder die Dienstleistung besser aus dem Katalog heraus? Diese oder einige andere Fragen wären zum Komplex zentrales/dezentrales Controlling abzuklären.

8. Leitung und Aufbau einer Leitungsstruktur.

Folgende Fragen sind von Bedeutung: Welche Stellenbeschreibungen sind für Leitungskräfte/Stellvertretungen zu erstellen? Gibt es beispielsweise eine Kompetenzmatrix, in der die Entscheidungskompetenz geregelt ist? Welche Aufgaben- und Tätigkeitskataloge sollen/dürfen erstellt werden?

Welche Aufgaben sollen an andere Berufsgruppen abgegeben werden – u. a. anders qualifizierte Mitarbeiter im Pflegeteam, Hauswirtschaftshilfen, Zivildienstleistende, Sekretärin? Welche Form von Zeitmanagement kann für die Sozialstationen angewendet werden, z. B. Zeitfresser, Störfaktorenanalyse? Wie kann die telefonische Erreichbarkeit sichergestellt werden, ohne daß die Leitungskräfte 50- bis 60mal hintereinander ans Telefon gehen?

Dies sind einzelne Problembereiche, die im Vorfeld mit der Geschäftsleitung oder dem Vorstand – also dem Topmanagement besprochen werden müssen. Ohne Leitziele der Organisation und ohne vorher eine klare Führungskonzeption zu verabschieden, werden Mitarbeiter, die sich in einem Qualitätszirkel engagieren, immer wieder in die Entscheidungsfalle laufen und damit die zu lösenden drängenden Probleme nicht durch Maßnahmen umsetzen können. Dieser zuvor beschriebene Fragenkatalog soll Ihnen helfen, vor der Initiierung von Qualitätszirkeln die Rahmenbedingungen für die Umsetzung der Mitarbeitervorschläge zu klären.

Übung „Talentbilanz"

Aufgabe. Die folgende Übung ist von Francis und Young (1992, S. 187) als Übung für Gruppen zur Teamentwicklung konzipiert worden. Damit ein Management-by-Konzept wie beispielsweise „Management by Objectives" überhaupt realisiert werden kann, müssen die Mitarbeiter soziale und fachliche Fertigkeiten entwickeln. Hierzu gehört auch, daß die eigenen Fähigkeiten realistisch eingeschätzt werden. Diese Übung dauert ungefähr zwei Stunden. Folgende Materialien sind hierfür notwendig:

Materialien:
- Checklisten: Talentbilanzen Teil 1 und 2
- Bleistift für jeden Teilnehmer,
- Flip-chart, Filzschreiber und Klebeband bzw. eine Tafel und Kreide,
- Moderatorenausrüstung.

Ablauf:
1. In dieser Übung können einige Themen zur Sprache kommen, auf die manche Mitarbeiter oder die gesamte Gruppe empfindlich reagieren. Deshalb muß vor Beginn der Aktivität die Zustimmung der Gruppe vorliegen.
2. Der Moderator gibt jedem Mitarbeiter Teil 1 der Talentbilanz und einen Bleistift.
3. Der Moderator bittet die Mitglieder, die Instruktion durchzulesen und das Blatt auszufüllen. Während die Mitarbeiter arbeiten, schreibt der Moderator die Talentbilanz Teil 1 und Teil 2 auf das Packpapier einer Pinnwand.
4. Der Moderator registriert im Teil 1 des Plakates die Punktzahlen, mit denen die Mitglieder jede Fähigkeit bewertet haben. Die daraus resultierende Summe trägt er in die Spalte „Bewertung: Individuell" ein.
5. Die Mitarbeiter versuchen gemeinsam, die Fähigkeiten in eine Rangreihe zu bringen, indem sie die Unterschiede, die sich zwischen den individuellen Bewertungen der Mitglieder ergeben haben, besprechen. Wenn die Mitarbeiter sich auf eine gemeinsame Folge geeinigt haben, wird sie in der Spalte „Bewertung: Gruppe" eingetragen.
6. Nachdem die Mitarbeiter ihre Rangreihe gesehen haben, teilt der Moderator Teil 2 der Talentbilanz aus und bittet die Mitarbeiter, die Instruktion zu lesen und den Bogen auszufüllen.
7. Der ganze Vorgang wird wiederholt, und der Moderator vermerkt die Gesamtpunktzahl der individuellen Bewertungen in der entsprechenden Spalte.
8. Die Gruppe diskutiert die persönlichen Bewertungen der Mitarbeiter, um dann zu einer gemeinsamen Beurteilung zu gelangen. Diese Beurteilung wird vom Moderator auf der Pinnwand festgehalten.

9. Wenn die Mitarbeiter ihr Urteil gefällt haben, suchen sie die ersten fünf Fähigkeiten, die mit zwei oder drei Punkten zu Buche schlagen, heraus. Diese Fähigkeiten sind es, die sich die Mitarbeiter speziell vornehmen und möglicherweise mit Hilfe eines Team-Trainings verbessern wollen.

Talentbilanz Teil 1
Bewerten Sie die Wichtigkeit der folgenden Fähigkeiten für ihre Abteilung/Station/Gruppe, und versehen Sie jede der aufgeführten Fähigkeiten mit einem Punktwert. Legen Sie den untenstehenden Schlüssel zugrunde. Schreiben Sie weitere Fähigkeiten dazu, die Ihnen wichtig erscheinen, aber auf der Liste fehlen, und tragen Sie die Punktwerte in die Spalte „Bewertung: Individuell" ein.

Bewertungsskala
3 = entscheidend für den Erfolg unserer Abteilung/Station/Gruppe
2 = wichtig für den Erfolg unserer Abteilung/Station/Gruppe
1 = nützlich für den Erfolg unserer Abteilung/Station/Gruppe
0 = unbedeutend für den Erfolg unserer Abteilung/Station/Gruppe

Lfd. Nr.	Fähigkeiten	Bewertung	
		Individuell	Gruppe
1.	geschickter und konstruktiver Führungsstil		
2.	klare Definition der Ziele		
3.	Kreativität und innovative Ideen		
4.	realistische Planung		
5.	Fähigkeit, konsequent auf ein Ziel hin zu arbeiten		
6.	gute begriffliche und theoretische Fähigkeiten		
7.	erfolgreiches Krisenmanagement		
8.	überzeugender Kommunikationsstil		
9.	phantasievolle Verfahrensmuster		
10.	gutes methodisches und technisches Wissen		
11.	betriebswirtschaftliche Kenntnisse		
12.	gutes Pflegefachwissen		
13.	konzeptionelles Wissen über Führung und Team		
14.	Marketingkenntnisse		
15.	...		
16.	...		

Talentbilanz Teil 2

Übertragen Sie die vereinbarte Reihenfolge der Fähigkeiten aus Teil 1 in die folgende Tabelle. Beurteilen Sie anhand der angegebenen Bewertungsskala jede Fähigkeit für Ihre Abteilung/Station/Gruppe. Tragen Sie die Punktzahlen in die Spalte „Bewertung: Individuell“ ein.

Bewertungsskala

1 = die Abteilung/Station/Gruppe besitzt die Fähigkeiten auf diesem Gebiet
2 = wir müssen unsere Fähigkeiten auf diesem Gebiet ausbauen
3 = wir haben überhaupt keine Fähigkeiten auf diesem Gebiet und müssen sie uns aneignen

Lfd. Nr.	Fähigkeiten	Bewertung	
		Individuell	Gruppe
1.			
2.			
3.			
4.			
5.			
6.			
7.			
8.			
9.			
10.			
11.			
12.			
13.			
14.			
15.			
16.			

Zielvereinbarungsgespräch

Aufbau eines Zielvereinbarungsgespräches

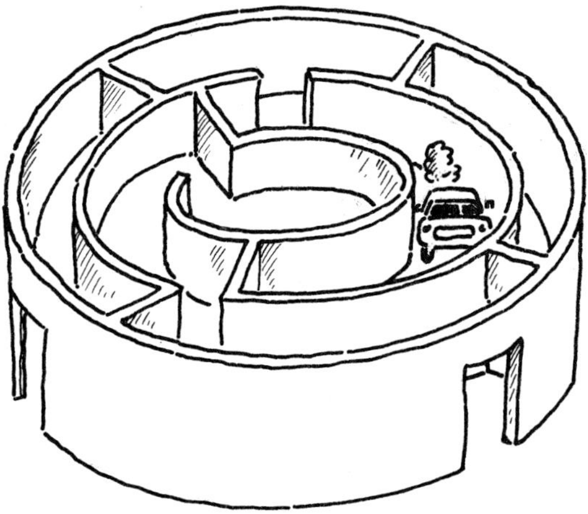

Ziele. Ohne Ziele drehen wir uns im Kreis. Schließlich braucht jeder Mensch Ziele, mit denen er sich identifizieren kann. *Ziele führen zum Agieren* anstelle des Reagierens und sind daher notwendig, um eine ständige Anspannung des eigenen Handelns mit den Zielen der Organisation, den Zielen der Führungskräfte oder den gesellschaftlich erwünschten Zielen vornehmen zu können.

Führen durch Zielvereinbarung (Management by objectivs, Schubert 1978) *setzt voraus,* daß die Mitarbeiter und die Führungskräfte eine gemeinsame Zielsetzung erarbeiten und die hieraus resultierenden Aufgaben jedes einzelnen und seine Verantwortung nach dem von ihm erwarteten Arbeitseinsatz festlegen. Das bedeutet, daß alle Beteiligten eine klare Vorstellung über das haben, was auf der Station oder in der Klinik/im Altenheim gemacht werden soll. Darüber hinaus muß deutlich werden, wenn ein bestimmtes Ziel erreicht worden ist. Der Erfolg oder der Mißerfolg muß meßbar sein, da man sonst keine Rückmeldungen (Beurteilung oder Leistung) an die Mitarbeiter geben kann.

Probleme. Eine ganze Reihe von *Problemen* entstehen einfach dadurch, daß die Mitarbeiter weder das *Leitbild der Klinik* noch die *Pflegekonzeption* auf den Stationen kennen. Die hieraus entstehenden Konflikte werden dann auf der Station ausgetragen, wobei viel Zeit darauf verwendet wird, dem anderen verständlich zu machen, daß sein Konzept das richtige ist. So geht beispielsweise die eine Mitarbeiterin von einer optimalen Pflege aus, während die Kollegin eher eine bedarfsgerechte Pflege als Leitbild im Kopf hat. Kommen dann noch individuelle Schwierigkeiten hinzu, diese Unterschiede durch ein Harmoniebedürfnis nicht zu thematisieren, so entstehen unterschwellig Konflikte, die das Klima belasten.

Viele Mitarbeiter fühlen sich unverstanden, sind jedoch nicht in der Lage zu sagen: Wir sollten uns über die Pflegekonzeption Gedanken machen. Hinzu kommt, daß die Führungskräfte dann noch voraussetzen, daß die Arbeitsziele doch ganz klar sind und daß man diese nicht noch explizit erklären muß.

Gründe. Insbesondere neue Mitarbeiter müssen daher mit den *Zielen der Klinik, der Station* oder *Gruppe* vertraut gemacht werden. So gehört es zu den Aufgaben beispielsweise einer Universitätsklinik, junge Mediziner auszubilden und durch Lehre und Forschung auf dem aktuellen Wissensstand zu halten. Aus dieser Zielsetzung heraus ist es selbstverständlich, daß die Menschen, denen in einem regionalen Krankenhaus nicht geholfen werden kann, in eine Universitätsklinik verlegt werden, mit dem Ziel, dort eine möglichst genaue Diagnose stellen zu können. Für die Pflegenden ergeben sich hieraus ganz bestimmte Arbeitsbedingungen, die mit der Struktur der Klinik zusammenhängen. So ist die Verweildauer bestimmter Patienten besonders kurz, weil sie nach einem Eingriff wieder in ihr regionales Krankenhaus verlegt werden.

Bei Neueinstellungen müssen diese Arbeitsabläufe und die hiermit verbundenen Ziele im Hinblick auf die pflegerische Tätigkeit angesprochen werden. Dann können die noch jungen und neuen Mitarbeiter sich auf solche veränderten Rahmenbedingungen einstellen bzw. prüfen, ob das überhaupt ihrer Vorstellung von Pflege entspricht.

Der Arbeitseinsatz auf der Station kann auch nur dann reibungslos ablaufen, wenn die Mitarbeiter wissen, welche Anforderungen an sie gestellt werden. Diese Anforderungen müssen als Arbeitsziele konkretisiert werden, damit die Mitarbeiter sich auch daran halten können. So können beispielsweise durch Zielvorgaben die einzelnen Stationen aufgefordert werden, eine Budgetierung vorzunehmen, in denen Kostensenkungsmaßnahmen durch *Eigenverantwortlichkeit* zielorientiert vorgenommen werden können. So können z. B. Weiterbildungsziele definiert werden, wie „EDV-Kenntnisse zur Dienstplangestaltung erwerben", mit denen dann Kostensenkungsmaßnahmen auf der Station einhergehen. Ein weiteres Ziel könnte sein, die Teamkooperation zu fördern. Auf Stationen, die mit besonderen Belastungssituationen (Onkologie) fertig werden müssen, könnte ein Ziel beispielsweise sein, durch Supervisionen Streß abzubauen. Ein Ausbrennen der Mitarbeiter und die häufig hiermit einhergehende Fluktuation wäre somit eher in Griff zu bekommen.

Ein systematisches Arbeiten ist ohne genaue Kenntnis der verschiedenen Zielsetzungen schlichtweg nicht möglich. Vielmehr kommt es dann auch durch Unkenntnis zu einem intensiven Arbeitseinsatz, der aber unter Umständen unterschiedliche Ziele verfolgt und daher unproduktiv ist. Das passiert immer dann, wenn Schwester X die Befriedigung ihrer Tätigkeit darin sieht, möglichst viele unterstützende Gespräche mit den Patienten zu führen, Schwester Y dagegen die fachliche Seite überbetont und damit auf die Lagerung der Patienten besonders viel Zeit verwendet, Gespräche aber nicht für so wichtig hält.

Zielvereinbarungen sind Sollvorstellungen, die kommuniziert werden müssen. Zur Zielorientierung gehört eine laufende Überprüfung, inwieweit man dem Ziel nähergekommen ist. Daher ist ein Soll-Ist-Vergleich als ständiger Prozeß notwendig, denn

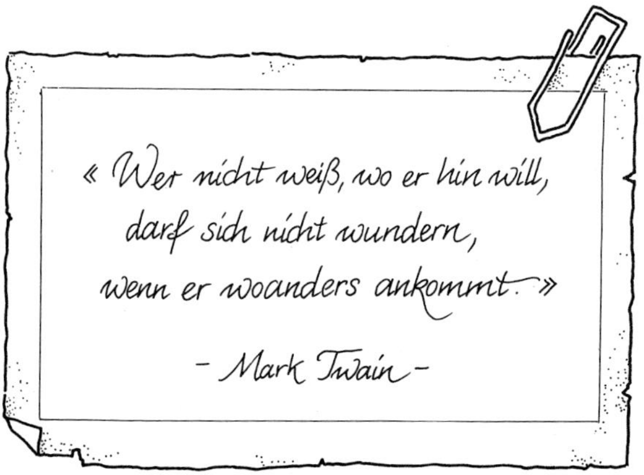

Prioritäten. Oft geht man einfach davon aus, daß *alle Mitarbeiter auf der Station schon wissen, was zu tun ist.* Sind jedoch mehrere Ziele zu erreichen, mehrere Aufgaben zu erledigen, dann sind Prioritäten zu setzen. Das zur Zeit wichtigste erhält dann die höchste Priorität. Diese Prioritäten können bei den Mitarbeitern auf der Station jedoch sehr unterschiedlich aussehen. Daher muß für Zielvereinbarungen eine kurze Situationsanalyse gemacht werden, in der die Mitarbeiter dann die Prioritäten setzen können, die zum einen individuell sein können, zum anderen aber mit dem Team abgestimmt sein sollten. Ohne gegenseitiges Offenlegen von Zielen und Prioritäten entstehen ständige Konfliktsituationen, die dazu führen, daß sich einzelne Mitglieder des Teams unverstanden oder mißverstanden fühlen und dann ihr Engagement auf andere Tätigkeitsbereiche (z. B. Freizeit) verlagern.

Eine weitere Schwierigkeit ist, daß viele Menschen gar nicht bereit sind, *Verantwortung zu übernehmen*. Wie aus dem Wort schon ersichtlich, heißt *Verantwortung* Antworten auf unklare oder schwierige Probleme finden. Manche Menschen legen aber den klaren Schwerpunkt ihrer Lebensgestaltung auf den häuslichen oder den sonstigen Freizeitbereich, aus Gründen die sehr unterschiedlich gelagert sind. Sie wollen deshalb nicht mit betrieblichen Veränderungen, Aufstieg oder Problemen weiter konfrontiert werden. Sie vermeiden Anstrengungen, die mit einer betrieblichen Weiterentwicklung verbunden sind. Das bedeutet, daß immer einige Mitarbeiter sich intensiver auch an der Zielfestlegung beteiligen, andere eher mitlaufen.

Im folgenden Fallbeispiel soll die Problemantik thematisiert werden, welche Fehlentscheidungen entstehen können, wenn die Leitziele der Klinik oder des Altenheims nicht mit dem Vorstand und den leitenden Mitarbeitern abgesprochen worden sind oder der einstellenden Pflegekraft nicht bewußt sind.

Fallstudie 1: Die neue Mitarbeiterin

Schwester Bettina hat in einem kleinen Krankenhaus am Rande einer Großstadt ihre Ausbildung gemacht. Sie hat alle Stationen des Krankenhauses durchlaufen, kennt die Chefärzte, die Oberärzte und Stationsärzte alle persönlich. Auch die Kollegen auf den anderen Stationen hat sie gut kennenlernen können.

Sie arbeitet nun auf der inneren Station der Klinik und kommt mit den Kollegen gut zurecht. Die Dienstübergabebesprechungen dienen dazu, den Fortschritt, den die einzelnen Patienten auf der Station machen, zu besprechen und zu überlegen, wie man besonders mit den älteren Patienten umgeht. Da das Durchschnittsalter der Patienten auf dieser Station 78 Jahre ist, hat sich die innere Station dieses Krankenhauses fast zu einer Geriatrie entwickelt.

Die Patienten liegen längere Zeit dort. Einige haben wenig Angehörige, die sich um sie kümmern, daher fühlen sie sich sehr einsam. Das Pflegeteam hat sich aus diesem Grunde vor einiger Zeit entschieden, Gruppenpflege einzuführen, damit die Patienten auch eine Beziehung zu den Pflegenden bekommen. Besonders die älteren Patienten sollen motiviert und aktiviert werden, den Genesungsprozeß durch Eigeninitiative zu unterstützen. Bei einem Patienten wird beispielsweise nun ein Eßtraining durchgeführt, womit er gleichzeitig angeleitet wird, wieder selbständig für sich bestimmte Tätigkeiten zu verrichten.

Für die Schwestern und Pfleger bedeutet dies eine zusätzliche Belastung. Die Hilfe zur Selbsthilfe ist am Beginn eines solchen Prozesses zeitaufwendiger. Langfristig wird der Patient dann wieder in die Obhut von Altenpflegern oder Angehörigen entlassen, ohne daß man genau weiß, wie erfolgreich diese unterstützenden Maßnahmen gewesen sind.

Schwester Bettina macht die Arbeit mit den Patienten auf dieser Station sehr viel Freude, auch die Besprechung der Problemfälle gehört zu ihrem Alltag. Aus privaten Gründen muß sie sich nun anders orientieren, da sie mit ihrem zukünftigen Ehemann in eine Großstadt zieht und dort nun eine neue Stelle antreten möchte, die nicht so weit von ihrer Wohnung entfernt ist. Ganz in der Nähe ist die Universitätsklinik, bei der sie sich um eine Stelle bewirbt. Sie wird dort auch wieder auf der Inneren eingesetzt und freut sich auf die Arbeit mit den Patienten.

An ihrem ersten Arbeitstag wird sie kurz dem Team vorgestellt, dann jedoch beginnt der Tag, und es wird insgesamt sehr hektisch. Niemand hat so richtig Zeit, sich um Schwester Bettina zu kümmern. Sie muß überwiegend Patienten zu verschiedenen Untersuchungen begleiten, wobei sie sich jedesmal den Weg erklären lassen muß. Die Dienstübergabebesprechung findet dann endlich statt, und sie hofft, mehr über die Patienten auf der Station zu erfahren. Jedoch nach fünf Minuten ist alles abgehandelt über einzelne Patienten wird überhaupt nicht gesprochen. Sie geht enttäuscht nach Hause. Sie hatte sich sehr viel von der Arbeit mit den Patienten in einer Uniklinik versprochen. Aber so wie ihr erster Eindruck war, werden die Patienten aus den umliegenden Krankenhäusern eingeliefert, und es werden sehr viele Spezialuntersuchungen vorgenommen, die nur in der Uniklinik möglich sind. Nach abgeschlossener Diagnose oder ersten Behandlungserfolgen gehen die Patienten zur Pflege wieder in ihr Heimatkrankenhaus zurück. Gruppenpflege, so wie sie sie in ihrem Hause kennengelernt hatte, wird auf dieser Station nicht durchgeführt. Die kurze Verweildauer der Patienten läßt auch gar keine tiefere Beziehung zu, weil die eigentliche Pflege und der Genesungsprozeß im Heimatkrankenhaus stattfindet.

Schwester Bettina fühlt sich wie eine Fließbandarbeiterin. Die verschiedenen Tätigkeiten, die sie ausführen muß, sind sehr funktional. Immer wenn sie ein Gespräch mit einem Patienten beginnt, wird sie von den Kollegen etwas ungeduldig angesehen, so nach dem Motto: Hast du denn nichts Wichtigeres zu tun?

Bei der Stationsleitung entsteht der Eindruck, daß Schwester Bettina ja menschlich ganz in Ordung ist, aber fachlich muß sie sich noch stark weiterentwickeln. Sie vertrödelt nur zu gerne ihre Zeit mit Gesprächen beim Patienten oder aktiviert und motiviert die Patienten, wo doch eigentlich gerade andere Dinge Vorrang hätten. Anscheinend organisiert sie ihre Arbeit nicht so, wie man das auf dieser Station erwartet.

Da weder die Stationsleitung noch die Kollegen Schwester Bettina gegenüber etwas sagen, spürt Schweser Bettina, daß irgend etwas nicht in Ordnung ist, sie weiß aber nicht genau, was es ist. Sie verdoppelt ihre Anstrengungen indem sie intensiver auf die Patienten eingeht. Zaghaft macht sie den Vorschlag: Könnten wir nicht einmal im Team darüber reden, wie Patienten mit bestimmten Erkrankungen gelagert werden? Oder wie könnte man sie nach einem schweren Eingriff psychisch ein wenig stützen? Die Kollegen im Team werfen sich vielsagende Blicke zu, und die Stationsleitung sagt ein wenig mitleidig: „Wissen Sie, eine patientenorientierte Pflege ist bei der kurzen Verweildauer unserer Patienten und der Apparatemedizin gar nicht möglich.“ Sie geht dann zur Tagesordnung über.

Fragen zur Fallstudie 1

1. Welche unterschiedlichen Ziele verfolgen die beschriebenen Krankenhäuser?
   - Universitätskliniken
   - kleineres Krankenhaus auf dem Lande
2. Was hätte die Pflegedienstleitung bei der Einstellung bedenken oder sagen müssen?
3. Welche Fehler hat die Stationsleitung in dieser Situation gemacht?
4. Was hat Schwester Bettina nicht bedacht?
5. Was schlagen Sie vor, müßte man in dieser Situation tun?

Wie bereite ich ein Zielvereinbarungsgespräch vor?

Zielvereinbarungsgespräche sollen mit einzelnen Mitarbeitern geführt werden, wenn sie neu auf der Station sind, mit Mitarbeitern, die sich nicht an die Zielvereinbarungen halten, oder wenn Zielvereinbarungen modifiziert und den aktuellen Gegebenheiten angepaßt werden müssen. Als Vorbereitung für ein Gespräch mit einem Mitarbeiter kann die Führungskraft die Checkliste (S. 130) als Vorbereitung benutzen.

Was weiß ich über den Mitarbeiter?	• Verantwortung • Pflichten • erforderliche Fertigkeit / Kenntnisse • Einstellung zur Arbeit • Einstellung zu den Kollegen • Einstellung zu mir als Vorgesetzten • Ehrgeiz und berufliche Entwicklung • Hauptarbeitsinteressen/Stärken/Schwächen • persönliche Probleme
Welche Ergebnisse liegen aus dem letzten Zielvereinbarungsgespräch vor?	• Was wurde besprochen? (Ergebnisprotokoll) • Was haben wir vereinbart? (Leistungsrückmeldung Stärken und Schwächen)
Welche Zielsetzung habe ich für dieses Gespräch?	• Verbesserung der Einstellung, Fertigkeiten oder Kenntnisse, z. B. Ergebnisse einer Fortbildungsveranstaltung für die übrigen Mitarbeiter aufbereiten (Teamgespräch), um eine Multiplikatorenentwicklung zu erzielen • Herausarbeiten von Schwerpunkten, auf die sich der Mitarbeiter konzentrieren soll, z. B. Erstellung der Pflegeplanung für einen Bewohner / Patienten • Fortbildungsplan (Fördermaßnahmen, z. B. Lagerung) • Wie verhindere ich Störungen?
Wie gehe ich am besten vor?	• Wann ist der günstigste Zeitpunkt für das Gespräch? • Nenne ich dem Mitarbeiter den Anlaß des Gespräches? • Fordere ich eine Selbsteinschätzung des Mitarbeiters bezogen auf seine Leistungen und lasse ihn diese begründen? • Wie und wann mache ich mir Notizen?
Worauf achte ich während des Gespräches?	• Nennt der Mitarbeiter realistische Ziele für die Zukunft? • Wie können diese Ziele erreicht werden? • Welche Unterstützung kann ich ihm geben? • Welche Zielkontrollen vereinbaren wir?

Wie führe ich ein Zielvereinbarungsgespräch?

Offenheit, Klarheit, Sachlichkeit und Sensitivität sind für den Verlauf des Gespräches von wesentlicher Bedeutung. Das *Vierfelderschema* (Sahm 1979, Nagel 1989) verdeutlicht den Verlauf eines solchen Gespräches.

Offenheit

- Ziele zur Weiterentwicklung des Mitarbeiters gemeinsam festlegen
- überschaubare Ziele festlegen
- der Mitarbeiter muß wissen, woran er ist

Der Mitarbeiter erwartet entsprechende **Anerkennung** oder Kritik

Klarheit

- Entwicklungschancen des Mitarbeiters müssen herausgearbeitet werden
- Wege zur Zielerreichung sollen realistisch festgelegt werden

Der Mitarbeiter fordert eindeutige und gerechte **Maßstäbe**

Sachlichkeit

Die Ziele sollten
- sachlich und für alle verbindlich sein
- betriebseinheitlich und allen bekannt sein
- allgemein überprüfbar sein

Der Mitarbeiter wünscht **Beschränkung der Kontrolle auf das wirklich Wesentliche**

Sensitivität

Die Zielkontrolle sollte
- sachlich sein
- „Fehler" sollten vom Mitarbeiter erkannt werden
- Fremdkontrolle sollte durch **Selbstkontrolle** abgelöst werden

Der Mitarbeiter will **Anerkennung und Selbstverantwortung**

Ziele. Die Festlegung der Ziele sollte mit dem Mitarbeiter gemeinsam erfolgen. So kann sich das Team beispielsweise darauf geeinigt haben, eine *bedarfsgerechte* Pflege durchzuführen. Bei einem hochgradig dementen Bewohner in einem Altenheim kann das bedeuten, daß das Team ein Selbständigkeitstraining mit dem Bewohner durchführen möchte.

Ein Mitarbeiter des Teams trainiert über mehrere Monate hinweg die gleiche Prozedur (z. B. Anziehen) mit dem Bewohner, ohne daß sich ein Lernerfolg einstellt. Da diese Anleitung nicht zum gewünschten Ziel führt, muß der Mitarbeiter erkennen, wann er das Selbständigkeitstraining verändert und welche Pflegeziele er für diesen Bewohner aufstellt. So können die noch vorhandenen Restfähigkeiten erkannt, gefördert und angepaßt werden.

Im Zielvereinbarungsgespräch muß in diesem Fall die Beobachtungsfähigkeit und die Flexibilität des Mitarbeiters angesprochen werden. Der Mitarbeiter muß in der Lage sein, die Anforderungen an den Bewohner auch seinen Fähigkeiten anzupassen. Schließlich bedeutet eine bedarfsgerechte Pflege *nicht Aktivität um jeden Preis,* sondern sinnvolle und ökonomisch *vertretbare Ziele* für den Bewohner aufstellen, die bei Erfolg erweitert werden, bei Mißerfolg jedoch den Fähigkeiten des Bewohners angepaßt werden müssen.

In der Zielvereinbarung sollten von daher klare Vorstellungen herrschen, was unter *bedarfsgerechter Pflege* des Bewohners zu verstehen ist. Ein Selbständigkeitstraining ohne Erfolgskontrolle führt für den Dementen zu einer Einbuße von Selbstvertrauen und für den Mitarbeiter zu Frustration und Hilflosigkeit. Im Zielvereinbarungsgespräch sollte daher genau diese *Anforderung an den einzelnen thematisiert* und durch konkrete Beispiele verständlich gemacht werden.

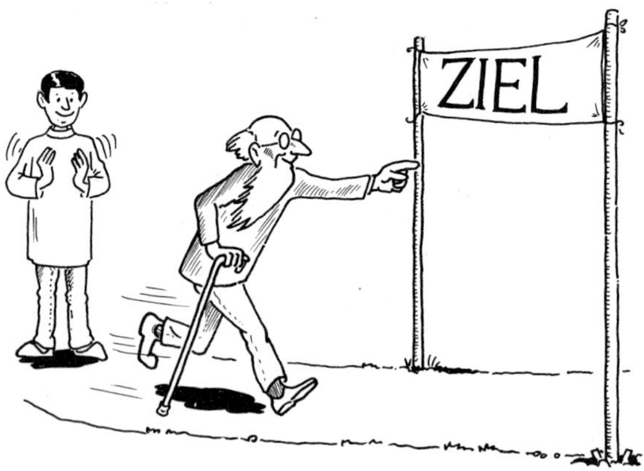

Was kann ich tun?

Selbstüberschätzung. Der Mitarbeiter ist fest davon überzeugt, daß er bereits heute oder zumindest nach kurzer Zeit eine Stelle übernehmen kann, die ihn klar überfordern würde.

Am *Anfang* des Gespräches sollte die Selbsteinschätzung des Mitarbeiters bezogen auf eine spezielle Arbeit eingeholt werden. Der Mitarbeiter sollte aufgefordert werden zu *begründen,* wie er diese Arbeit verrichtet und wie er sich im sozialen Vergleich mit anderen Mitarbeitern einschätzt. Diese Einschätzung sollte anhand von *Fakten* überprüfbar sein. Je stärker sachliche Gesichtspunkte in den Mittelpunkt des Gespräches treten, desto unproblematischer ist der weitere Verlauf des Gespräches.

Ist man sich über die Einschätzung der Leistung des Mitarbeiters einigermaßen einig geworden, kann man über die zukünftigen Ziele (Fördermaßnahmen usw.) sprechen. Diese Ziele sollten als *realistische Anforderungen* an die Fähigkeiten des Mitarbeiters formuliert und als Vereinbarung für die zukünftige Arbeit (Protokoll) festgehalten werden (Maeck 1987).

Überschätzt der Mitarbeiter weiterhin seine Fähigkeiten, so muß der Vorgesetzte die *Qualität der Arbeitsergebnisse prüfen* und bei mangelnder Ausführung dies auch in Form eines Kritikgespräches (S. 186) zurückmelden. Sollten die Arbeiten, die von dem Mitarbeiter erledigt worden sind, den Qualitätsanforderungen entsprechen, muß der Vorgesetzte seine Einschätzung korrigieren. Fehlerhafte Arbeiten oder Arbeiten, die mit einem hohen zeitlichen Aufwand erledigt worden sind, sollten im sozialen Vergleich dargestellt werden. Es gibt Ziele, die für alle betriebseinheitlich verbindlich sein sollten.

Selbstunterschätzung. Andere Mitarbeiter möchten gerne qualitativ gute Arbeiten leisten, sie fürchten jedoch bei jeder neuen Arbeit, daß sie den Anforderungen nicht gerecht werden könnten. Das Selbstbewußtsein dieser Mitarbeiter ist häufig sehr gering, weil sie jede Herausforderung als Bedrohung betrachten und sich deshalb eher zurückziehen. Diese Mitarbeiter vermeiden Risiken, da die hiermit verbundenen neuen Erfahrungen eher Angst machen.

Am *Anfang* des Gespräches sollte eine positive Leistungsbeurteilung stehen. Auf dieser positiven Grundlage kann dann die Selbsteinschätzung des Mitarbeiters gefordert werden. Vorsicht ist geboten, wenn der Mitarbeiter nur gebeten werden will, er sich in Wirklichkeit jedoch einiges zutraut. Die Mitarbeiter, die mit Lob nicht gut umgehen können, weil sie es als unschicklich empfinden, sollten nach der Qualität ihrer Arbeitsergebnisse gefragt werden. Die Selbsteinschätzung dieser Mitarbeiter ist häufig ausgesprochen kritisch, da sie ihre Leistung permanent in Frage stellen.

Der Vorgesetze sollte immer dann helfend eingreifen, wenn keine realistische Einschätzung der Fähigkeiten vorliegt. Bei echter *Selbstunterschätzung ist Kritik schädlich,* weil sich der Mitarbeiter dann noch weniger zutraut. Eine schrittweise Erweiterung der Fähigkeiten durch positive Rückmeldungen unterstützt hier den Prozeß der Weiterentwicklung des Mitarbeiters. Besonders am Anfang sollten die neuen Aufgaben für den Mitarbeiter eng umgrenzt sein, damit er sich mit der erfolgreichen Erledigung der Arbeiten auch identifizieren kann.

Beispiel der Ermutigung. Diesem Mitarbeiter könnte man sagen: Mir ist aufgefallen, daß Sie besonders einfühlsam mit älteren Menschen umgehen können. Schon der Empfang auf der Station ist sehr persönlich ... Das gefällt mir ... Wie Sie vielleicht schon gehört haben, möchten wir verschiedene Tätigkeiten, die bisher von einzelnen Pflegenden gemacht wurden, nun in die Verantwortung der Gruppe geben. Könnten Sie sich vorstellen, künftig eine Gruppe zu übernehmen? (Selbsteinschätzung an dieser Stelle von dem Mitarbeiter anfordern.)

Bei unrealistischer Selbsteinschätzung Vergleiche mit anderen Tätigkeiten herstellen. Erfragen Sie dann, wie Sie dem Mitarbeiter helfen können, mit der neuen Aufgabe fertig zu werden. Geben Sie *keine Ratschläge,* sondern lassen Sie den Mitarbeiter überlegen, welche Hilfen er braucht.

Zielkontrolle. Ohne Zielkontrolle ist keine Weiterentwicklung möglich. Eine dauerhafte Verbesserung der Arbeitsergebnisse erreichen Sie nur, wenn Ihre Mitarbeiter eine Anerkennung ihrer Arbeit erfahren und Verantwortung für die Qualität ihrer Arbeit mittragen (Becker 1991).

Qualitätssicherung. Zur Qualitätssicherung sollten Rückmeldungen über die Zufriedenheit der Patienten/Bewohner z. B. in Form eines Leistungsbarometers oder eines Soll-Ist-Vergleiches selbstverständlich sein. *Ohne Kontrolle ist die Zielerreichung schlechthin nicht überprüfbar.* Das bedeutet, daß ich auch nicht weiß, ob eine Leistung gut, mittelmäßig oder schlecht ist. Die Leistungen einzelner Mitarbeiter werden dann sowohl nach unten als auch nach oben nivelliert. Auf lange Sicht werden die leistungsstarken Mitarbeiter ihre Motivation verlieren und sich dem Standard nach unten hin anpassen. Vorherrschendes Motto ist dann: Ich kann ja tun, was ich will, Anerkennung und Lob bekomme ich ja doch nicht. Also erledige ich nur das, was notwendig ist! Das, was für den Mitarbeiter nach außen hin gilt, muß als *Qualitätssicherung* im Umgang miteinander (Vorgesetzter und Mitarbeiter) auch ständig kontrolliert und beurteilt werden. Erst wenn wir unsere eigenen Stärken und Schwächen kennen, können wir uns weiterentwickeln.

Beispiel für eine Soll- und Ist-Konzeption zur Verbesserung der Teamfähigkeit

Welche Anforderungen haben Sie an ein erfolgreiches Pflegeteam	++	+	0	–	––
Kommunikationsverhalten					
– Kritik formulieren können		●		○	
– freundlich miteinander umgehen		●	○		
– Gesprächsbereitschaft zeigen	●		○		
Zielsetzung im Team					
– gemeinsames Konzept verfolgen	●		○		
– klare Aufgaben haben	●	○			
– Nachtwache einbeziehen		●	○		
Eigenverantwortlichkeit					
– Vorbild sein	●	○			
– verläßlich sein		● ○			
Kooperationsverhalten					
– informieren können		●			○
– Sündenbocksicht vermeiden	●				○

Soll- und Ist-Konzept der Mitarbeiter auf der Station X:
● Soll-Konzept
○ Ist-Konzept

Der Vergleich der Profile zeigt deutlich, in welchen Bereichen Qualitätsverbesserungen angestrebt werden können. Eine solche Soll-Ist-Konzeption kann als *Grundlage für das Zielvereinbarungsgespräch* genommen werden. Die Mitarbeiter haben so die Möglichkeit, sich differenzierte Ziele zu stecken, die sie in einem bestimmten Zeitraum dann auf Effektivität überprüfen können. Die Erreichbarkeit bestimmter Ziele motiviert die Mitarbeiter, sich dem Leistungsvergleich zu stellen.

Vorüberlegungen. Die *Mitarbeiter einer Station* sollen durch Zielvereinbarungen den Arbeitsablauf mitgestalten. Dafür ist es notwendig, die Probleme, die auf einer Station im Miteinanderarbeiten entsehen, zu thematisieren ohne jedoch Schuldzuweisungen zu produzieren. Daher ist es hilfreich, mit den Mitarbeitern eine Vision (Sollkonzept) zu entwickeln.

Da Kenntnisse über Moderationstechniken hier erforderlich sind, werden Beispiele zur Übung im Team auf S. 137 ff gegeben.

Das Zielvereinbarungsgespräch mit *einem Mitarbeiter* kann anhand der folgenden Fallstudie trainiert werden.

Fallstudie 2: Dokumentation nach einem Standard durchführen

Das neue Gesundheitsstrukturgesetz (GSG) schreibt die Dokumentation der Verordnungen für den Patienten vor. Um eine Vereinheitlichung der Dokumentation in der Klinik zu erreichen, ist Optiplan eingeführt worden. Die Schulungen im Umgang mit diesem System sind erfolgt, und nach anfänglichen Widerständen kommen die meisten Mitarbeiter nun gut mit dieser Dokumentation zurecht.

Schwester Ursula möchte gerne Gruppenschwester werden. Sie ist fachlich gut ausgebildet und kommt auch mit den Kollegen gut aus. Ihre Liebe zum Detail war immer ihr größter Vorzug. Die Pflegedokumentation macht sie mit größter Akribie; sie versucht alles ausführlich und genau zu beschreiben. Die Pflegestandards z. B. für die Dekubitusprophylaxe ignoriert sie jedoch intensiv, weil sie die verschiedenen Pflegerichtungen, die sie macht, hier gar nicht alle wiederfindet.

Auf der Station führt dies zu Problemen. Eine ihrer größten Stärken, alles sehr genau zu beschreiben, wirkt sich nun sehr belastend aus. Sie selber fühlt sich völlig überfordert, da sie doch gerade im Hinblick auf ihren Wunsch, Gruppenschwester zu werden, alles sehr perfekt machen möchte. Da sie jedoch jedes Detail erwähnt, dauern die Eintragungen sehr lange, und sie wird mit den übrigen Tätigkeiten einfach nicht mehr fertig. Die Stationsleiterin fragt nun zu allem Überfluß auch noch, welche Ziele sie denn mit diesen ausführlichen Beschreibungen verfolge und wo ihre Schwerpunkte denn liegen. Schwester Ursula grübelt nun darüber nach, ob sie wohl für diese Führungsposition geschaffen ist.

Aufgaben. Bitte überlegen Sie, welche Ziele Sie für die nächsten Wochen mit Schwester Ursula vereinbaren wollen!

Selbststudium. Führen Sie ein Zielvereinbarungsgespräch mit Kollegen oder einer guten Freundin, und zeichnen Sie dieses Gespräch (Video, Tonband) auf, und analysieren Sie mit Hilfe der Checkliste Ihr Gesprächsverhalten.

Checkliste für Zielvereinbarungsgespräche

	– –	–	0	+	+ +	
Ziele unklar						Ziele deutlich erkennbar
Verschlossenheit						Offenheit
Zusammenhanglose Darstellung						klare Darstellung
Sehr weitschweifig						knapp, präzise
Keine Hilfen zur Zielerreichung						Wege zur Zielerreichung
Nüchtern, lahm						anregend, interessant
Vorgehen manipulativ						Vorgehen offen
Zuhörbereitschaft gering						aktives Zuhören
Unsachlichkeit						Sachlichkeit
Kein Einfühlungsvermögen						ausgeprägtes Einfühlungsvermögen
Keine Zielkontrolle formuliert						Zielkontrolle vereinbart

Selbstbewertung. Bitte schätzen Sie Ihr Verhalten nach einem Zielvereinbarungsgespräch ein. Sie erhalten so ein Gefühl dafür, mit welchem Mitarbeiter Sie nach eigener Einschätzung eher offen umgehen und mit welchen Mitarbeitern dies noch schwerfällt.

Fremdbewertung. Eine Fremdeinschätzung Ihres Verhaltens sollten Sie im Detailtraining oder in der Lerngruppe von den Kollegen fordern. Verhaltenskorrekturen sind nur dann möglich, wenn man sich der Fremdkontrolle stellt!

Gruppenstudium. Bei mehreren Teilnehmern in einem Seminar empfiehlt es sich, diese Fallstudie in Gruppen zu bearbeiten. Eine Gruppe bereitet einen Teilnehmer als Führungskraft auf das Gespräch vor, die zweite Gruppe überlegt sich Argumente aus der Sicht der Mitarbeiterin. Da die beiden Gruppen die Gesprächsstrategien der anderen Gruppe nicht kennen, müssen die beiden Teilnehmer (Führungskraft/Mitarbeiter) sich im anschließenden Gespräch sehr schnell auf den Gesprächspartner einstellen, was zu sehr realen Gesprächssituationen (Videoaufzeichnung nicht vergessen) führt.

A **Mögliche Antworten auf die Fragen zur Fallstudie 1 (S. 129)**

1. Welche unterschiedlichen Ziele verfolgen die beschriebenen Krankenhäuser?

Universitätskliniken

Ziele: Lehre und Forschung
Häufung bestimmter Fälle, z. B. Bypass-OP, kurze Verweildauer (Diagnostik, kurze Nachsorge), Genesung der Patienten im Heimatkrankenhaus.

Die Universitätskliniken haben häufig übergeordnete Ziele, die zunächst die Aufgabe der Lehre und Forschung auf dem Gebiet der Medizin betreffen und darüber hinaus die Heilung von Kranken. Die Patienten, die zur Uniklinik kommen, haben sehr häufig außergewöhnliche oder schwierige Erkrankungen, wo über die Diagnostik die Ursache festgestellt werden soll. Oder es werden Operationen durchgeführt, die in anderen kleinen Krankenhäusern nicht gemacht werden können. Das führt dazu, daß in den Unikliniken bestimmte Operationen sehr häufig durchgeführt werden, die Patienten zur Genesung aber in das Heimatkrankenhaus zurückverlegt werden. Die Verweildauer der Patienten ist daher auf bestimmten Stationen sehr kurz, die Patienten kommen von der Intensivstation, liegen 4–7 Tage auf der Station und werden anschließend zur Genesung ins Heimatkrankenhaus verlegt.

Kleineres Krankenhaus auf dem Lande

Ziele: Behandlung und Genesung der Menschen in der Region, eine breite Palette der Krankheiten, komplizierte spezielle Erkrankungen werden eher an dafür ausgestattete Häuser abgegeben. Durchschnittsalter der Patienten auf bestimmten Stationen sehr viel höher als in den Unikliniken, längere Verweildauer.

2. Was hätte die Pflegedienstleitung bei der Einstellung bedenken oder sagen müssen?
   - hohe Technisierung im OP und auf den Stationen,
   - hierdurch bedingte Schwerpunkte in der Diagnostik,
   - Zeitdruck durch die vielen Untersuchungen, weniger Patientenorientierung (Auslastung der Geräte),
   - Belastung der Pflegenden durch permanente neue Einstellung auf kranke und schwerstkranke Menschen.
3. Welche Fehler hat die Stationsleitung in dieser Situation gemacht?
   - Sie hat ihre Vorstellungen von Pflege nicht konkretisiert.
   - Sie hat auf die indirekten Signale der Kollegen nicht reagiert.

- Statt die unterschiedlichen pflegerischen Arbeiten in den beiden Häusern zu verdeutlichen, hat sie die Bedürfnisse, Ziele und Wertvorstellungen von Schwester Bettina nicht ernstgenommen (Abwehrverhalten).

4. Was hat Schwester Bettina nicht bedacht?
   - Sie hat die unterschiedlichen Anforderungen in den beiden beschriebenen Kliniken nicht bedacht (sich nur von der Wegstrecke zur Arbeit leiten lassen).
   - Bei ihrer vorherigen Tätigkeit stand die Beziehung zu kranken Menschen im Vordergrund und nicht die Erstversorgungen.
   - Die kühle Technisierung schreckt sie eher ab, weil sie den Bezug zu den kranken Menschen sucht (Enttäuschung).

5. Was schlagen Sie vor, müßte man in dieser Situation tun?
   - Auswahl des Personals: Unterschiede in der Arbeitsweise verdeutlichen (dadurch auch weniger Fluktuation und Enttäuschung auf beiden Seiten).
   - Klare Zielvorgaben für die Arbeit auf der Station geben.
   - Rückmeldungen an die Mitarbeiter über Zielerreichung geben.

A **Mögliche Antworten auf die Fragen zur Fallstudie 2 (S. 136)**

Mitarbeiter, die alles *besonders perfekt* machen wollen, weil sie genau und verläßlich arbeiten, haben oft Schwierigkeiten, das Wichtige vom Unwichtigen zu trennen. Sie müssen lernen, mittel- und langfristige Ziele zu setzen, in größeren Zusammenhängen zu denken und sich *von Kleinigkeiten zu lösen.*

Im Gespräch könnten die Vorzüge (Perfektionismus) vom Vorgesetzten durch ein fragend-entwickelndes Gespräch thematisiert werden.

Mittelfristiges Ziel: Gruppenschwester. Voraussetzungen hierfür: sich vom Detail lösen und Pflegestandards einbeziehen.

Kurzfristiges Ziel: Dokumentation straffen und in den nächsten Tagen mehrere Dokumentationen mit Schwester Ursula gemeinsam verfassen.

Offene Kontrolle durch Stationsleitung vereinbaren, z. B.: In den nächsten vier Wochen schaue ich mir Ihre Dokumentation an, dann können wir gemeinsam überlegen, was man vielleicht noch stärker kürzen könnte.

Beurteilungsgespräch

Aufbau eines Beurteilungsgespräches

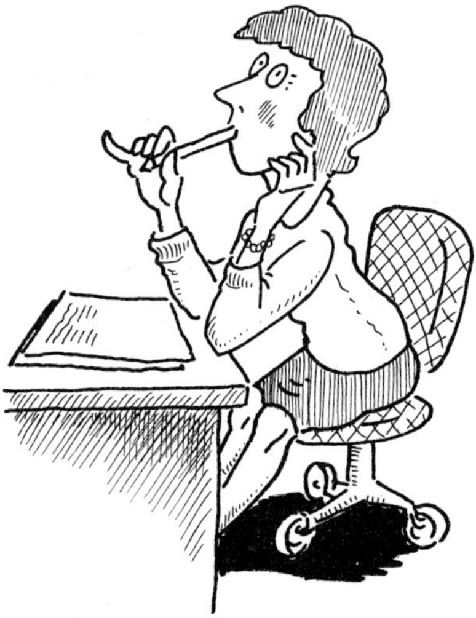

Ziele. Unter Beurteilungsgespräch wird das Gespräch des Vorgesetzten mit seinem Mitarbeiter verstanden, *nachdem* der Vorgesetzte die Beurteilung alleine erstellt hat. Das Beurteilungsgespräch soll dem Mitarbeiter helfen, seinen *eigenen Standort* zu finden. In vielen Unternehmen wird das Beurteilungsgespräch als Beratungs- und Fördergespräch verstanden und so auch benannt, da die Beurteilung als Begriff eher mit negativen Inhalten verknüpft ist (Hentze u. Mitarb. 1989, Saul 1993, Heim u. Chapman 1990, Pfützner 1989a).

Probleme. Beim Beurteilungsgespräch wird das *gesamte Verhalten* des Mitarbeiters unter allen in der Organisation erkennbaren Aspekten analysiert. Dadurch wird die *Persönlichkeit* des Mitarbeiters stark berührt, insbesondere dann, wenn beispielsweise eine Aufklärung über die Gründe für seine Gehaltshöhe usw. besprochen werden sollen. Das Ergebnis eines solchen Gespräches wird in der Regel aktenkundig gemacht, so daß dieses Gespräch *offiziellen Charakter* hat. Im Unterschied zum Zielvereinbarungsgespräch geht es in diesem Gespräch weniger um die Zielerreichung in der Pflege, sondern mehr um eine Standortbestimmung des Mitarbeiters.

Gründe. Das Beurteilungsgespräch sollte regelmäßig durchgeführt werden, damit der Mitarbeiter weiß, welche Stärken er hat und welche Fördermaßnahmen notwendig sind, um eine Weiterentwicklung zu ermöglichen. Die Beurteilung sollte einmal jährlich erfolgen, wobei dieses Gespräch vertrauensvoll geführt werden soll. Beurteilungsfehler können, wenn notwendig, korrigiert werden und Fähigkeiten des Mitarbeiters im beidseitigen Gespräch reflektiert werden. Besonders in diesem Gespräch kann dem Mitarbeiter das Gefühl der persönlichen Anerkennung ausgesprochen werden.

Durch die Mitarbeiterbeurteilung kann einerseits das Unternehmen mit fähigen Mitarbeitern eine bessere Planung des Personaleinsatzes besprechen, und andererseits kann der Mitarbeiter seine Förderungswünsche äußern, womit eine bessere Planung von Weiterbildungsaktivitäten verbunden ist.

Durch die *regelmäßige Beurteilung aller Mitarbeiter* kommt es zu einer Intensivierung der Beziehung zwischen Vorgesetzten und Mitarbeitern, die sich förderlich auf den Arbeitsprozeß auswirken. Unregelmäßige Beurteilungen führen eher dazu, daß die übrigen Mitarbeiter z. B. denken: Schwester Maria muß zur Stationsleiterin ..., wer weiß, was da wieder vorliegt! Unregelmäßige Beurteilungen führen zu Unsicherheiten bei der eigenen Beurteilung der Leistung (Über- und Unterschätzung der eigenen Fähigkeiten), aber auch zu einer eher negativen Einstellung der übrigen Mitarbeiter, weil meistens dann jemand zum Vorgesetzten gerufen wird, wenn etwas nicht so gelaufen ist, wie es sein sollte. Leider werden dann *Beurteilungsgespräche zu Verurteilungsgesprächen* und sind wenig hilfreich im Sinne einer Standortbestimmung und Förderung der Mitarbeiter.

An dieser Stelle sollen noch einmal die Unterschiede zwischen einem kooperativ geführten Beurteilungsgespräch (Schubert u. Schubert 1978) im Vergleich zu einem direktiv geführten Gespräch (Nagel 1990) gegenübergestellt werden (S. 142).

Beurteilungsgespräch	Kooperative Gesprächsführung		Direktive Gesprächsführung	
Ablauf	**Fragemethoden**	**Gesprächsziele**	**Fragemethoden**	**Gesprächsziele**
Eröffnung	Wie erhalte ich die Gesprächsbereitschaft des Mitarbeiters (Motivation)?	Durch partnerschaftliche Zuwendung	Wie steuere ich das Gespräch?	Durch Sachlichkeit
Beurteilung	Wie führe ich den Mitarbeiter zur Selbstbeurteilung?	Durch beratende Information	Wie erkläre und begründe ich die Leistungsstärken und -schwächen meines Mitarbeiters?	Durch Objektivität
Fragen des Beurteilten	Wie erfahre ich die Gedanken und Gefühle des Mitarbeiters?	Durch aktives und verständnisvolles Zuhören	Wie entgegne ich Einwendungen des Mitarbeiters (Gewinner-Verlierer-Spiele)?	Durch Kompetenz
Fragen des Beurteilers	Wie initiiere ich die Selbstkritik?	Durch offene Fragestellungen	Wie erreiche ich die Stimmung des Mitarbeiters?	Durch Autorität
Ergebnis	Wie gewinne ich beim Mitarbeiter Leistung aus eigener Kraft?	Durch Beteiligung an der Zielvereinbarung	Wie erziele ich Leistungszuwachs bei meinem Mitarbeiter?	Durch Vorgabe von Leistungszielen
Abschluß	Wie fördere ich die Leistungsmotivation des Mitarbeiters?	Durch Anregungen zur Selbststeuerung	Wie erhöhe ich den Leistungswillen des Mitarbeiters?	Durch Leistungsanreize

Fallstudie 3: Ab jetzt wird beurteilt ...

Die Stationsleiterin Schwester Gisela ist seit zehn Jahren auf der inneren Station des Krankenhauses X. Auf der Stationsleiterkonferenz ist beschlossen worden, daß auf jeder Station Beurteilungsgespräche mit den Mitarbeitern durchgeführt werden sollen, um eine bessere Personalentwicklung durch die innerbetriebliche Fortbildungsstätte (IBF) zu gewährleisten.

Die Mitarbeiter der IBF haben hierfür einen Leitfaden entwickelt und einen Teil der Führungskräfte auch geschult, solche Beurteilungsgespräche mit den Mitarbeitern durchzuführen.

Schwester Gisela war jedoch so eingespannt auf ihrer Station, daß es ihr nicht möglich war, an dieser Fortbildung teilzunehmen. Sie hat sich auch auf der Stationskonferenz vehement dagegen ausgesprochen. Sie ist der Meinung, wenn jemand etwas falsch macht, dann sagt sie ihm das sofort: Ein Beurteilungsgespräch mit den Mitarbeitern auf der Station nimmt mir nur Zeit für wichtige andere Aufgaben weg.

Da die Pflegedienstleiterin Frau Meyer jedoch eine schriftliche Rückmeldung über die Beurteilungsgespräche mit den Mitarbeitern auf der Station bis Ende des Jahres vorliegen haben möchte, ist sie gezwungen, diese Gespräche zu führen.

In der Dienstübergabebesprechung teilt Schwester Gisela den nun anwesenden Mitarbeitern mit: „Ab nächster Woche finden die Beurteilungsgespräche mit jedem Mitarbeiter der Station statt. Bitte kommen Sie zu dem Beurteilungsgespräch um 14 Uhr (alphabetischer Reihenfolge der Mitarbeiter) immer donnerstags ins Besprechungszimmer." Sie hat einen Plan gemacht, so daß die Aktion Beurteilung in 16 Wochen beendet ist.

Die Mitarbeiter schauen etwas erstaunt in die Runde, trauen sich aber nicht, Schwester Gisela etwas zu fragen. Schwester Gertrud trifft es als erste. Sie bespricht sich mit ihren Kollegen und ist wenig motiviert, ähnlich wie die übrigen auch, sich auf dieses Gespräch einzustellen. Gedanklich geht sie schon durch, was Schwester Gisela ihr wohl alles so vorwerfen könnte, wobei sie sehr genau überlegt, wie sie diese Argumente entkräften kann.

? Fragen zur Fallstudie 3

1. Was hätte die IBF und die Pflegedienstleitung berücksichtigen müssen?
2. Was hätte Schwester Gisela im Vorfeld besser machen können?
3. Welche Ängste werden durch diese Mitteilung bei den Mitarbeitern ausgelöst?

4. Wie sollte man die Mitarbeiter auf etwas Neues vorbereiten?
5. Welche Möglichkeiten der Einflußnahme sollte man den Mitarbeitern geben, damit das Gespräch nicht zum Verurteilungsgespräch wird?

Wie bereite ich ein Beurteilungsgespräch vor?

Eine sorgfältige Vorbereitung auf das Gespräch ist für den Mitarbeiter genauso wichtig wie für die Führungskraft. Haben beide Betroffenen einen Leitfaden in der Hand, so läuft in der Regel das Gespräch gezielter, effektiver und positiver ab. Die folgende *Checkliste* kann Ihnen bei der Vorbereitung eines solchen Gesprächs helfen, Ihre Gedanken und Rückmeldungen für die Mitarbeiter zu strukturieren.

Welche Stärken und welche Schwächen will ich im Beurteilungsgespräch behandeln?	• Umgang mit Patienten, Bewohnern, Angehörigen, Ärzten, Verwaltungsmitarbeitern, Kollegen, Führungskräften • Qualität der Pflege • Ehrgeiz, Weiterbildungswille • Zuverlässigkeit, Ehrlichkeit • Toleranz und Streßfähigkeit • Engagement • Konflikt- und Teamfähigkeit
Was erwartet der Mitarbeiter vom Beurteilungsgespräch?	• sach- oder verhaltensorientierte Beurteilungen • Lob und Anerkennung • Hilfestellung oder Bedrohung seines Selbst
Wie gut ist die Selbsterkenntnis des Mitarbeiters?	• realistische Einschätzung eigener Fähigkeiten • Persönlichkeitsstruktur (blinder Fleck) • vergangenheits-, gegenwarts- oder zukunftsorientierte Beurteilung des eigenen Selbst
Wie beurteile ich den Mitarbeiter	• Fachwissen • Arbeitsleistung • Zusammenarbeit • Führungsverhalten (planen, organisieren, Ziele setzen, informieren, delegieren, kontrollieren, motivieren, fordern, beurteilen)
Wann und wie wird beurteilt?	• nur wenn etwas ansteht oder nach Aufforderung • regelmäßig, z. B. 1mal im Jahr • einheitlich, z. B. Standardbogen oder frei • der Vorgesetzte den Mitarbeiter oder auch umgekehrt • schriftlich oder mündlich • Mitteilung der Beurteilung oder Verhaltenshilfe • Steuerungsinstrument für Personalentwicklung • Spontanität oder Kontinuität in der Beurteilung

Organisationskultur. Eine regelmäßige schriftliche oder formgebundene Beurteilung ist als Führungsinstrument unentbehrlich. Eine *standardisierte Mitarbeiterbeurteilung* erleichtert dem Vorgesetzten die Führungsverantwortung, weil er für alle Mitarbeiter Standards zur Hand hat, die eine gerechte Bewertung der Leistungen der Mitarbeiter unterstützen. Diese Standardkriterien sind Bestandteil der Organisationskultur, an der die Realisierung der Leitideen überprüft werden kann. Wo Menschen arbeiten, werden schließlich auch Fehler gemacht.

Vertrauenskultur. In einer Organisationskultur, die von *Offenheit* und Vertrauen in die Fähigkeiten ihrer Mitarbeiter geprägt ist, kann ein solches Beurteilungswesen helfen, die Qualität der Arbeit zu sichern, weil die Beurteilung dann als Hilfestellung aufgefaßt wird, in der Mitarbeiter gefördert werden. Die Vergleichbarkeit macht zentrale Auswertung der Beurteilungsergebnisse möglich, so daß die richtige Stellenbesetzung nach *objektiven Kriterien* gesteuert werden kann. Eine realistische Einschätzung der eigenen Fähigkeiten und Fertigkeiten kann dabei helfen, sich nicht zu über- bzw. zu unterfordern. Fehler oder Risiken werden in einer Vertrauenskultur eher als Normalität aufgefaßt und motivieren, diese Fehlerquote zu reduzieren.

Mißtrauenskultur. Wesentlich ist jedoch, wie mit diesen Fehlern umgegangen wird. Wird ein solches Beurteilungsinstrument dazu mißbraucht, die Fehler, die ein Mitarbeiter macht, zu *bestrafen,* so wird dieser Mitarbeiter in Zukunft alles tun, um seine Fehler zu vertuschen, nicht zuzugeben oder auf andere zu schieben. Hier werden *Vermeidungsstrategien* gefördert, in der die Mitarbeiter sich hämisch freuen, wenn sie einen Sündenbock gefunden haben und sie selbst nicht in der Schußlinie sind.

Sicht des Vorgesetzten. Eine aussagefähige Beurteilung erfordert eine *ständige Beobachtung* und den wechselweisen Austausch hierüber. Die punktuelle subjektive Beobachtung wird durch eine systematische, kontrollierte und kontinuierliche Beobachtung der Arbeitsleistungen abgelöst. Wenn beide Parteien, also der Mirarbeiter und der Vorgesetzte, ganz spezifische Beobachtungskriterien haben, ist eine Verhaltensänderung in positiver Richtung eher wahrscheinlich, weil man sich auf diese Beurteilungskriterien einstellen und danach leben kann. Der Vorgesetzte ist dann Berater und Förderer des Mitarbeiters.

Sicht des Mitarbeiters. Er erhält eine gezielte Information über seine Arbeitsleistung und sein Verhalten. Durch die *Regelmäßigkeit* der Beurteilung wird ein solches Gespräch eher als Hilfestellung und nicht als Bedrohung empfunden. Eine gezielte berufliche Förderung durch Anerkennung der Leistung motiviert den Mitarbeiter, die Organisationsziele als die eigenen anzuerkennen und Fehler als Chance zur Verbesserung zu begreifen.

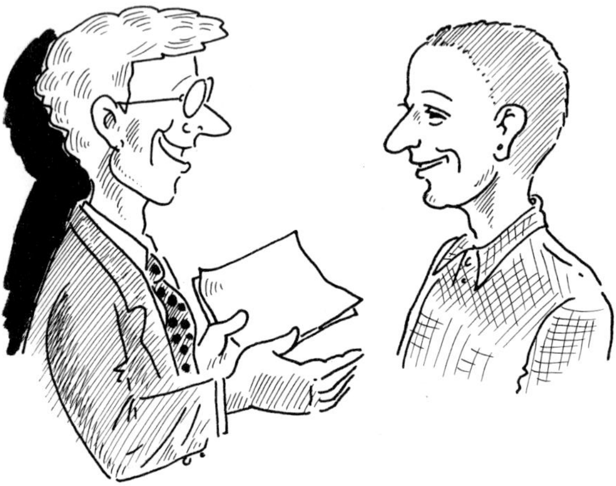

Fehlerquellen

Ohne eine Standardisierung der Leistungsbeurteilung können die im Vierfelderschema dargestellten Fehlerquellen entstehen:

Vermeidung von Fehlbeurteilungen. Fehlbeurteilungen können den Nutzen von Leistungsbeurteilungen für den Mitarbeiter und das Krankenhaus/Altersheim erheblich mindern. Auch wenn wir uns bemühen, objektiv zu sein, es fließen immer subjektive Elemente in die Beurteilung mit ein. Einige wichtige Fehlerquellen sind schon im Vierfelderschema genannt. Es sollen an dieser Stelle jedoch noch einige genannt werden, die Ihnen helfen können, Ihr eigenes Beurteilungsverhalten zu überprüfen.

Persönlichkeitstheorie des Beurteilers. Jeder Beurteiler hat *persönliche Wertvorstellungen* und Überzeugungen, die er verallgemeinert und als Wertmaßstab benutzt. Jemand, der unpünktlich ist, arbeitet auch schlampig. Ein anderer Aspekt ist die Fehleinschätzung aufgrund körperlicher Attraktivität. So werden beispielsweise Menschen mit einer Brille intelligenter eingeschätzt als ohne. Diese Verallgemeinerungen sind ungerechtfertigt und gefährlich, besonders dann, wenn sie in eine Beurteilung mit einfließen.

Der Mitarbeiter kann

- sich verstellen
- ist in seinem Verhalten situationsabhängig
- ändert sich durch innere oder äußere Einflüsse

Der Vorgesetzte braucht **Menschenkenntnis**

Der Vorgesetzte kann

- Ärger und Verdruß „vergelten"
- durch Falschbeurteilungen des Mitarbeiters seine eigene Unzulänglichkeit verschleiern
- einen unangenehmen oder leistungsschwachen Mitarbeiter „wegloben"

Der Vorgesetzte sollte **persönliche Reife** haben

Der Vorgesetzte kann

- sich in seiner Beurteilung auf den ersten Eindruck verlassen
- nach Sympathie und Antipathie urteilen
- allzusehr vom eigenen Ich (Leistungsmotivation) als Beurteilungsmaßstab ausgehen

Der Vorgesetzte sollte sich nicht durch **gefühlsmäßige** Beurteilungen leiten lassen

Die Beurteilung kann

- ausschließlich situationsgebunden, spontan und willkürlich erfolgen
- zu schematisch sein
- von einer zufälligen Einzelbeobachtung oder vom Urteil Dritter abhängig sein

Der Vorgesetzte braucht eine **gute Beurteilungsmethodik**

Vorurteile. Vorurteile helfen uns, *viele Informationen so zu reduzieren,* daß wir sie aufnehmen und behalten können. Ohne diese Fähigkeit würden wir uns nicht zurechtfinden können.

Vorurteile können in der Beurteilung von Mitarbeitern dazu führen, daß man sich selber nicht mehr die Mühe macht, die Leistungen des Mitarbeiters zu beobachten, da man aus der Personalakte schon weiß, daß dieser Mitarbeiter seine Arbeit nicht organisieren kann.

Selektive Wahrnehmung. Da man dieses Merkmal zusammen mit der Person des Mitarbeiters im Hinterkopf gespeichert hat, beurteilt man z. B. die Unordnung auf dem Schreibtisch im Stationszimmer auf dem Hintergrund der Arbeitsorganisation. Diese Verknüpfung läßt es dann oft nicht zu, daß wir uns wirklich bemühen zu beurteilen, ob der Mitarbeiter seine Arbeit organisiert hat oder nicht. Mann nennt diesen Vorgang auch selektive Wahrnehmung, weil man durch das Vorwissen nur *ausgewählte Merkmale* wahrnimmt.

Soziale und emotionale Situation. Eine Beurteilung darf nicht auf eine einmal gemachte Beobachtung zurückgeführt werden. So wäre es ein Fehler, wenn Sie einen Mitarbeiter als unkollegial und wenig kommunikativ einschätzen, weil er gerade einen abwesenden Eindruck macht. Wenn Sie über Ihre Mitarbeiter nichts Persönliches wissen, z. B. ob er gerade jetzt in einer Partnerschaftskrise steckt oder sein Hausbau ins Stocken geraten ist, dann sind Fehleinschätzungen sehr schnell möglich.

Sympathie und Antipathie. Die Kooperation zwischen Vorgesetzten und Mitarbeitern wird durch Sympathie erleichtert, durch Antipathie erschwert. Um Beurteilungsfehler zu vermeiden, sollten diese Gefühle bewußt gemacht werden, damit man sie kontrollieren kann.

Einzelbeobachtung. Positive und negative Ereignisse prägen sich intensiv ein. Werden diese besonderen Ereignisse auf normale Situationen übertragen, kommte es zu Fehlurteilen. Aus diesem Grunde sollten regelmäßige Beurteilungen vorgenommen werden, weil dann eine Korrektur erfolgen kann.

Gruppenegoismus. Ein Beurteilungsfehler liegt dann vor, wenn ein Vorgesetzter einen Mitarbeiter des eigenen Verantwortungsbereiches nur deshalb günstig beurteilt, um insgesamt besser dazustehen als andere Stationen. Hier ist nicht das Bemühen um Leistungsverbesserung im Vordergrund, vielmehr werden Fehler nicht korrigiert, und es kommt zu einer Nivellierung der Leistungsmotivation, was sich langfristig durch ein Sinken der Arbeitsqualität bemerkbar macht.

Protektion. Der Beurteiler begünstigt einen Mitarbeiter bewußt durch hervorragende Bewertungen, um ihn in eine bestimmte bessere Position zu bringen, obwohl die tatsächlichen Leistungen diese Beurteilung nicht rechtfertigen. Protektionen beeinflussen das Arbeitsklima negativ, da nicht die Leistung entscheidet, sondern die persönliche Verbindung zu dem Beurteiler.

Wegloben. Wird ein Mitarbeiter nur deshalb positiv bewertet, damit er möglichst bald auf eine andere Station versetzt wird, hat man dem Mitarbeiter und dem Krankenhaus/Altenheim einen schlechten Dienst erwiesen. Die künftigen Mitarbeiter haben unter Umständen einen unfähigen Kollegen oder sogar Vorgesetzten. Negative Verhaltensweisen werden dann durch Aufstieg verstärkt. Die Leistungsmotivation der Kollegen geht auf jeden Fall zurück.

Mitarbeiterbeurteilung (Beispiel)

Name, Vorname ....
Station ....
Datum der letzten Beurteilung ....
Datum der heutigen Beurteilung ....

	+++	++	+	0	–	––	–––
Arbeitsleistung							
Qualität der Pflege							
Menge der Arbeit							
Einteilung der Arbeit							
Persönliches Verhalten							
Selbständigkeit							
Belastbarkeit							
Kommunikation							
Zusammenarbeit							
– mit Mitarbeitern des engeren Arbeitsbereiches							
– mit Vorgesetzten							
– mit anderen Stationen, Schule usw.							
Arbeitsverhalten							
Pflegeziele setzen							
Pflegeplanung							
Pflegeorganisation							
Pflegedurchführung							
Umgang mit Patienten							
Informieren							
Delegieren							
Kontrollieren							
Motivieren							
Fordern							
Beurteilen							

Wie führe ich ein Beurteilungsgespräch?

Gesprächsbeginn. Von Ausnahmen abgesehen, empfiehlt es sich bei schwierigen Gesprächen mit einem neutralen Thema zu beginnen, z. B. geplante Projekte (Einführung neuer Pflegetechniken, Bereichspflege usw.), die anstehen, oder aktuelle Probleme (Rischar 1991).

Einstieg. Pauschale Beurteilungen sind wenig hilfreich, besser sind differenzierte Urteile, in denen Stärken und Schwächen herausgearbeitet worden sind.

Gesamturteil. Ist das Urteil insgesamt *zu positiv,* ist der Mitarbeiter mit sich und der Welt zufrieden. Ist das Urteil *zu negativ,* entsteht ein innerer Widerstand, da die Beurteilung als nicht korrekt empfunden wird. Der Mitarbeiter ist demotiviert und ist versucht, die Beurteilung innerlich so umzudeuten, daß die Beurteilung nicht zutreffend ist. Manchmal kann das dazu führen, daß dem Beurteiler Kompetenz abgesprochen wird, was zur Folge hat, daß künftige Entscheidungen des Vorgesetzten sehr kritisch gesehen werden.

Beurteilungsbogen. Liegt ein Beurteilungsbogen vor, so gehen viele Vorgesetzte nun Punkt für Punkt vor. Hierbei kann es vorkommen, daß negative und positive Aspekte als Block behandelt werden, und das Gespräch kann mit schwerwiegenden negativen Beurteilungen beginnen.

Persönlichkeit des Mitarbeiters. Eine schematische Abarbeitung des Beurteilungsbogens kann der Persönlichkeit des Mitarbeiters nicht gerecht werden. Daher sollte meines Erachtens vorher überlegt werden, welche Persönlichkeitstruktur der Mitarbeiter hat.

Ängstliche Besorgtheit. Ein Mitarbeiter, dessen Selbstkonzept eher ängstlich-besorgt ist, der sich wenig zutraut und immer etwas mehr tut als notwendig, ist anders zu behandeln als ein Mitarbeiter, der an seine Fähigkeiten glaubt. Der ängstlich-besorgte Mitarbeiter braucht in einem solchen Gespräch zunächst einmal eine *positive Rückmeldung über seine Arbeit mit dem Patienten, den Kollegen usw.*

Einstiegsphase. Erst wenn eine Basis des Vertrauens geschaffen worden ist, kann man ihn auffordern, zu bestimmten Punkten (z. B. Organisation, Selbständigkeit usw.) eine Selbsteinschätzung seiner Leistungen vorzunehmen. Der Beurteilungsbogen hilft Ihnen dann, verschiedene wichtige Punkte anzusprechen, wo Sie sich eine Weiterentwicklung des Mitarbeiters vorstellen können.

Verlaufsphase. Im nächsten Schritt können dann *konkrete Maßnahmen* zur Veränderung angesprochen werden, z. B. die mangelnde Selbständigkeit des Mitarbeiters. Man könnte Regeln überlegen, nach denen der Mitarbeiter die Organisation seiner Arbeit selbständig erledigt und in welchen Fällen Absprachen notwendig sind.

Abschlußphase. Der Abschluß des Gespräches sollte *verbindliche Maßnahmen* beinhalten, nach denen der Mitarbeiter die nächsten zwei Monate arbeiten sollte. Eine Prüfung der vereinbarten Maßnahmen sollte kontrolliert erfolgen und durch positive Verstärkung des erwünschten Verhaltens gelenkt werden. Sie sollten lieber weniger Maßnahmen vereinbaren, weil diese dann kontrollierbar und realisierbar sind, als viele Maßnahmen, die den einzelnen in der Realisationsphase überfordern. Die angestrebten Verhaltensänderungen sind dann nicht durchführbar, und man erlebt dies als Mißerfolg. *Mißerfolge demotivieren* und führen eher zur Lethargie (ich kann ja machen, was ich will, es nützt doch nichts).

Kontrollphase. Die Kontrolle der Vereinbarungen sollte in der ersten Woche nach dem Gespräch intensiv erfolgen. Die Motivation, sich der Anstrengung zu stellen, eigenes Verhalten zu verändern, kann dann positiv gewürdigt werden. *Nichtbeachtung führt* wiederum *zur Aufgabe* der neuen Verhaltensweisen (jetzt strenge ich mich an, und keiner sieht es!).

Zuversichtliche Persönlichkeit. Menschen, die ein stark ausgeprägtes Selbstkonzept haben, reagieren auf Kritik sehr viel weniger betroffen, da sie sich als Person wertvoll empfinden. Sie sind von sich und ihren Fähigkeiten sehr überzeugt, d. h. Fehler unterlaufen nur den anderen, aber nicht der Person, die wenig Selbstzweifel an sich hegt.

Ein Mitarbeiter, der nun sehr ehrgeizig ist, kann z. B. positive Eigenschaften haben wie überdurchschnittliche Leistungen, hoher zeitlicher Einsatz, Konzentration und Ausdauer. Negative Aspekte können diese Eigenschaften überstrahlen, wie z. B. jede Arbeitssituation wird von diesem Mitarbeiter als Wettbewerbssituation gesehen (jeder Kollege ist sein Rivale!). Dies kann dazu führen, daß der Mitarbeiter absolut teamunfähig ist.

Einstiegsphase. Bei einem solchen Mitarbeiter kann es durchaus Sinn machen, die einzelnen Beurteilungen Punkt für Punkt durchzusprechen. Eine neutrale Haltung und Ehrlichkeit bei der Beurteilung besonders am Beginn des Gespräches sind wichtig. Sowohl massive Kritik als auch zu starkes Lob sind in dieser Phase ungünstig. Sprechen Sie sofort die kritischen Punkte an, formuliert der Mitarbeiter sofort seine Gegenargumente, während Lob hier sein Selbstkonzept noch stützt und er dann keinen weiteren Grund sieht, sein Verhalten zu ändern.

Verlaufsphase. Der Vorgesetzte sollte konkrete Arbeitssituationen schildern, in denen beispielsweise die Eigenschaft Ehrgeiz hinderlich ist. In dem Moment, wenn die Arbeit zum Selbstzweck wird, geraten die Interessen des Arbeitgebers zwangsläufig in den Hintergrund. Solche Mitarbeiter halten z. B. Informationen zurück, wollen nur dann Entscheidungen akzeptieren, wenn es ihre eigenen sind, und ähnliches. Der Mitarbeiter sollte die *Folgen seines Handelns* erkennen und mit dem Vorgesetzten gemeinsam überlegen, wie er seine Teamfähigkeit verbessern kann. Der Vorgesetzte sollte bei diesem Mitarbeiter aktiv zuhören und immer wieder einen *Perspektivwechsel* anregen (z. B. Wie würden Sie das denn sehen, wenn ich Ihnen Informationen nicht weitergäbe!).

Wie schon in dem Beispiel zuvor beschrieben, sollten nun *verbindliche Maßnahmen* besprochen werden, die der Mitarbeiter in künftigen Arbeitssituationen realisieren kann. So kann vereinbart werden, daß vorliegende Informationen sofort an die betroffenen Mitarbeiter weitergegeben werden oder daß der Mitarbeiter zutreffende Entscheidungen mit den Kollegen besser abstimmt.

Kontrollphase. Die Kontrolle der Vereinbarungen sollte auch hier in den ersten Wochen intensiv erfolgen (Beispiel S. 149).

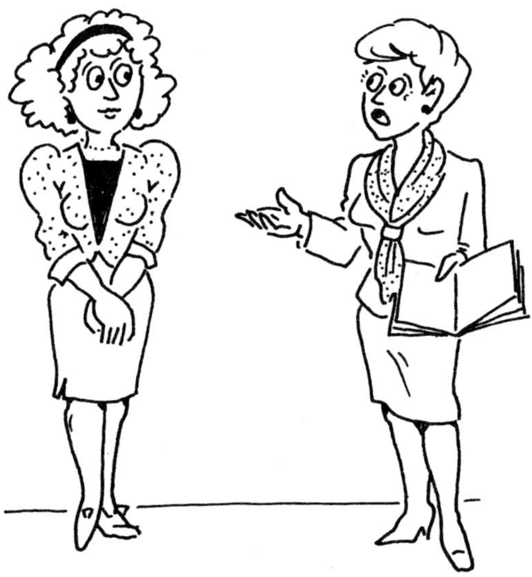

Was kann ich tun?

Zunächst einmal ist es wichtig, für Leistungsrückmeldungen Formulierungen zu finden, die hilfreich sind. Daher sind in der folgenden Übersicht einige Kriterien zusammengestellt, anhand derer die Formulierung von Rückmeldungen für ein Beurteilungsgespräch geübt werden kann.

Beurteilung des Mitarbeiters	Bewertung*	Mögliche Formulierung der Beurteilung
Arbeitsleistung: Güte der Arbeit	I	Hat sehr gute Fachkenntnisse und kann diese vielseitig und mit großer Erfahrung einsetzen
	II	Hat befriedigende Fachkenntnisse, arbeitet pflichtbewußt und genau
	III	Hat ausreichende Fachkenntnisse, arbeitet etwas schwerfällig und muß mit Aufgaben betraut werden
Menge der Arbeit	I	Arbeitet rasch, gut und fehlerfrei
	II	Arbeitet pflichtgemäß, setzt die Erfahrungen anderer um
	III	Arbeitet eher langsam und hat keinen Sinn für Zusammenhänge und Arbeitserleichterungen
Einteilung der Arbeit	I	Hat eine optimale Arbeitseinteilung und kann streßfrei mit unvorhergesehenen Arbeiten umgehen
	II	Hat eine gute Arbeitsaufteilung bei Normalbetrieb, bei außergewöhnlichen Arbeiten leidet die Einteilung
		Verteilt die Arbeitslast sehr ungleich und ist schnell überfordert bei der Einteilung
Persönliches Verhalten: Selbständigkeit	I	Arbeitet sehr selbständig, hat Ideen und Initiative bei der Veränderung von Arbeitsabläufen oder -problemen
	II	Arbeitet selbständig auf seinem Gebiet und ist gelegentlich initiativ
	III	Arbeitet nur mit Anleitung, gibt sich leicht zufrieden und ist beinflußbar
Belastbarkeit	I	Ist sehr belastbar und behält auch in kritischen Situationen den Überblick
	II	Ist belastbar in normalen Situationen, ist sachlich und weiß, was zu machen ist
	III	Ist wenig belastbar und neigt in kritischen Situationen zu Fehleinschätzungen
Kommunikation	I	Das kommunikative Verhalten in Form, Zeitpunkt und Richtung gut
	II	Die Kommunikation ist in der Form hilfreich, der Zeitpunkt könnte besser gewählt sein
	III	Die Kommunikation ist durch Mißverständnisse geprägt und wenig sachlich

Beurteilung des Mitarbeiters	Bewertung*	Mögliche Formulierung der Beurteilung
Zusammenarbeit: Mitarbeiter	I	Arbeitet sehr gut im Team und fördert den Zusammenhalt
	II	Arbeitet sowohl im Team als auch individuell mit positiver Einstellung
	III	Arbeitet vorwiegend alleine, hat viel auszusetzen an Teamkollegen
Vorgesetzte	I	Bestimmtes und sicheres Auftreten, nimmt Kritik verständig entgegen
	II	Ist für Anweisungen zugänglich, bei Kritik jedoch persönlich betroffen und unzugänglich
	III	Ist eher befangen, unterwürfig und paßt sich oberflächlich an
mit anderen Stationen, Schule usw.	I	Hat ein motiviertes Team aufgebaut und arbeitet mit anderen gut zusammen
	II	Ist für neue Ideen zugänglich und arbeitet mit anderen zusammen
	III	Arbeitet Konzepte aus, arbeitet mit anderen eher ungern zusammen

* Die Bewertung der Mitarbeiterleistung wird in drei Kategorien eingeteilt (nach Fürst 1970):
Kategorie I = sehr gute Leistungen
Kategorie II = gute bis mittlere Leistungen
Kategorie III = ausreichende bis unzulängliche Leistungen

Fallstudie 4: Schwester Sylvia übernimmt eine neue Position als Gruppenleiterin

Vor drei Monaten sah Schwester Sylvia mit Ungeduld ihrer neuen Aufgabe als Gruppenleiterin auf der Station X entgegen. Nach vier Jahren Pflege auf dieser Station fühlte sie sich jetzt sehr kompetent im Umgang mit den Bewohnern und auch im Team anerkannt und erfahren.

Heute ist sich Schwester Sylvia nicht mehr so sicher, daß sie für diese leitende Tätigkeit geschaffen ist. Ihr Arbeitstag scheint kein Ende zu nehmen. Während der Schicht ist ihre Arbeit damit ausgefüllt, Tätigkeiten zuzuteilen und die Resultate zu überprüfen. Außerdem strömen ständig Besucher herein, die etwas von ihr wollen. Einige Angehörige beklagen sich über Wäschestücke, die nicht sorgfältig genug behandelt worden sind, wieder andere wollen gerade jetzt ihr Herz ausschütten, wie schlimm es doch ist, daß sie für ihren Angehörigen nicht selber sorgen können ...

Die Mitarbeiter in ihrer Gruppe haben sich auch verändert, sie beklagen sich seit neuerer Zeit, daß alles nur noch in Hektik auf der Station verläuft, daß Schwester Sylvia überhaupt keine Zeit mehr hat, einmal ein persönliches Gespräch zu führen, und überhaupt – seidem sie Gruppenleiterin ist, trägt sie die Nase hoch und meint, was Besseres zu sein. Die Mitarbeiter haben sich bei der Stationsleiterin Schwester Sigrid beklagt. Schwester Sigrid muß alle drei Monate ein Beurteilungsgespräch mit ihren Mitarbeiterinnen führen, die eine Führungsaufgabe auf der Station übernommen haben. Daher will sie die anstehenden Probleme mit Schwester Sylvia besprechen. Das Gespräch soll am nächsten Tag nach der Frühschicht stattfinden.

In ihrer Frustration über die gegenwärtige Situation fragt Schwester Sylvia ihre Freundin Karin, ob sie mit ihr zu Mittag essen wolle, sie hätte etwas Wichtiges zu besprechen. Beim Essen erzählt sie Karin, daß sie mit dem Gedanken spiele, ihre leitende Tätigkeit aufzugeben. Sie meint, sie könne die Aussicht auf eine 50-Stunden-Woche nicht ertragen. Alle würden Forderungen an sie stellen, aber keiner verstünde ihr Problem, und morgen wäre auch noch das Beurteilungsgespräch über ihre Leistungen in den letzten drei Monaten. Sie fragt ihre Feundin: „Was soll ich tun?"

Fragen zur Fallstudie 4

1. Warum verbringt Schwester Sylvia soviel Zeit mit der Zuteilung von Arbeit und der Überprüfung der Resultate – wo sie doch ihre Mitarbeiter als kompetent und erfahren beschrieben hatte?
2. Wie könnte sie Unterbrechungen verhindern, wenn ihre Besucher Mitarbeiter/Stationsleiter sind?
3. Sollte Sylvia erwägen, eine störungsfreie Zeit einzuführen, während der sie keine Anrufe entgegennimmt bzw. Besucher empfängt? Wenn ja, wann könnte die beste Tageszeit dafür sein?
4. Sylvia ist der Ansicht, daß sie die gesamte Arbeit am besten selber macht. Wenn sie jedoch etwas delegiert, überprüft sie sämtliche Resultate. Gibt es eine effizientere Methode?
5. Auf welche andere Art und Weise könnte Sylvia ihre Zeitverwendung besser in den Griff bekommen?

Selbsteinschätzungsbogen für Beurteilungsgespräche

	Gar nicht	Geringfügig	Weiß nicht	Ein wenig	ja sehr
Habe ich den Willen des Mitarbeiters geweckt, mit mir zusammenzuarbeiten?					
Habe ich Widerstand erzeugt?					
Habe ich dem Mitarbeiter genügend Zeit gegeben, seine persönliche Einschätzung auszudrücken?					
Habe ich ihn sicherer gemacht?					
Versteht er genau, was ich von ihm erwarte?					
Habe ich mit ihm Maßnahmen besprochen, die er realisieren kann?					
Habe ich ihm etwas versprochen, von dem ich nicht sicher bin, ob ich es auch einhalten kann (z. B. Gehaltserhöhung)?					
Habe ich offen über Kontrollen mit ihm gesprochen?					
Habe ich einen zeitlichen Rahmen festgelegt (Ziele der Veränderung)?					
Habe ich bei dem Mitarbeiter Zuversicht in seine Fähigkeiten geweckt?					
Kann der Mitarbeiter in Zukunft besser über seine „Fehler" reden?					
Bin ich mit dem Gesprächsverlauf zufrieden?					

Was hätte ich in diesem Gespräch besser machen können?

Bitte schätzen Sie Ihr Verhalten nach einem Beurteilungsgespräch ein. Sie erhalten so eine Übersicht, mit welchen Mitarbeitern es Ihnen schwerer fällt zu reden und wo Sie für sich notwendige Verhaltenskorrekturen durchführen können.

A Mögliche Antworten auf die Fragen zur Fallstudie 3 (S. 143)

1. Was hätte die IBF und die Pflegedienstleitung berücksichtigen müssen?
   - Führungskräfte, die nicht an der Entwicklung eines Beurteilungs- und Förderkonzeptes beteiligt gewesen sind, wehren sich sehr häufig hiergegen, weil sie diese Dinge als wenig hilfreich betrachten. Da insbesondere für die Führungskräfte dieses Instrumentarium gedacht ist, sollte *vor dem Einsatz auf den Stationen* auf jeden Fall eine Schulung erfolgen.
   - Führungskräfte, die *nicht geschult* worden sind und die auch den Sinn einer solchen Maßnahme nicht einsehen, sollten im Sinne von Zielvereinbarungen verpflichtet werden, sich mit *neuen Instumenten* zur Personalführung zu beschäftigen. Dies könnte durch Fortbildungsmaßnahmen geschehen oder auch durch Hospitation auf anderen Stationen, auf denen ein solches Instrument als Pilotanwendung schon eingeführt worden ist.
   - Erst wenn die Führungskräfte Sinn und Ziel des Beratungs- und Fördergesprächs einsehen und unterstützen, sollte es auf den Stationen eingeführt werden.
2. Was hätte Schwester Gisela im Vorfeld besser machen können?
   - Die Mitarbeiter über Sinn und Zweck von Beurteilungsgesprächen informieren,
   - Beispiele im Sinne von Fördermaßnahmen geben anhand des Beurteilungsbogens,
   - den Mitarbeitern Zeit geben, sich auf ein solches Gespräch vorzubereiten,
   - die Wahl der Reihenfolge für die Gespräche mit den Mitarbeitern absprechen,
   - Mitarbeiter, die für die Gruppe wichtig sind (informelle Führer), einbeziehen und mit ihnen erste Beurteilungsgespräche führen.
3. Welche Ängste werden durch diese Mitteilung bei den Mitarbeitern ausgelöst?
   - Da die Mitarbeiter weder den Inhalt noch die Zielsetzung eines solchen Gespräches kennen, werden mehr Ängste als nötig geweckt. Je nach Persönlichkeitsprofil konzentrieren sich manche Mitarbeiter dann auf ihre Schwächen und reagieren mit Abwehr, andere sprechen permanent davon, wie gut sie doch alles auf der Station regeln, und haben ein gesteigertes Bedürfnis nach Anerkennung.
4. Wie sollte man die Mitarbeiter auf etwas Neues vorbereiten?
   - Über Neuerungen informieren,
   - Diskussionen über Vor- und Nachteile initiieren,

- Modifikationen überlegen,
- Erfahrungen mit dem neuen Instrument sammeln und gegebenenfalls an die eigene Situation auf der Station anpassen.

5. Welche Möglichkeiten der Einflußnahme sollte man den Mitarbeitern geben, damit das Gespräch nicht zum Verurteilungsgespräch wird?
   - Leistungsbewertung durch den Mitarbeiter fordern,
   - Unterschiede hierbei anhand von Beispielen deutlich erklären,
   - Stärken *und* Schwächen zurückmelden,
   - Möglichkeiten zur Weiterentwicklung überlegen,
   - dem Mitarbeiter Gelegenheit geben, zu unterschiedlichen Einschätzungen Stellung zu nehmen.

A Mögliche Antworten auf die Fragen zur Fallstudie 4 (S. 155)

1. Warum verbringt Schwester Sylvia soviel Zeit mit der Zuteilung von Arbeit und der Überprüfung der Resultate? Wo sie doch ihre Mitarbeiter als kompetent und erfahren beschrieben hatte?
   - Schwester Sylvia traut ihren Mitarbeitern weniger zu als sich selber und kontrolliert daher lieber alles.
   - Sie kann schlecht delegieren, weil sie dann wahrscheinlich Angst hat, den Überblick zu verlieren.
   - Sie trägt sehr schwer an der Verantwortung für die Qualität der Leistungen ihrer Mitarbeiter.
2. Wie könnte sie Unterbrechungen verhindern, wenn ihre Besucher Mitarbeiter/Stationsleiter sind?
   - Feste Zeiten für Mitarbeiter und Besucher einplanen.
   - Besucher mit ihren Fragen auf die Mitarbeiter verweisen.
3. Sollte Sylvia erwägen, eine störungsfreie Zeit einzuführen, während der sie keine Anrufe entgegennimmt, bzw. Besucher empfängt? Wenn ja, wann könnte die beste Tageszeit dafür sein?
   - Für komplizierte Ausarbeitungen sollte sie sich dann, wenn sie ihr Leistungshoch hat, Zeiten reservieren.
4. Sylvia ist der Ansicht daß sie die gesamte Arbeit am besten selber macht. Wenn sie jedoch etwas delegiert, überprüft sie sämtliche Resultate. Gibt es eine effizientere Methode?
   - Delegierte Aufgaben könnten stichprobenartig kontrolliert werden.
   - Selbstkontrollmechanismen könnten mit den Mitarbeitern vereinbart werden (gegenseitige Kontrolle im Team).
5. Auf welche ander Art und Weise könnte Sylvia ihre Zeiteinteilung besser in den Griff bekommen?
   - Sie sollte eine Störanalyse durchführen und ihren Tag nach wichtigen Prioritäten genauer planen.

Motivationsgespräch

Aufbau eines Motivationsgespräches

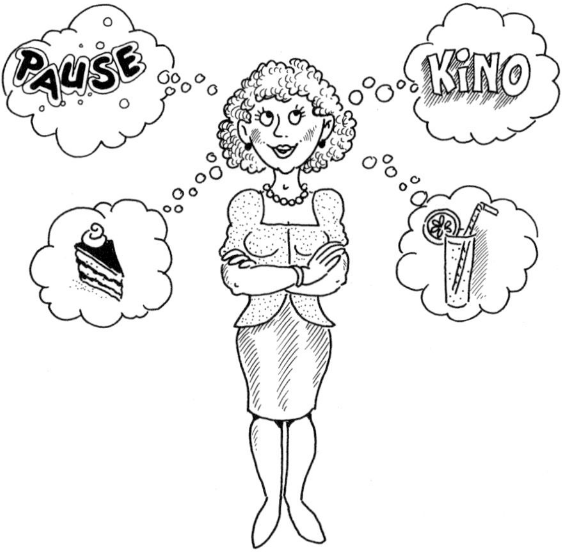

Ziele. Während bei den meisten Gesprächen die Motivation der Mitarbeiter zur Lösung anstehender Probleme mehr oder weniger vorausgesetzt wird, ist sie im Motivationsgespräch einziger Zweck. Ein Motivationsgespräch kann bei Gesprächen unterschiedlicher Zielsetzung vor- oder in diese eingeschaltet werden. Mitarbeiter können z. B. motiviert werden, an stattfindenden Problemlösungsgesprächen aktiv mitzuwirken. Ziel des Motivationsgespräches ist es, Menschen dazu zu bewegen, sich im Sinne von Unternehmenszielen zu engagieren (Schubert 1978, Keck u. Pröschild 1994, Fürst 1970, Becker 1991, Rischar 1991, Saul 1993, Hentze 1989).

Probleme. Die Bereitschaft und Fähigkeit des Vorgesetzten zur Motivation wird bestimmt vom Menschenbild, das er von seinen Mitarbeitern hat. Dabei lassen sich zwei Einstellungen unterscheiden: das eher pessimistische und das optimistische Menschenbild. Ein *pessimistisch* geprägtes Menschenbild geht davon aus, daß Mitarbeiter eine angeborene Abneigung gegen Arbeit haben. Aus diesem Grunde muß die *Arbeitsunlust* der Mitarbeiter gelenkt werden. Die Erreichung von Arbeitszielen wird durch straffe Führung, Zwang und Strafandrohung erreicht.

Das *optimistische* Menschenbild beruht auf dem Grundsatz, der Mitarbeiter ist nicht schon von Natur aus der Arbeit gegenüber positiv oder negativ eingestellt, er entwickelt diese Einstellung vielmehr aufgrund seiner *Erfahrungen.* Der Mitarbeiter ist bereit, Leistungen zu erbringen, Verantwortung zu tragen und sich für Ziele einzusetzen. Die Aufgabe des Vorgesetzten besteht lediglich darin, die Anlagen und Fähigkeiten eines Mitarbeiters zu erkennen und weiterzuentwickeln.

Irgendwo zwischen diesen beiden Polen sind Menschen innerhalb einer Arbeitsorganisation einzuordnen. Daraus ergeben sich eine Reihe von Problemen. Schließlich weiß man nur theoretisch genau, wie man Menschen dazu bewegen kann, sich so zu verhalten, wie es der Betrieb und die Führungskräfte der Organisation gerne möchten.

Gründe. Mitarbeiter in sozialen Berufen gehen oft voll optimistischer Vorstellungen in ihren Beruf, um mit Menschen etwas zu machen. Sie wollen helfen, Leiden mindern oder ihrer Berufung nachgehen, indem sie ihr soziales Engagement als Arbeit am Nächsten verstehen (Taubert 1992).

Gerade diese idealistisch eingestellten Mitarbeiter erreichen sehr schnell ihre Grenzen, da alles nicht so ist, wie sie sich das vorstellen. Das Mitfühlen mit Patienten oder Bewohnern eines Heims führt zur Hilflosigkeit, da in unserer Gesellschaft doch schließlich Leid- und Schmerzfreiheit angestrebt werden. Die Auseinandersetzung mit der eigenen Machtlosigkeit, mit Schmerzen, Leid und Tod umzugehen, führt zu einer stetigen Auseinandersetzung mit den eigenen moralischen Ansprüchen und denen der anderen.

Im Motivationsgespräch werden häufig diese Aspekte zum zentralen Thema eines Gespräches, denn wer mitfühlt und mitdenkt, braucht Vorgesetzte, die nicht abgestumpft sind gegen das Leid anderer. Das Sichabfinden mit der Situation zeigt dann eher eine Apathie, die leidensunfähige Teilnahmslosigkeit widerspiegelt.

Daher ist das Motivationsgespräch eines der wichtigsten Instrumente von Führungskräften in sozialen Organisationen, um das Ausbrennen von Mitarbeitern zu verhindern (Kirchner 1983, 1992). Durch eine Reflexion der Ursachen von Demotivation können Mitarbeiter wieder bewegt werden, sich mit ihrem Tun auseinanderzusetzen. Moderne Formen des Sichabfindens mit der Situation oder aus dem sozialen Beruf aussteigen sind Formen einer leidensunfähigen Teilnahmslosigkeit. Aggressiven Ausdruck dieses Sich-nicht-auseinandersetzen-Könnens findet man gehäuft in sozialen Berufen. Wir nennen es heute Mobbing, weil auch diese Form der stellvertretenden Frustration im Team Ausdruck dieser Unfähigkeit der Auseinandersetzung ist.

Fallstudie 5: Schwester Elke möchte kündigen

Schwester Elke arbeitet seit fünf Jahren auf der onkologischen Abteilung eines städtischen Krankenhauses. Sie ist nach ihrer Ausbildung als Krankenschwester voller Enthusiasmus auf die onkologische Station gegangen. Die Kollegen im Team sind sehr nett, sie kommt mit den meisten Kollegen persönlich und fachlich gut zurecht.

Seit Jahren finden auf dieser Station auch Teamgespräche statt, die von einem erfahrenen Supervisor geleitet werden. Fallbesprechungen wechseln mit Gesprächen über das Team und seine Zusammenarbeit. Doch seit einiger Zeit merkt Schwester Elke, daß sie nicht mehr so richtig bei der Sache ist. Kürzlich hat sie doch glatt beim Tablettenstellen einen Fehler gemacht, der jedoch dem Patienten sofort aufgefallen ist. Nicht auszudenken, wenn dies ein weniger aufmerksamer Patient gewesen wäre!

Ihre Arbeit auf der Station mit den Patienten ist auch nicht mehr so wie früher. Anfangs ist sie noch voller Hoffnung auf Genesung mit den Patienten ins Gespräch gekommen. Doch jetzt? In den letzten Jahren hat sie häufig erfahren müssen, daß gerade bei bestimmten Tumoren die Heilungschancen nicht so sind wie erhofft. Kürzlich ist wieder ein junger Mann, 31 Jahre alt und Vater von zwei kleinen Kindern, mit einem Gehirntumor eingeliefert worden. Nach der Operation lag der Patient 10 Tage im Koma. Seine Frau und die Kinder sind jeden Tag auf der Station gewesen – und immer wieder die bange Frage der Ehefrau an die Schwestern: „Wie wird es werden?" „Was wird aus den Kindern?" „Wie soll ich das alles packen?" In diesem Fall kam der Eingriff zu spät. Der Patient starb nach einer kurzen Leidensphase über neun Monate lang. Schwester Elke fragt sich zunehmend: Ist das, was wir hier machen, überhaupt sinnvoll? Eine Patientin ist nach einem Eingriff so schwer behindert, daß die Familie nun einen Schwerstpflegefall zu Hause zu betreuen hat. Die Beispiele sind beliebig. Schwester Elke kann diese Belastung nicht mehr ertragen. Sie überlegt, ob sie nicht einen anderen Beruf erlernen soll.

Mit dem festen Gedanken, ihr Leben zu verändern, geht sie erst zur Stationsleitung und danach zur Pflegedienstleitung und trägt ihren Wunsch nach Kündigung vor.

Fragen zur Fallstudie 5

1. Suchen Sie Gründe, die die Demotivation verursachen.
2. Welcher Motivationstyp könnte hier vorliegen?
3. Worüber würden Sie als Vorgesetzte mit Schwester Elke sprechen?
4. Welche Zielsetzung hätten Sie als Vorgesetzte im Gespräch mit Schwester Elke?
5. Welche Alternativen könnten Sie mit Schwester Elke besprechen?

Wie bereite ich ein Motivationsgespräch vor?

Zur Vorbereitung eines Motivationsgespräches sollte man sich zu folgender Checkliste einige Gedanken machen, weil dann das Gespräch – gut vorbereitet – auch effektiv durchgeführt werden kann.

Welche Motivationsgründe will ich im Motivationsgespräch behandeln?	• Krankheit • Veränderungen innerhalb des Arbeitsbereiches • Umgang mit Kollegen • Mangel an Leistungsmöglichkeiten • neue Aufgaben • Aufstiegsmöglichkeiten (Erfolg, Status, Geld) • Modellverhalten (positive/negative Verstärkung) • Sinnvermittlung
Was für ein Motivationstyp ist der Mitarbeiter?	• Selbstverwirklichung in der Arbeit? • Sinnerfüllung durch Arbeit? • Bedürfnisbefriedigung durch Arbeit? • Freizeitorientierung und Arbeit als Muß? • Arbeit als notwendiges Mittel zum Überleben? • Arbeit als lästige Zeitverschwendung?
Welche Motivationsziele verfolgen Sie als Vorgesetzter mit dem Motivationsgespräch?	• Leistungsbereitschaft fördern • Fehler abbauen • für eine Idee motivieren • negative Verhaltensmuster abbauen • Arbeitsablauf reibungslos gestalten • Klima verbessern
Wie können Sie Ihre Motivationsziele mit den Motivationszielen der Mitarbeiter am besten in Einklang bringen?	• eigene Zielsetzung formulieren • Widerstände der Mitarbeiter überlegen • Veränderungen für Mitarbeiter klären • Sichtweise des Mitarbeiters hören • Vor- und Nachteile besprechen • Mitarbeiter beteiligen (Belohnung je nach Typ in Aussicht stellen)

Welche konkreten Belohnungen können Sie dem Mitarbeiter anbieten?	• materielle Belohnung (Geld) • immaterielle Belohnung (Anerkennung der Leitung) • Aufstiegschancen • interessantere Arbeit • Fortbildungsmöglichkeiten • Projektarbeit (Fähigkeitserweiterung/Macht) • persönliche Wertschätzung (Einladung zu ...)
Welchen Zeitrahmen haben Sie für die Erreichung der Motivationsziele gesetzt?	• eigene Zeitzielvorstellungen • kann der Mitarbeiter diese Zeitziele realistisch einhalten?
Wie wollen Sie die Erreichung der Motivationsziele prüfen?	• über Maßnahmen und Möglichkeiten der Kontrolle sprechen • offen auf eine Realisierung der getroffenen Vereinbarung hinweisen (Konsequenzen?) • evtl. Konsequenzen bei Nichteinhaltung besprechen

Wie führe ich ein Motivationsgespräch durch?

Arbeitsklima. Das *Arbeitsklima* wird wesentlich von den Motiven der Mitarbeiter beeinflußt, die diese hinsichtlich der Arbeitsziele und in der zwischenmenschlichen Zusammenarbeit bewegen. Das Leistungsverhalten von Menschen läßt sich immer weniger mit einer traditionellen Außensteuerung (d. h. mit „unter Druck setzen“ oder mit „Belohnung“) verändern. Die Bereitschaft sich mit neuen Dingen auseinanderzusetzen, muß vielmehr von *innen* kommen, d. h. wenn ich jemanden veranlassen will, etwas anderes zu tun, muß ich an seine Motive anknüpfen (Maslow 1954, Pfützner 1989).

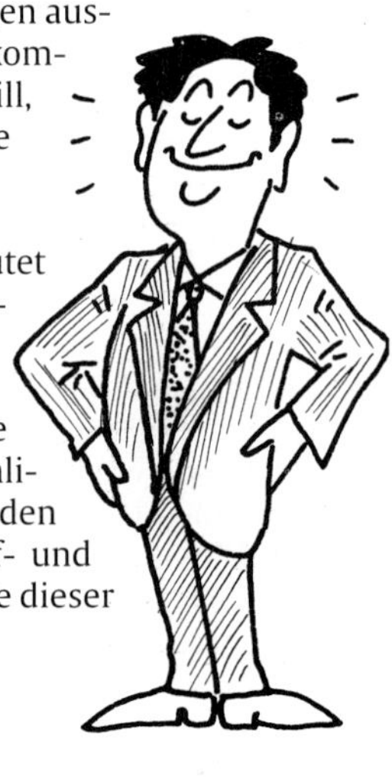

Bedürfnisse nach Maslow. Für die Praxis bedeutet das, daß ein müder, hungriger oder kranker Mitarbeiter als Gesprächspartner schlechte Voraussetzungen für ein Motivationsgespräch mitbringt. Die von Maslow (1954) entwickelte Motivationstheorie geht davon aus, daß menschliche Bedürfnisse in fünf Stufen gegliedert werden können, die man wie auf einer Treppe herauf- und herabgehen kann. Dabei kann jedoch keine Stufe dieser Treppe übersprungen werden.

1. Grundbedürfnisse
2. Sicherheit und Geborgenheit
3. Soziale Zugehörigkeit
4. Ich-Bedürfnisse
5. Selbstverwirklichung

Die drei ersten Stufen beschreiben Bedürfnisse, deren Nichtbefriedigung immer ein Defizit herbeiführt. Jemand, der lebensbedrohlich krank geworden ist, möchte in erster Linie wieder gesund werden, und erst dann ist es für ihn von Bedeutung, ob sein Arbeitsplatz (Stufe zwei) als gesichert gilt oder nicht. Die Stufen vier und fünf werden als Überflußmotive bezeichnet, deren Befriedigung wünschenswert, aber nicht lebensnotwendig ist. Sie werden nur dann realisiert, wenn die Grundbedürfnisse befriedigt worden sind.

Die fünf Bedürfnisstufen lösen unterschiedliche Erlebnis- und Verhaltensweisen aus. Will man im Motivationsgespräch an diese Bedürfnisse anknüpfen, ergeben sich folgende Möglichkeiten, im Gespräch Beobachtungen, Meinungen oder Verhaltensweisen auf die Richtigkeit hin zu überprüfen (Kayser 1980):

Grundbedürfnisse. Ein Mitarbeiter mit einer lebensbedrohlichen Krankheit rückt seine Empfindungen, die hiermit zusammenhängen, in den Vordergrund. Private Dinge können für ihn nun solche Bedeutung bekommen, daß Tätigkeiten, die mit dem Arbeitsleben zusammenhängen, unwichtig werden.

Sicherheitsbedürfnisse. Durch die Neustrukturierung der Aufgaben innerhalb eines Arbeitsbereiches (Stufe 2) werden plötzlich Fähigkeiten bedeutsam, die der Mitarbeiter noch nie anwenden konnte. Neue Dinge rufen zunächst Angst und Unsicherheit hervor und fördern eine verstärkte Suche nach Hilfe und Orientierung. Ist diese Suche abgeschlossen und fühlt sich der Mitarbeiter der Situation gewachsen, kann er die dritte Stufe betreten, die als Suche nach Zugehörigkeit zu einer Gruppe bezeichnet werden kann.

Soziale Bedürfnisse. Im Umgang mit anderen Menschen kann man erkennen, wann dieses Bedürfnis zufriedenstellend gestillt ist. Wenn sich z. B. jemand darüber äußert, daß seine Familie, seine Freunde oder seine Arbeit ihn mit Stolz erfüllen, dann ist die Zugehörigkeit zu einer Gruppe gegeben. Dies führt zu Gefühlen wie „ich bin okay, die anderen sind okay" und stützt damit das Selbstwertgefühl, das die Grundlage für eine zufriedenstellende Leistung bildet. Personen, die sich selbst vertrauen, also ihren Fähigkeiten und Fertigkeiten, sind auch im beruflichen Alltag streßstabil und leistungsfähig. Umgekehrt führt ein Angriff auf das Selbst-

5	Selbst-verwirklichung	abwechslungs-reiche Aufgaben	Erfolgszuversicht und Zufriedenheit
4	Ich-Bedürfnisse: Status, Macht, Anerkennung	Mangel an Möglichkeiten erzeugt: innere Unruhe, Wille nach Veränderung	Negativäußerungen über Aufstiegsmöglichkeiten: Unzufriedenheit, Suche nach Veränderung
3	soziale Bedingungen: Zugehörigkeit zu einer Gruppe	soziale Isolierung, Ausgrenzung erzeugt Depression, Angst vor anderen, Angst vor Bewertungen	sich zurückziehen, massive Suche nach Ausweichmöglichkeiten, Flucht in Krankheit, innere Kündigung
2	Sicherheit und Geborgenheit	Arbeitplatzverlust oder Neustrukturierung innerhalb einer Station erzeugen Unsicherheiten, Mangel an Selbstvertrauen, Selbstwertgefühl ist betroffen	Angst- und Furchtreaktionen, Desorientierung, verstärkte Suche nach Sicherheit und Orientierung durch Arbeitsplatz- oder Einstellungswechsel usw.
1	Grundbedürfnisse wie Atmung, Bewegung, Hunger	Krankheit schränkt diese Bedürfnisse ein, z. B. Atemnot erzeugt Todesangst, völlige Zentrierung der Wahrnehmung auf Überlebensfunktionen	Beschäftigung mit der Krankheit, dem Tod usw. läßt alle anderen Bedürfnisse unwichtig erscheinen, hohe Selbstaufmerksamkeit und keine Sensitivität für andere
Stufen	**Motivations-art**	**wird erlebt**	**gezeigtes Verhalten**

wertgefühl des Mitarbeiters zur Produktion von Abwehrmechanismen, die unnötig viel Energie beanspruchen. Die Aufmerksamkeit ist dann nicht auf die Aufgabe bezogen, sondern auf die Rechtfertigung des eigenen Verhaltens.

Ich-Bedürfnisse. In der vierten Stufe werden Ich-Bedürfnisse angesprochen, die dazu beitragen, das Selbstwertgefühl zu festigen. Wenn beispielsweise ein Mitarbeiter neue Aufgaben übertragen bekommt, die seinen Kompetenzbereich erweitern, ist damit auch mehr Anerkennung und Wertschätzung der Person verbunden. Die Bewältigung der neuen Aufgaben ist mit einem neuen Selbstwertgefühl verbunden, das sich motivationsfördernd auswirken kann.

Jeder Mitarbeiter, der von anderen Personen vermittelt bekommt, daß er anerkannt und akzeptiert ist, fühlt sich okay. Fehlen diese Umweltreaktionen, so entsteht die Suche nach Anerkennung auf anderen Feldern. Zum Beispiel ein Mitarbeiter, dessen Bedürfnisse nach Anerkennung nicht im Betrieb befriedigt werden, interessiert sich plötzlich intensiv für Fußball, Gartenbau oder sonstige Hobbys. Wissen und Leistung können nun in einem anderen Betätigungsfeld unter Beweis gestellt werden und führen so zu einer Befriedigung des Ich-Bedürfnisses (Stufen vier und fünf).

Selbstverwirklichung. Das Bedürfnis nach Selbstentfaltung und Selbstverwirklichung ist in der fünften Stufe enthalten. Hiermit ist das Bedürfnis des Menschen nach Sinngebung, Ordnung und Freiheit gemeint. Jede Einschränkung der Selbstentfaltungsmöglichkeiten führt zu einer erneuten Suche nach Betätigungsfeldern. Mitarbeiter, die bereit sind, Leistungen zu vollbringen, Begabungen zu entwickeln, Verantwortung zu übernehmen und sich für gesteckte Ziele einzusetzen, sind aktive, selbständig arbeitende und verantwortungsbewußte Mitarbeiter.

Motivationsgründe. Jedes Verhalten wird durch Motive gesteuert, die bewußt und unbewußt wirksam sein können. Verhaltensweisen zielen in erster Linie darauf ab, Bedürfnisse zu befriedigen. Daher ist es für eine effektive Kommunikation notwendig, die Motive, nach denen Personen handeln, zu verstehen. Ein Motivationsgespräch sollte daher die unbewußten Motive nutzen, um unbefriedigende Verhaltensweisen zu verändern und durch neue Verhaltensweisen zu ersetzen. Im Motivationsgespräch geht es meist darum, daß ein bestimmtes Verhalten als erwünscht angesehen wird und dieses Verhalten auf eine spezifische Situation übertragen werden soll.

Leistungsmotivation. Ein zentrales Motiv im Arbeitsprozeß ist das Leistungsmotiv. Eine andere Motivationstheorie stellt die gute Leistung, die als Erfolgserlebnis (Erfolgs-Wahrscheinlichkeits-Überlegungen nach Vroom) erfahren wird, in den Vordergrund seiner Betrachtungen.

Dies ist beispielsweise der Fall, wenn Weiterentwicklungsmöglichkeiten geschaffen werden, die eine Selbstbestätigung ermöglichen (zugrundeliegende Motive wie z. B. Anerkennung der Leistung oder Wertschätzung der Person). Einerseits können durch Formen der kommunikativen Beteiligung Erfolgserlebnisse produziert werden, die durch die Beteiligung der Betroffenen möglich werden (Mitwissen, Mitdenken und Mitentscheiden). Veränderungen werden eher akzeptiert, wenn man an ihnen mitwirken kann. Durch Mitwissen (Vor- und Nachteile bestimmter

Problemlösungen) werden angemessene Lösungen angestrebt, die auf eine breite Zustimmung stoßen. Die Entscheidung für eine Maßnahme eröffnet so auch Raum, die eigene Leistungsfähigkeit unter Beweis zu stellen. Leistung wird dann als Erfolgserlebnis bewußt wahrgenommen, wenn eine Selbstbestätigung erfolgt, die die zugrundeliegenden Motive berücksichtigt.

positive Einstellung

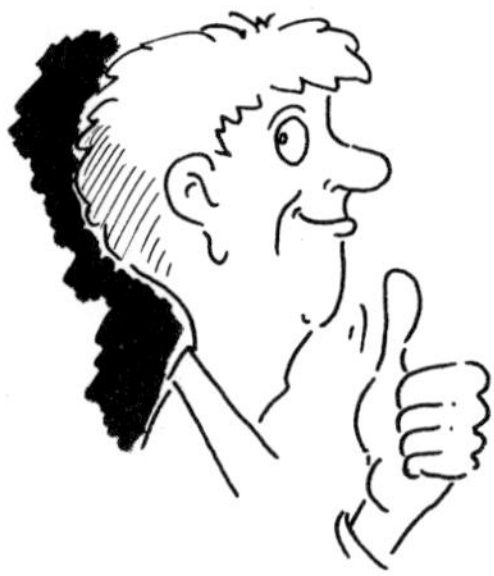

Zielsetzung

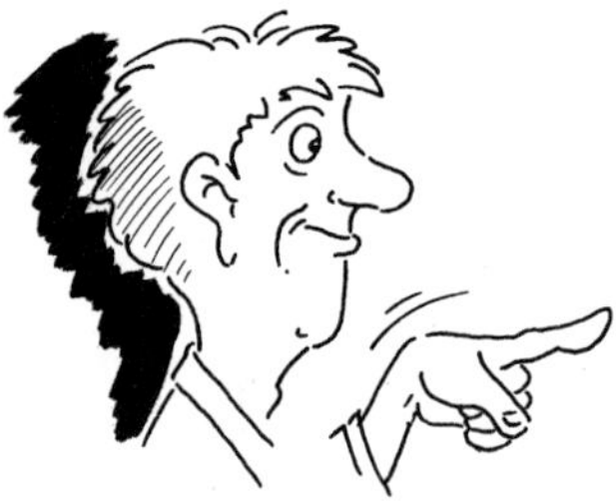

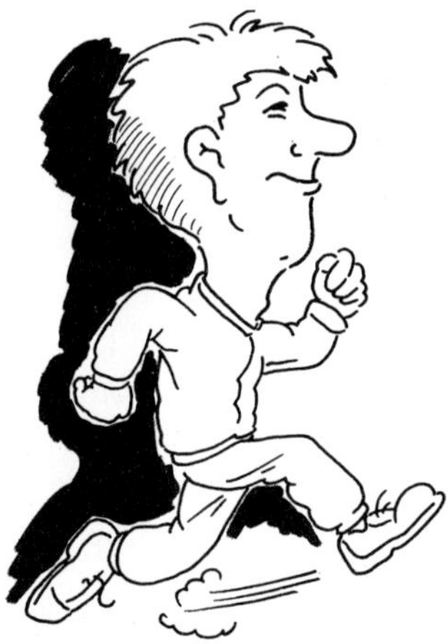

Ausdauer

Verstärkungslernen. Die Motivationstheorie nach Skinner geht davon aus, daß bestimmte Handlungen belohnt, andere bestraft werden. Diese Reiz-Reaktions-Muster können sowohl erwünschtes als auch unerwünschtes Verhalten verstärken. Dieser Mechanismus läuft eher unbewußt ab. So kann in einer Arbeitsgruppe eine Person, die sehr viele Fehler macht, durch den Vorgesetzten eine erhöhte Aufmerksamkeit erfahren. Die Beschäftigung mit der Problemperson braucht viel Zeit und Aufmerksamkeit. Durch die negative Aufmerksamkeit verwendet der Vorgesetzte auf einmal sehr viel Zeit auf die Veränderung eines unerwünschten Verhaltens. Dies führt jedoch oft nicht zum Ziel, da gerade diese Aufmerksamkeit, die der Vorgesetzte seinen Mitarbeitern gegenüber erbringt, als unbewußtes Motiv beim Mitarbeiter befriedigt wird (z. B. im Mittelpunkt stehen, wenn nicht positiv, dann eben negativ).

Die Nichtbeachtung negativer Verhaltensweisen und die positive Verstärkung erwünschter Verhaltensweisen ist eine Form der Motivation, die jedoch eher durch *Außensteuerung* herbeigeführt werden kann. Statt in einer Arbeitssitzung die Killerphrasen eines Mitarbeiters zu beachten, wäre es oft viel hilfreicher, diese hinzunehmen, nicht weiter zu beachten und zu positiven Lösungsmöglichkeiten überzugehen. Oft wird jedoch genau der umgekehrte Weg gewählt.

Sinnvermittlung. Die Handlungstheorie nach Hacker stellt das sinnvolle Handeln des Menschen in den Vordergrund. Menschen, die genau wissen, warum sie bestimmte Handlungen ausführen müssen, sind eher mo-

Motivationsgründe	Beispiel	Motivationsziele
Verschiedene Bedürfnisse befriedigen: (Bedürnishierarchie nach Maslow 1954)	Bedürfnis nach Zugehörigkeit, Leistung, Achtung oder Selbstverwirklichung muß befriedigt werden	Orientierung an den vorherrschenden Bedürfnissen der Mitarbeiter, z. B. Machtstreben, wird durch Aufstieg in der Hierarchie belohnt
Erfolgs-Wahrscheinlichkeits-Überlegungen anstellen (Vroom 1964)	Der Mitarbeiter muß einen Nutzen aus bestimmten Handlungen ziehen können	Bestimmte Erfolgswahrscheinlichkeiten werden dem Mitarbeiter in Aussicht gestellt, z. B. Aufstieg, Verdienst usw.
Verstärkungslernen anwenden (Skinner 1938)	Bestimmte Handlungen werden belohnt, andere bestraft. Die Erfahrung mit Reiz-Reaktions-Mustern bestimmt die Handlungen	Ein erwünschtes Zielverhalten wird positiv verstärkt, unerwünschtes Verhalten wird durch Entzug positiver Erfahrungen bestraft
Handlungsziel: Sinnvermittlung anstreben (Hacker 1978)	Menschen handeln, weil sie sinnvolle Ziele im Auge haben, z. B. Trauerarbeit anbieten, um anderen Menschen zu helfen, mit einer kritischen Lebenssituation besser fertig zu werden	Sinnvolle Ziele aufzeigen, für die es sich lohnt einzusetzen Angehörigengespräche führen können (Selbsterfahrung)

tiviert, auch unangenehme Tätigkeiten auszuführen. Immer dann, wenn Personen den Gesamtzusammenhang ihrer Tätigkeit nicht mehr sehen (z. B. Zurechnung ihrer Tätigkeit nach Kostenarten und Kostenstellen mit Hilfe von Standards in der Dokumentation), dann häufen sich Fehler, weil das Verständnis fehlt, wozu diese Standards notwendig sind. In allen größeren Organisationen geht so der Gesamtzusammenhang verloren, und die isolierten Tätigkeiten werden dann als Pflichtübung angesehen. Die Motivation, bestimmte Handlungen auszuführen, sinkt, und die Fehleranfälligkeit steigt im gleichen Zusammenhang.

Zusammenfassung. Um ein Motivationsgespräch zu führen, muß der Vorgesetzte sich zunächst einmal mit den Motivationsgründen seiner Mitarbeiter auseinandersetzen. Je nach Motivationsgrund können dann bestimmte Motivationsziele für das Gespräch abgeleitet werden. In der folgenden Tabelle sind noch einmal die wichtigsten Aspekte für die Motivation von Mitarbeitern zusammengefaßt dargestellt.

Ursachen mangelnder Motivation. Diese vier Motivationstheorien zeigen die Komplexität menschlichen Handelns auf. Wenn Sie als Vorgesetzter nun Ihre Mitarbeiter motivieren wollen, müssen Sie erst einmal die Ursachen für deren mangelnde Motivation herausfinden. Aus einer Umfrage in Produktionsbetrieben über Wünsche der Mitarbeiter aus der Sicht von Führungskräften und aus der Sicht der Mitarbeiter sind folgende Unterschiede ermittelt worden:

Das halten Mitarbeiter für wichtig für ihre Tätigkeit		und das glauben Führungskräfte, sei ihren Mitarbeitern wichtig
Anerkennung für gut geleistete Arbeit	1	Gutes Einkommen
Genaue Kenntnis des Produktes und der Firmenzielsetzung	2	Gesicherter Arbeitsplatz
Eingehen auf private Sorgen	3	Wohlergehen der Firma
Gesicherter Arbeitsplatz	4	Gute Arbeitsbedingungen
Gutes Einkommen	5	Interessante Arbeit
Interessante Arbeit	6	Loyalität zwischen Arbeitnehmer und Arbeitgeber
Wohlergehen der Firma	7	Höflichkeit der Führungskräfte
Loyalität zwischen Arbeitnehmer und Arbeitgeber	8	Anerkennung für gut geleistete Arbeit
Gute Arbeitsbedingungen	9	Eingehen auf private Sorgen
Höflichkeit der Führungskräfte	10	Genaue Kenntnisse des Produktes und der Firmenzielsetzung

Einstiegsphase. Der Vorgesetzte wird die Motive des Mitarbeiters nur herausfinden, wenn er den Mitarbeiter über längere Zeit beobachtet und seine Beobachtungen auf Richtigkeit prüft.

Je nach Zielsetzung des Motivationsgespräches sollten am Beginn positive Sachverhalte stehen, um so eine angenehme Gesprächsatmosphäre zu schaffen.

Die eigene Zielsetzung, z. B. eine Idee erläutern oder Umstrukturierungen innerhalb des Krankenhauses/Heims erklären, sollten den Auftakt des Gespräches bilden. Der Mitarbeiter weiß so, was der Vorgesetzte sich überlegt hat und welche Zielrichtung das Gespräch nehmen soll. Hat der Mitarbeiter ein Motivationsproblem, so sollte der Vorgesetzte zunächst aktiv zuhören, den Mitarbeiter ermutigen, sein Problem mit der jetzigen Tätigkeit zu erläutern.

Verlaufsphase. Bei geplanten Veränderungen innerhalb des Arbeitsbereiches sollte der Mitarbeiter nun aufgefordert werden, seine eigenen Vorstellungen zu diesem Aspekt zu erläutern. Hier können schon Schattenmotive deutlich werden, ob der Mitarbeiter sich durch die Veränderungen eher in seinem Selbstwertgefühl bedroht fühlt oder ob er durch die Veränderung eine positive Selbstbestätigung empfindet.

Der Vorgesetzte sollte seine Vermutungen (Motivationsgründe des Mitarbeiters) äußern und auf Richtigkeit hin prüfen. Nur wenn der Vorgesetzte weiß, daß der Mitarbeiter sich beispielsweise nicht durch die neue Tätigkeit überfordert fühlt, kann er Belohnungssysteme usw. einsetzen. Andernfalls wird der Mitarbeiter Vermeidungsstrategien entwickeln, die für die Leistungsbereitschaft wenig förderlich sind.

Gesprächsaspekte

Häufig sind Veränderungen im Arbeitsablauf für den Mitarbeiter belastend. Daher sollte ein Motivationsgespräch immer dann geführt werden, wenn es um Neuerungen, z. B. Einführung der Bereichspflege, Standardisierung, Dokumentation usw. geht. Im Vierfelderschema sind die wichtigsten Aspekte, die den Verlauf des Gespräches positiv beeinflussen können, zusammengestellt (S. 171).

So kann ein Mitarbeiter, der seine Arbeitsmotivation dadurch erhält, daß er in seiner Freizeit im Vorstand des Schlittschuhvereins ist, wahrscheinlich eher dazu bewegt werden, Führungsverantwortung auf die betrieblichen Belange zu übertragen als ein Mitarbeiter, dessen Arbeitsmotivation nur dadurch gegeben ist, daß er Geld verdienen muß, sich aber seine Interessen auf ganz anderen Gebieten befinden, beispielsweise Kleingarten in XY.

Je nach Mitarbeitertyp ist es zu überlegen, welche Belohungsformen adäquat erscheinen. Einen Mitarbeiter, der seine Interessen in völlig anderen Bereichen auslebt, werden Sie nur bedingt für veränderte oder neue Arbeitsprozesse (z. B. Arbeitszeitmodell verändern) motivieren können. Hier sind die Fragen für den Vorgesetzten relevant: Wo setze ich Prioritäten, welchen Mitarbeiter kann ich fördern, wo sind die Grenzen der Mitarbeitermotivation erreicht?

Abschlußphase. Das Gesprächsergebnis sollte nun noch einmal zusammengefaßt wiedergegeben werden, damit sowohl der Vorgesetzte als auch der Mitarbeiter die wesentlichen Aspekte in gleicher Weise beurteilen können. Unterschiede in der Zielsetzung sollten ebenso deutlich formuliert werden. Der Gesprächsabschluß sollte konkrete Zeit- und Kontrollhinweise enthalten. Die Förderung von Leistungsbereitschaft

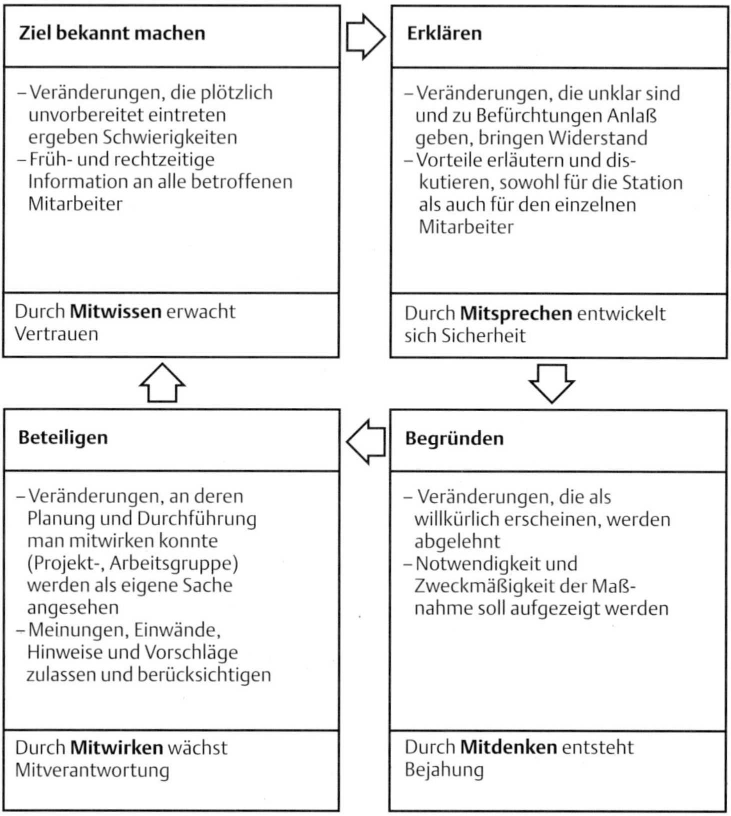
Ziel bekannt machen
– Veränderungen, die plötzlich unvorbereitet eintreten ergeben Schwierigkeiten
– Früh- und rechtzeitige Information an alle betroffenen Mitarbeiter
Durch **Mitwissen** erwacht Vertrauen
Erklären
– Veränderungen, die unklar sind und zu Befürchtungen Anlaß geben, bringen Widerstand
– Vorteile erläutern und diskutieren, sowohl für die Station als auch für den einzelnen Mitarbeiter
Durch **Mitsprechen** entwickelt sich Sicherheit
Begründen
– Veränderungen, die als willkürlich erscheinen, werden abgelehnt
– Notwendigkeit und Zweckmäßigkeit der Maßnahme soll aufgezeigt werden
Durch **Mitdenken** entsteht Bejahung
Beteiligen
– Veränderungen, an deren Planung und Durchführung man mitwirken konnte (Projekt-, Arbeitsgruppe) werden als eigene Sache angesehen
– Meinungen, Einwände, Hinweise und Vorschläge zulassen und berücksichtigen
Durch **Mitwirken** wächst Mitverantwortung

hängt auch von der positiven Verstärkung des erwünschten Verhaltens ab. Daher sind Rückmeldungen über vereinzelte Veränderungen unbedingt erforderlich.

Je besser zwei Menschen einander kennen, desto weniger Worte bedarf es. Oft genügt dann ein Wink, und sie verstehen sich. Der Vorgesetzte investiert viel Zeit für das Gespräch zur Erforschung der Motivstruktur seiner Mitarbeiter, aber dafür spart er sie später, z. B. weil er weiß, wie er erfolgreich motivieren kann. Vor allem aber wird die Zusammenarbeit angenehmer.

Ergebnisprotokoll für Motivationsgespräche

Beantworten Sie folgende Fragen, und tragen Sie stichwortartig das Ergebnis des Gespräches in der rechten Seite der Tabelle ein	
1. Welche Motivationsziele habe ich genannt?	
2. Welche Reaktionen sind mit bei dem Mitarbeiter aufgefallen?	verbale: nonverbale:
3. Welche Motivationsgründe habe ich bei dem Mitarbeiter überprüft?	
4. Welche Vereinbarung (Maßnahmen) haben wir getroffen?	
5. Welche Zeitziele haben wir uns gesetzt?	
6. Welche Kontrollmöglichkeiten haben wir vereinbart?	
7. Wie war die Gesprächsatmosphäre?	
8. Bin ich mit dem Ergebnis zufrieden? Wenn nicht, warum?	

Was kann ich tun?

Damit man Mitarbeiter in ihrer Persönlichkeit besser erfassen kann, bietet es sich an, die einzelnen Motivationstypen zu erkennen. Die folgende Übung kann Ihnen helfen, hier etwas sicherer in der Einschätzung des Motivationstyps zu werden:

Übung „Motivationstypen"

Beispiel: Der Mitarbeiter will Anerkennung für seine Leistungen. Er ist sehr leistungsorientiert, weil er in früher Kinderheit schon gelernt hat, wenn ich das tue, was meine Eltern möchten, dann haben sie mich lieb. Aus diesem einfachen Grundmuster (Leistung erzeugt Anerkennung) heraus tun diese Mitarbeiter sehr viel auf dem Hintergrund, daß der Vorgesetzte dies auch sieht und ihn lobt. Bleibt dieses Lob aus, so entstehen bei diesen Mitarbeitern eher Selbstzweifel, oder sie suchen sich andere Felder, wo dann dieses Bedürfnis befriedigt wird (Vereine, Hobby usw.).

Versuchen Sie gedanklich Ihre Mitarbeiter zu motivieren, z. B. ins DRK (Deutsches Rotes Kreuz) als Mitglied einzutreten.

1. Welche Motive könnten Sie ansprechen, wenn Ihr Mitarbeiter ein Bedürfnistyp nach Maslow wäre?
   - soziale Zugehörigkeit zu einer Gruppe vermitteln,
   - bedrohten und leidenden Menschen zu helfen,
   - Selbstverwirklichung durch aktive Mitarbeit, z. B. Katastrophenschutz,
   - ...
2. Welche Motive könnten Sie ansprechen, wenn Ihr Mitarbeiter sein gesamtes Tun nach dem persönlichen oder sozialen Nutzen richtet?
   - Verantwortung im Sinne einer moralischen Verpflichtung beim DRK übernehmen,
   - beim ehrenamtlichen technischen Hilfswerk (DRK) mitarbeiten, um sein Auto besser selber reparieren zu können,
   - weil dort nette Leute sind, mit denen man dann etwas unternehmen kann,
   - ...
3. Welche Motive könnten Sie ansprechen, wenn Ihr Mitarbeiter für bestimmte Handlungen belohnt werden möchte?
   - Der Mitarbeiter hat sich besonders viele Gedanken über ein Pflegeproblem gemacht, und Sie bieten ihm an, beim DRK einen Lehrgang über häusliche Krankenpflege durchzuführen.
   - Wenn Ihr Mitarbeiter Mitglied beim DRK wird, bieten Sie ihm an, mit ihm einen schon langgehegten Wunsch zu verwirklichen.
   - ...
4. Welche Motive könnten Sie ansprechen, wenn Ihr Mitarbeiter aus ethischen und moralischen Gründen bestimmte Dinge macht und andere nicht?
   - Ihr Mitarbeiter will vielleicht genau wissen, warum das DRK bestimmte Hilfsaktionen unterstützt. Sie könnten ihm den Sinn dieser Aktion schildern und ihn so bewegen, dem DRK als aktives Mitglied beizutreten.
   - Die Unterstützung von Hilfsaktionen durch Spenden oder Mitgliedschaft könnte am Beispiel einer bestimmten Aktion geschildert werden.
   - ...

A

Antworten auf die Frage zur Fallstudie 5 (S. 162)

1. Suchen Sie Gründe, die die Demotivation verursachen
   - Die Belastung mit schwerkranken Patienten mit geringen Heilungschancen überfordert Schwester Elke.
   - Trotz der Supervision und der netten Kollegen bestimmt ihr Denken und Handeln die Probleme der Patienten und deren Angehörigen.
2. Welcher Motivationstyp könnte hier vorliegen?
   - Wahrscheinlich sieht Schwester Elke ihre Sinnerfüllung in ihrer Arbeit, das macht es ihr auch so schwer, mit Patienten umzugehen, die nur geringe Chancen auf Heilung haben.
   - Über ihr Freizeitverhalten wissen wir in diesem Fall sehr wenig. Da sie überwiegend darüber spricht, wie problematisch die Arbeit mit den Patienten und den Angehörigen ist, wird dies im Vordergrund ihres Denkens stehen.
   - Im Motivationsgespräch könnten die Felder Familie, Freizeit, Hobby vorsichtig reflektiert werden.
3. Worüber würden Sie als Vorgesetzte mit Schwester Elke sprechen?
   - Über die belastenden Erfahrungen mit Sterbenden,
   - über ihre Art, mit diesen Problemen umzugehen (Verarbeitung im Team, Freunde, sonstige Gesprächspartner),
   - über Tätigkeiten, die ihr guttun und die sie gerne macht,
   - über Fort- und Weiterbildung,
   - über Versetzungsmöglichkeiten auf eine andere Station,
   - über andere Berufe.
4. Welche Zielsetzung hätten Sie als Vorgesetzte im Gespräch mit Schwester Elke?
   - Zunächst zuhören und Verständnis für die Sichtweise vermitteln,
   - nach Alternativen suchen (Belastung reduzieren),
   - die idealistische Einstellung von Schwester Elke reflektieren,
   - Schwester Elke motivieren, den Beruf nicht zu wechseln, jedoch mit ihr nach Verarbeitungsmöglichkeiten suchen (neue Aufgaben, anderes Arbeitsfeld usw.).
5. Welche Alternativen könnten Sie mit Schwester Elke besprechen?
   - Andere Station, verändertes Aufgabengebiet, z. B. als Hygieneschwester, Stomaberaterin usw.,
   - Sonderaufgaben, z. B. Schulung als Unterrichtsschwester, Praxisanleiterin oder Moderatorin für Qualitätszirkel- oder Projektarbeit.

Unterstützungsgespräch

Aufbau eines Unterstützungsgespräches

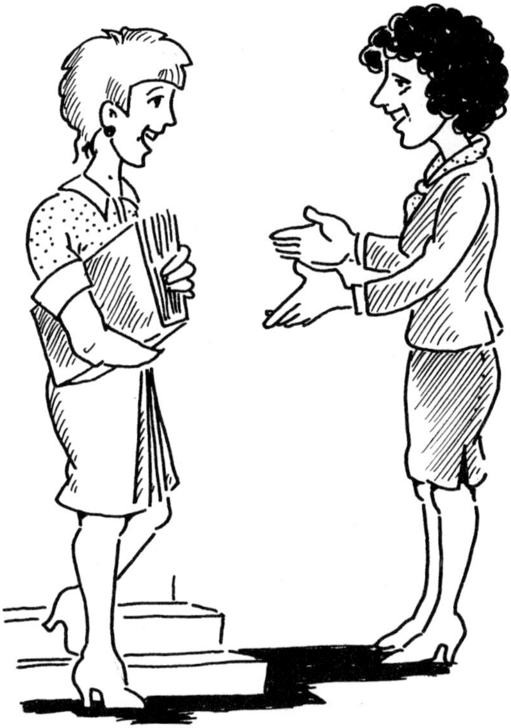

Ziele. Jede Führungskraft ist verpflichtet, dafür zu sorgen, daß ihre Mitarbeiter das vorhandene Leistungspotential optimal entwickeln. Dazu gehört, daß der Mitarbeiter so unterstützt wird, daß er qualifizierte Arbeit leisten kann und er selbst eine positive Einstellung gewinnt, weil er sich als Mensch und Mitarbeiter ernstgenommen fühlt (Mucchielli 1972, Cohn 1975, Diekstra 1979, Willig 1983, Maeck 1987, Rischar 1991, Saul 1993).

Besonders wichtig ist das Unterstützungsgespräch für Mitarbeiter, die neue Aufgaben übernehmen, die sich selber in ihren Leistungen noch nicht so richtig einschätzen können oder sogar unterschätzen. Hier kann das Unterstützungsgespräch Hilfestellung geben, damit der Mitarbeiter eine systematische und gründliche Einarbeitung in das neue Aufgabengebiet erfährt.

Probleme. Man geht einfach davon aus, daß jeder Mitarbeiter auch bereit ist, sich weiterzuentwickeln, und die Unterstützung hierzu von der Führungskraft annimmt. Manche Menschen legen aber klar den Schwerpunkt ihrer Lebensgestaltung auf den häuslichen oder den sonstigen Freizeitbereich. Sie wollen deshalb die mit den betrieblichen Anforderungen verbundenen zusätzlichen Anstrengungen vermeiden. Ihnen fehlt es am notwendigen Ehrgeiz und Interesse, oder sie sind mit sich und ihrer Tätigkeit zufrieden.

Hier zeigen sich die Grenzen des Unterstützungsgespräches, denn wenn ein Mitarbeiter nicht bereit ist, sich mit den Zielen des Unternehmens, den Vorstellungen der Führungskräfte oder mit dem Tätigkeitsbereich (Produkt) zu identifizieren, dann ist keine Entwicklung und damit auch keine Unterstützung möglich.

Gründe. Es gibt Mitarbeiter, die sich mit neuen Konzepten in ihrem Beruf auseinandersetzen und Ideen und Trends kennen. Diese Mitarbeiter entscheiden häufig über ihre Zukunft selber und suchen nach Herausforderungen, mit denen sie ihre Zukunft gestalten können.

Besonders bei Mitarbeitern, die den Drang haben, etwas Neues auszuprobieren und die ausgetretenen Pfade zu verlassen, ist hier eine Unterstützung bei der Umsetzung von neuen Ideen und Verfahren notwendig. Neben der praktischen Unterstützung im Handlungsfeld Altenheim, Sozialstation oder Krankenhaus sollten unter dem Aspekt Personalentwicklung eine darüber hinaus gehende Förderung vorgenommen werden, indem die Weiterbildungskonzeption des Hauses diesen Mitarbeitern eine Möglichkeit eröffnet, sich mit neuen Trends auseinanderzusetzen. Das kann sowohl intern geschehen, z. B. durch Workshops, Seminare, Hospitationen oder Qualitätszirkelarbeit, als auch extern durch Schulungen, die außerhalb des Hauses mit anderen Institutionen durchgeführt werden können.

Fallstudie 6: Schwester Daniela übernimmt die Initiative

Schwester Daniela arbeitet in einem Altenkrankenhaus. Sie ist seit einem Jahr Stationsleiterin und hat viele neue Ideen, die sie auf der Station gerne verwirklichen möchte. Die Bewohner sind zum Teil in der Pflegestufe II und III, was zu einem starken Arbeitsanfall bei der

Grundversorgung der Bewohner führt. Schwester Daniela möchte nun einige Dinge verändern, die sie auf der Station für wenig aktivierend im Hinblick auf die Bewohner hält. So wird beispielsweise das Frühstück für die Bewohner von der Stationshilfe in der Küche zubereitet und den Bewohnern dann serviert. Einige der so versorgten Bewohner könnten ihre Brote auch noch selber schmieren. Die Mitarbeiter auf der Station sind jedoch der Meinung, daß man sowieso schon so belastet ist, daß für solche Spielchen keine Zeit ist. Die Bewohner würden doch nur die Brote auf dem Tisch zerkrümeln, und man müßte letzendlich dann alles abwischen und die Bewohner dann wieder füttern.

Schwester Daniela vereinbart mit den Mitarbeitern jedoch einen kleinen Pilotversuch, in dem die noch beweglichen Bewohner in ihrem Zimmer frühstücken können. So werden immer drei Bewohner in einem Zimmer zusammen gesetzt, und für sie wird nun dort der Frühstückstisch gedeckt.

Die ersten Versuche sind noch nicht so ganz erfolgreich, da die Bewohner erst wieder lernen und sich erinnern müssen, wie man Brote schmiert. Schwester Daniela hat nach den ersten drei Tagen eine Woche Uralub und kann den Pilotversuch deshalb nicht weiter durchführen. Als sie aus ihrem Urlaub zurückkommt, sagen ihr die Mitarbeiter, sie mußten diesen Pilotversuch abbrechen, weil sie soviel auf der Station zu tun hatten, und überhaupt hätte das ja nur Arbeit für sie (Pflegekräfte) und für die Bewohner nur sehr wenig gebracht. Schwester Daniela ist sehr enttäuscht, daß sofort nach ihrer Abwesenheit der Versuch von den Mitarbeitern abgebrochen wurde.

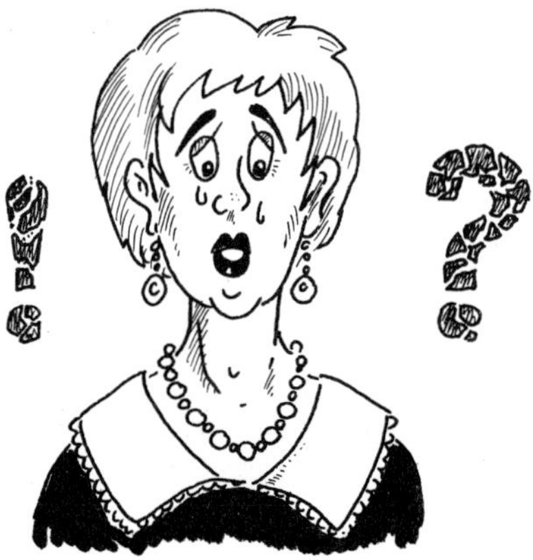

Fragen zur Fallstudie 6

1. Warum stellen die Mitarbeiter den Versuch nach der Abwesenheit von Schwester Daniela sofort wieder ein?
2. Was muß man bei der Einführung neuer Verfahren berücksichtigen?
3. Was kann man im Vorfeld tun, um eine Neuerung einzuführen?
4. Wo kann und sollte man sich vorher weitere Unterstützung und Begleitung für diese Neuerung holen?

Wie bereite ich ein Unterstützungsgespräch vor?

Vorbereitung. Das Unterstützungsgespräch kann mit einem Mitarbeiter oder auch mit mehreren Mitarbeitern durchgeführt werden, je nachdem, welche Form der Unterstützung notwendig wird (Rischar 1991, Weber 1981). Bei der Einführung neuer Arbeitsmethoden kann es sein, daß einzelne Mitarbeiter hier besonders große Schwierigkeiten haben, da sie eine ganz bestimmte Handlungsfolge immer schon so gemacht haben (Schubert und Schubert 1978). Oft setzen die Mitarbeiter, die langjährig in einer Institution arbeiten, den Neuerungen Widerstand entgegen, weil damit ja auch Gedanken verbunden werden können, z. B. warum sie nicht selber auf diesen verbesserten oder veränderten Arbeitsablauf gekommen seien. Hier ist viel Fingerspitzengefühl notwendig, um im Vorfeld die geplante Maßnahme nicht scheitern zu lassen.

Checkliste. Die nachfolgende Checkliste kann dazu beitragen, die Stärken und Schwächen eines Mitarbeiters besser zu erfassen. Der Unterstützungsbedarf kann dann im Gespräch ermittelt werden:

Wo liegen die momentanen Stärken des Mitarbeiters?	Nennen Sie Arbeiten die der Mitarbeiter • gerne • selbständig • nahezu fehlerfrei • überdurchschnittlich schnell durchführt
Wo liegen die künftigen Stärken des Mitarbeiters?	Nennen Sie Aufgaben, die der Mitarbeiter bei gezielter Einarbeitung • gerne • selbständig • nahezu fehlerfrei • überdurchschnittlich schnell durchführen könnte

Wie kann ich den Mitarbeiter bei der Einarbeitung in ein neues Aufgabengebiet unterstützen?	• Einarbeitungsplan (sachlich und zeitlich) • Schulung während der Einarbeitung • Einführungsnachmittag • Unterstützungsgespräche (bei Bedarf oder systematisch)
Wie kann ich die Arbeitsanforderungen und die Fähigkeiten des Mitarbeiters so in Einklang bringen, daß keine zu großen Diskrepanzen entstehen?	• Beschreibung der künftigen Tätigkeit • Problemfeld aufzeigen • eigene Problemsicht und die Sicht des Mitarbeiters hierzu vergleichen • Teilziele aufzeigen • Mut und Vertrauen in die Fähigkeiten des Mitarbeiters vermitteln • Unterstützung anbieten (Einarbeitungsplan) • Verständnis für Ängste vor der neuen Aufgabe vermitteln (Diskrepanzen für Anforderungen und Fähigkeiten des Mitarbeiters klein halten) • Lob und Anerkennung aussprechen
Wie kann ich das Aufgabengebiet eingrenzen, daß eine schrittweise Übernahme realisiert wird?	• Einarbeitungsplan besprechen • schrittweise Unterweisung und Übernahme von Teiltätigkeiten • permanente Rückmeldung anbieten
Welche Weiterbildungsmöglichkeiten kann ich ihm anbieten?	• Informationsveranstaltungen • Abteilungsbesprechungen • Jobrotation • Teamarbeit • Projektarbeit • interne und externe Fortbildung

Wie führe ich ein Unterstützungsgespräch?

Einstiegsphase. Nachdem Sie eine freundliche Atmosphäre für das Gespräch geschaffen haben (Kaffee, Plätzchen, Fragen nach dem persönlichen Befinden usw.), nennen Sie den Grund Ihres Zusammentreffens mit dem Mitarbeiter. Sie gehen davon aus, daß bei dem Mitarbeiter ein Unterstützungsbedarf bei der Übernahme umfassender Tätigkeiten besteht.

Gemeinsamer Standort. Zunächst stellen Sie Ihre Sichtweise im Hinblick auf das künftige Arbeitsgebiet dar. Zeigen Sie auch die Schwierigkeiten auf, die mit der neuen Aufgabe einhergehen. Fordern Sie dann die Stellungnahme Ihres Mitarbeiters ab. Sie werden sehr schnell merken (hören und sehen), ob er die Aufgabe übernehmen möchte oder nicht. Versuchen Sie hier, einen gemeinsamen Standort zu finden.

Vorgehensweise

Das folgende Vierfeldschema (Sahm 1979) zeigt noch einmal die Vorgehensweise für ein Unterstützungsgespräch auf.

Verlaufsphase. Klären Sie nun die *Teilziele* ab: Was kann der Mitarbeiter selber tun, wo braucht er Unterstützung? Hilfreich ist es, wenn ein Einarbeitungsplan existiert, in dem die einzelnen Lernziele beschrieben werden. Dies kann sowohl sachlich als auch zeitlich geschehen.

Anforderungsprofil. Der Vergleich, was kann der Mitarbeiter und wo ist noch *Lern- und Unterstützungsbedarf,* kann nur im Gespräch geklärt werden. Hier ist es besonders wichtig, ehrlich mit sich und seinem

Gemeinsamen Standort finden	Teilziele klären
– Veränderungen im Arbeitsfeld aufzeigen – Problemfeld und Problemsicht besprechen – Verständnis für die Sichtweise der anderen schaffen	**Der Mitarbeiter soll** – seinen Weg zur Zielerreichung selbst entwickeln **Der Vorgesetzte soll** – Details der Zielerreichung vorschlagen – durch Fragen den Mitarbeiter steuern
Beide verstehen die Ziele des anderen	Der Mitarbeiter **sucht selber seinen Weg**
Realisierung	**Unterstützung**
– Ist -Soll-Vergleich bei der Realisierung der Ziele und den vereinbarten Unterstützungen beachten – Rückmeldungen verbindlich vereinbaren – Partnerschaftlich und offen mögliche Konflikte besprechen	**Der Vorgesetzte soll** – den Mitarbeiter dort unterstützen, wo dieser es möchte – dem Mitarbeiter Vertrauen in dessen Fähigkeiten vermitteln **Der Mitarbeiter sollte** – offen über seinen Unterstützungsbedarf reden
Der Mitarbeiter **vertraut dem gemeinsamen Weg**	Der Vorgesetzte **übernimmt** einen **Teil der Verantwortung**

Gesprächspartner umzugehen. Je geringer die Abweichung zwischen Arbeitsanforderungen und Fähigkeiten sind, desto größer wird der Spielraum der Belastbarkeit und desto positiver sind Auswirkungen auf das Selbstwertgefühl des Betroffenen und damit auch auf den Gesundheitszustand. Daher ist Über- und Unterforderung zu vermeiden.

Vertrauenskultur. Dies gelingt jedoch nur dann, wenn man innerhalb einer Vertrauenskultur bestehende Defizite zugeben kann. Eine *systematische Einarbeitung* spart Zeit, Geld und Verlust an Selbstwertgefühl. Je schneller und besser wir ein diesbezügliches Weiterbildungsdefizit entdecken und beheben, desto flexibler und leistungsfähiger sind die Mitarbeiter später (Kirchner und Kirchner 1992, 1993, 1995).

Abschlußphase. Die Einstellung zur Aufgabe/Tätigkeit wird davon geprägt, wie wir mit diesen Anforderungen fertig werden. Wird ein Mitarbeiter ins kalte Wasser geworfen, verspürt er Diskrepanzen zwischen Anforderungen und der Realität. Er fühlt sich nicht wohl. Dieses Minus wirkt sich auf das Selbstwertgefühl und damit auch auf die Arbeitszufriedenheit aus. Mißerfolge motivieren nicht, daher sollte in dieser Phase eine schrittweise Unterweisung und Übernahme von Tätigkeiten festgelegt werden. *Überschaubare Tätigkeiten* motivieren und ermutigen dazu, nach und nach in das Aufgabengebiet hineinzuwachsen. Nichts stimuliert mehr als Erfolg. Vereinbaren Sie einen Rückmeldemodus, um so eine schrittweise Erweiterung der Aufgaben zu begleiten.

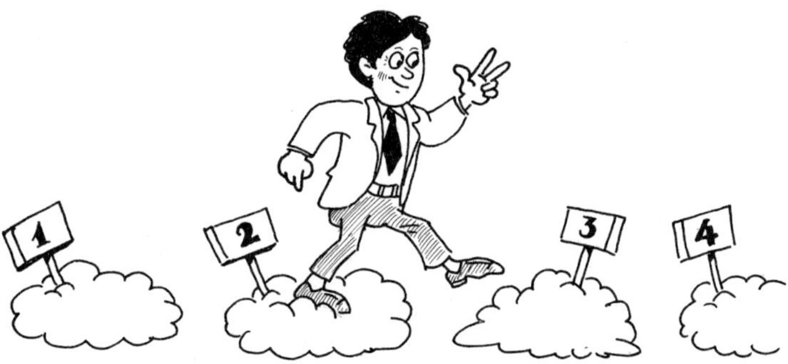

Was kann ich tun?

Besonders bei der Einführung neuer Arbeitsmethoden braucht der einzelne Mitarbeiter, aber auch das Team die notwendige fachliche und persönliche Unterstützung. Die gemeinsame stufenweise Erarbeitung eines neuen Verfahrens oder Arbeitsablaufes sollte im Vordergrund des Gespräches stehen. Mitarbeiter, die in der betrieblichen Weiterbildung aktiv sein können, reagieren auf Neuerungen daher flexibler.

Lernstatt. Die Unterstützung einzelner oder einer Gruppe von Mitarbeitern kann in Form einer Lernstatt erfolgen. Eine Gruppe von 8–10 Mitarbeitern kommt in offener, sanktionsfreier Atmosphäre zusammen und diskutiert über ihre Schwierigkeiten am Arbeitsplatz. Für die unterschiedlichen Probleme können von den Mitarbeitern Experten eingeladen werden, mit denen dann spezifische Probleme besprochen werden können. Lernstattthemen sind beispielsweise der Umgang mit Dementen, die Lagerung nach Bobath oder der Umgang mit Sterbenden (Becker u. Mitarb. 1980, Köhl 1987, Döring 1990, Birkenbihl 1992).

Die Lernstatt ist eine feste Einrichtung, in der mit wechselnden Mitarbeitergruppen die verschiedenen Themen bedarfsorientiert bearbeitet werden.

Supervision. Eine weitere Form der Unterstützung für das Team auf der Station kann durch Supervision erfolgen. In der Leitungssupervision können Einzelgespräche (z. B. Kritik- oder Unterstützungsgespräche) geübt werden. Darüber hinaus können in der Supervision konkrete Probleme der Führungskräfte mit Mitarbeitern, Bewohnern oder Patienten besprochen werden. Die Supervision sollte regelmäßig stattfinden und an den aktuellen Problemen der Führungskräfte orientiert sein.

Teamsupervision. In der Teamsupervision können die Teamkonflikte in ihren Ursachen analysiert werden. Lösungsmöglichkeiten für Probleme, die innerhalb des Teams auftreten, können durch einen fachkundigen Supervisor besprochen werden.

Qualitätszirkel. Zur Verbesserung der Arbeitsqualität können Qualitätszirkel gebildet werden. Sie haben die Aufgabe, beispielsweise Pflegestandards zu entwickeln oder ein neues Leitbild für die Institution zu erarbeiten. Die Qualitätszirkel haben meist eine klare Aufgabenstellung und tagen über einen bestimmten, vorher definierten Zeitraum. Die Ergebnisse der Arbeit in Qualitätszirkeln werden den übrigen Mitarbeitern zur Verfügung gestellt. Neuerungen können so auf der Station erst einmal ausprobiert werden, bevor neue Arbeitsabläufe in der gesamten Klinik oder in einem Altenheim eingeführt werden.

Personalentwicklung. Die Arbeit in den vorgenannten Gremien erleichtert die Einführung neuer Arbeitsprozesse.

Daher sollte die Weiterbildungskonzeption eines Hauses sowohl den Bedarf der Mitarbeiter abdecken als auch einige Ziele vorgeben und damit die Initiative der Mitarbeiter fördern. Die Identifikation der Mitarbeiter mit den Zielen der Organisation bedeutet, daß die Mitarbeiter das Leitbild ihrer Organisation nicht nur kennen, sondern auch danach leben. Das bedeutet, daß die Mitarbeiter z. B. bei der Erstellung von Leitbildern und Führungsgrundsätzen beteiligt werden.

Eine Integration neuer Konzepte fällt leichter, wenn die Mitarbeiter gut informiert sind und sich in diversen Projekten an der Neukonzeption beteiligen können.

Eine Förderung der verschiedenen Weiterbildungsaktivitäten durch Lernstätten, Supervision oder Qualitätszirkelarbeit kommt der Institution sehr schnell zugute. Der kommunikative Austausch zwischen den Mitarbeitern der verschiedenen Arbeitsbereiche fördert die Perspektivübernahme und das Denken in größeren Zusammenhängen.

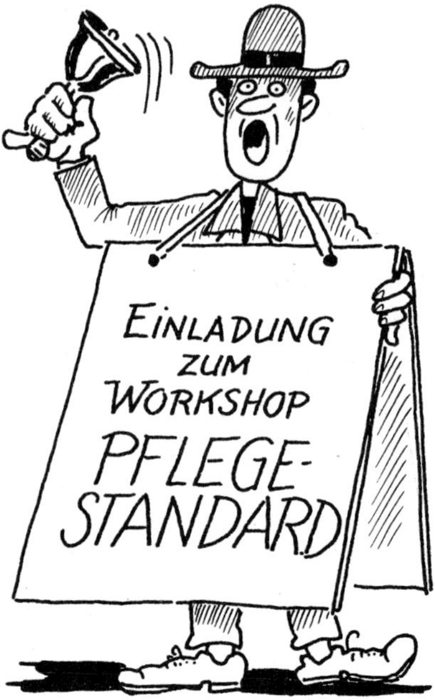

Ergebnisprotokoll für Unterstützungsgespräche

Beantworten Sie folgende Fragen, und kreuzen Sie die jeweilige Antwort an, oder tragen Sie stichwortartig das Ergebnis des Unterstützungsgespräches in der rechten Seite der Tabelle ein:

	vertrauens-voll	in etwa	weiß nicht	ein wenig	mißtrauisch gespannt
Wie war die Gesprächsatmosphäre?					
Habe ich die Stärken des Mitarbeiters klar benannt?					
Habe ich das künftige Aufgabengebiet präzise beschrieben?					
Habe ich dem Mitarbeiter Hilfen zur Einarbeitung gegeben?					
Welche Hilfestellung haben wir vereinbart?	Arbeitsgebiet: Führungsverhalten: Fehler:				
Haben wir eine schrittweise Vorgehensweise vereinbart? Wenn ja, welche?	Übernahme von Teilaufgaben: Zeitrahmen: Rückmeldemodus:				
Welcher Aus-, Fort- oder Weiterbildungsbedarf besteht bei dem Mitarbeiter?	Sache: (Führungs-)Verhalten:				
Bei welchen Tätigkeiten hat sich der Mitarbeiter Unterstützung gewünscht?	Sache: (Führungs-)Verhalten:				

A **Mögliche Antworten auf die Fragen zur Fallstudie 6 (S. 178)**

1. Warum stellen die Kollegen den Versuch nach der Abwesenheit von Schwester Daniela sofort wieder ein?
   - Dic Mitarbeiter fühlen sich durch die Veränderung überfordert und von Schwester Daniela alleine gelassen.
2. Was muß man bei der Einführung neuer Verfahren brücksichtigen?
   - Neue Verfahren setzen einen veränderten Arbeitsablauf voraus. Daher sollten solche Veränderungen dann vorgenommen werden, wenn genügend Mitarbeiter auf der Station sind. Eine Unterstützung durch die Führungskräfte in diese Phase sollte auf jeden Fall gewährleistet sein. Das bedeutet, daß keine neuen Verfahren ausprobiert werden, wenn die Führungskräfte in dieser Phase abwesend sind.
3. Was kann man im Vorfeld tun, um eine Neuerung einzuführen?
   - Neue Arbeitsabläufe sollten sorgfältig von den Mitarbeitern geplant werden. Für eine Pilotphase sollten alle Mitarbeiter sich bereit erklären, den Versuch nicht abzubrechen. Die Pflegedienstleitung sollte diesen Versuch ebenso unterstützen, und dies auch den Mitarbeitern sagen. Auf ihrem Gang durchs Haus sollte die Pflegedienstleitung sich über die gemachten Erfahrungen informieren.
4. Wo kann und sollte man sich vorher weitere Unterstützung und Begleitung für diese Neuerung holen?
   - Von der Pflegedienstleitung, den Ärzten, Fachpersonal im Hause, z. B. Supervisor, Pfarrer, oder durch Hospitation und Erfahrungstransfer aus anderen Häusern.

Kritikgespräch

Aufbau eines Kritikgespräches

Ziele. Durch das Kritikgespräch soll erreicht werden, daß der Mitarbeiter in Zukunft sein Verhalten ändert, seine Aufgaben erfüllt und die vereinbarten Ziele erreicht.

Probleme. Jedem Menschen fällt es schwer, kritisiert zu werden, auch wenn er selbst vorgibt, davon nicht persönlich betroffen zu sein. Die meisten Menschen rechtfertigen daher ihr Verhalten oder bezweifeln den kritisierten Tatbestand. Eine vergangenheitsorientierte Bewältigung des kritisierten Verhaltens steht dann im Vordergrund des Kritikgespräches (Mucchielli 1974, Fenserheim u. Baer 1977, Gordon 1979, Birkenbihl 1986, Schulz von Thun 1988, Stroebe 1988, 1991, Pfützner 1989b, Rischar 1991, Kindler 1994).

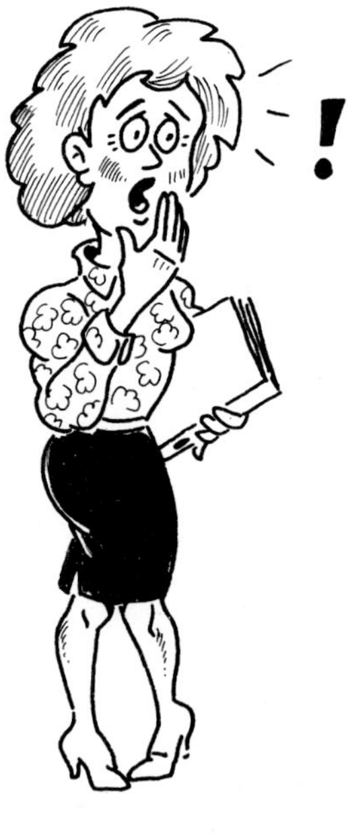

Fallstudie 7: Frau Meyer arbeitet fehlerhaft

Die Pflegedienstleiterin Frau Schmitz führt mit der Stationsleiterin, Frau Meyer, ein Kritikgespräch, weil bei der Überprüfung der Dienstpläne mehrfach Fehler in der Zeitabrechnung festgestellt worden sind.

Frau Schmitz macht Frau Meyer deshalb Vorwürfe. Frau Meyer dagegen meint, solche Fehler kämen eben überall einmal vor. Sie seinen im Verhältnis zur Gesamtzahl der erstellten Dienstpläne und der besonderen Personalsituation auf ihrer Station eher unbedeutend und nicht der Rede wert.

Fragen zur Fallstudie 7

Analysieren Sie den beschriebenen Konflikt zwischen Frau Meyer und Frau Schmitz, und beantworten Sie folgende Fragen:

1. Einstellung der Stationsleiterin
2. Einstellung der Pflegedienstleitung
3. Welche Strategien lassen sich aus diesen Ursachen ableiten:
   - Konstruktive Strategie?
   - Destruktive Strategie?
4. Wie ist das Verhalten der beiden zu beschreiben:
   - Konstruktives Verhalten?
   - Destruktives Verhalten?
5. Wie sieht die zukünftige Zusammenarbeit aus?

Führen Sie ein konstruktives Kritikgespräch mit Frau Meyer.

Vorüberlegungen. Ein Kritikgespräch sollte erst dann mit dem Mitarbeiter geführt werden, wenn alle anderen Gespräche (Unterstützung, Motivation und Beurteilung) nicht zum gewünschten Ziel der Verhaltenskorrektur geführt haben. Daher muß in der *Vorbereitung des Kritikgespräches* auch ein wenig mehr Zeit investiert werden, weil die Konsequenzen, die sich aus einem Fehlverhalten des Mitarbeiters ergeben, *vorher gut* überlegt werden sollen. Ein Kritikgespräch ohne spätere Kontrolle des Zielverhaltens *schadet mehr*, als daß es hilft (Kindler 1994, Glasl 1994).

Formulierung. Damit man Kritik so äußern kann, daß der andere diese auch annimmt, sollte die Formulierung der Kritik sachlich sein. Persönliche Vorwürfe und Verallgemeinerungen helfen weder dem Mitarbeiter noch dem Vorgesetzten beim Abbau von Störverhalten. Ein Beispiel soll dies verdeutlichen:

Kommunikationssituation

Ihr Vorgesetzter bleibt stehen, runzelt die Stirn und sagt mit vorwurfsvoller Stimme:

„Haben Sie aber lange gebraucht ..."

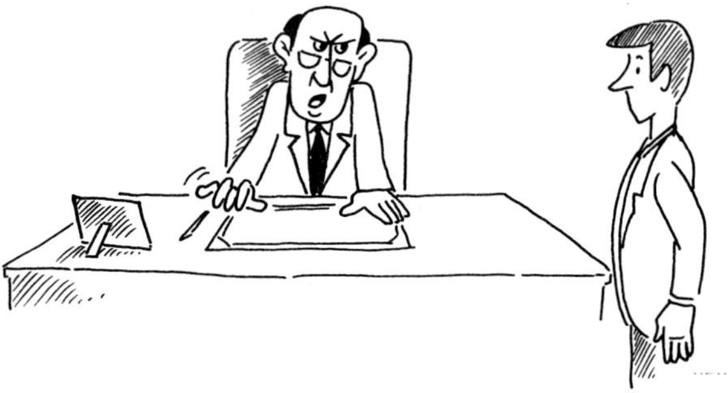

In dieser Situation können sich folgende Gefühle bei Ihnen bemerkbar machen:

Äußerung: Haben Sie aber lange gebraucht ...	Gefühl: Vorwurf	Kommunikationsstrategien: Verhaltensänderung
Mögliche Reaktionen:		
Es tut mit leid, es ging nicht schneller	verletzt sein	passive Reaktion durch die Annahme des Vorwurfs
Sie sollten sich lieber mal die Organisation der Station X angucken ...	wütend sein	aktive Reaktion Ablehnung des Vorwurfes

Gefühle. Eine kritische Äußerung über die Dauer einer Aktivität kann sehr unterschiedliche Gefühle auslösen (Diekstra 1979). Die Beantwortung dieser Kommunikationssituation kann durch verschiedene Strategien gekennzeichnet werden. Fühlt sich die betroffene Person kritisiert und hört den Vorwurf in der Äußerung, kann sie sich in ihrem Selbstwertgefühl angegriffen fühlen und reagiert mit Angriff: „Sie werden ja auch nicht so oft in Ihrer Arbeit unterbrochen wie ich!" Fühlt sich die betroffene Person jedoch verletzt, weil sie vielleicht den Erwartungen und den hiermit verbundenen Anforderungen nicht entspricht, wird sie den Vorwurf auf sich beziehen und glauben, daß sie eigentlich schneller arbeiten müßte. Keine der geschilderten Äußerungen ist in dieser Situation hilfreich. Es werden wenig konkrete Formulierungen gewählt, wo dem anderen direkt der Vorwurf gemacht wird, etwas falsch zu machen.

Weitere Beispiele für wenig hilfreiche Äußerungen in schwierigen Kommunikationssituationen:

Beispiele für den Ausdruck von Gefühlen in Worten (nach Vopel u. Kirsten 1977)

Beispiel	Verbaler Ausdruck	Gefühl
Befehle	Halten Sie den Mund!	verletzt sein
Fragen	Ist es auch richtig, so vorzugehen?	Angst haben
Anklagen	Sie kümmern sich nicht um mich!	Versagen
Schimpfen	Sie sind unverschämt!	Demütigung
Sarkasmus	Sie vermitteln einem ein ungeheures Gefühl der Wertschätzung.	Ärger
Urteile	Sie sprechen zuviel	betroffen sein

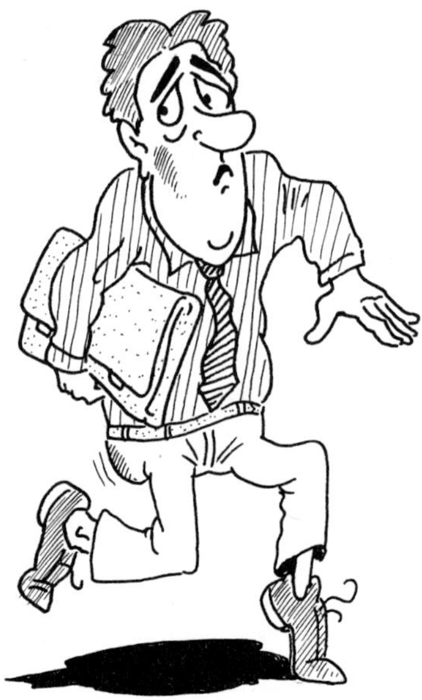

Gefühle können in Worten und in Handlungen ausgedrückt werden. Besonders im Kritikgespräch ist es wichtig, die unterschiedlichen Signale wahrzunehmen und zu thematisieren. Die folgende Tabelle stellt mögliche Reaktionen in Kritikgesprächen gegenüber:

durch Sprache	**Ausdruck von Gefühlen**	durch Verhalten
Ich fühle mich unsicher.		Erröten und nichts sagen
Ich fühle mich auf der Station wohl.		Lächeln
Ich bin zornig.		Mitten im Gespräch in Schweigen verfallen.
Ich bin traurig.		Den Kopf hängen lassen.

In einem Kritikgespräch sollte die Formulierung von konkreten Störverhaltensweisen vorgenommen werden. Mit einer Konkretisierung ist die genaue Beschreibung gemeint (Vopel u. Kirsten 1977, Forgas 1992):

Beispiele für die Formulierung von Störverhaltensweisen:

Verhalten:	Konkretisierung
Kommt jeden Morgen zu spät!	In den letzten drei Wochen sind sie an fünf Tagen zu spät zum Dienst gekommen.
Macht verletzende und herabsetzende Bemerkungen über andere!	Mir ist aufgefallen, daß Sie Frau Klein mehrfach verletzt haben. Zuletzt haben Sie vor dem ganzen Team Frau Klein angebrüllt, sie hätte wieder einmal nicht richtig zugehört! Frau Klein hat daraufhin einen Weinkrampf bekommen und möchte die Station verlassen. Was ist da genau passiert? (Frau Klein später zu dem Gespräch hinzuziehen!)
Hält die Vorschriften pedantisch ein und reagiert wenig flexibel!	Wir hatten in der letzten Wochen einen personellen Engpaß durch Erkrankung einiger Mitarbeiter. Sie sind jetzt schon mehrfach nicht bereit gewesen, für kranke Kollegen einzuspringen. Wir sind jedoch auf die Flexibilität unserer Mitarbeiter angewiesen. Schließlich kann jeder von uns einmal krank werden und braucht dann eine Vertretung. Ich möchte gerne wissen, warum Sie nicht bereit sind, für andere einmal einzuspringen.

Wie bereite ich ein Kritikgespräch vor?

Folgende Fragen können dabei helfen, ein Kritikgespräch so vorzubereiten, daß für beide (Vorgesetzter und Mitarbeiter) eine vertretbare Lösung erzielt wird (Berkel 1985):

Welches Arbeitsverhalten ist kritisch?	• Qualität der Arbeit (Pflege des Patienten) • Arbeitsmenge im Vergleich zu anderen Mitarbeitern • Einteilung der Arbeit (Arbeitsorganisation)
Welches persönliche Verhalten ist kritisch?	• Unselbständigkeit durch ständiges Fragen oder Vertagen von unangenehmen Arbeiten oder Delegieren an andere • in Belastungssituationen den Überblick verlieren, krank werden oder Ausweichverhalten zeigen • verletzendes Kommunikatonsverhalten anderen gegenüber, permanentes Reden über persönliche Belange (z. B. Krankheiten usw.), andere Mitarbeiter schlecht machen usw.
Welches Verhalten stört den betrieblichen Ablauf?	• mangelnde Teamfähigkeit und Arbeiten für den eigenen Status • Blockieren von Entscheidungen • den Clown spielen • Subgruppen bilden und Unfrieden stiften • den Vorgesetzten angreifen oder seine Autorität, sein Wissen usw. bezweifeln und dies als Gerücht verbreiten • mit den Patienten/Bewohnern destruktiv umgehen (sie warten lassen, negative verbale und nonverbale Kommunikationsverhaltensweisen zeigen usw.)
Welches konkrete Arbeitsverhalten ist kritisch?	• Zeitmanagement ist unzureichend, übernimmt z. B. Arbeiten, die er in der vorgegebenen Zeit gar nicht leisten kann • kann den Arbeitsablauf nicht planen, verzettelt sich durch Nebenarbeiten • kann andere in die Arbeitsorganisation nicht mit einplanen (Chaosmanagement) • läßt sich von der Tagesarbeit überrollen und setzt daher keine Ziele oder Schwerpunkte in seiner Arbeit • informiert sich nicht aktiv über Veränderungen im Arbeitsablauf • ist demotiviert und arbeitet nur das Nötigste • fordert von allen anderen, bringt aber selber nichts ein • gibt ungefragt Beurteilungen ab, die mehr zerstören als helfen

Wie führe ich ein Kritikgespräch?

Einstiegsphase. Nach einer freundlichen Begrüßung sollte es keine *Anerkennung* wegen anderer Sachverhalte geben, da der Mitarbeiter sonst Anerkennung und anschließende Kritik verbindet. Für zukünftige Gespräche bedeutet das, daß der Mitarbeiter nach jeder Anerkennung Kritik erwartet. Statt dessen sollte sofort der Gesprächsanlaß genannt werden, um eine Klärung des Sachverhaltes vorzunehmen. Sachbezogene Kritik wird in der Regel eher akzeptiert als Übertreibungen oder Verallgemeinerungen wie „immer" und „nie".

Verlaufsphase. In dieser Phase ist dem Mitarbeiter deutlich zu erklären, welche Probleme sein Störverhalten in Hinsicht auf die anderen Mitarbeiter, den Betrieb, die Patienten oder Bewohner und den Vorgesetzten aufwirft. Hier sollten *Fakten* im Vordergrund stehen. Das Selbstwertgefühl des Mitarbeiters sollte nicht angegriffen werden, es ist viel besser, wenn man dem Mitarbeiter Gelegenheit zur Stellungnahme gibt. Im Mittelpunkt des Gespräches sollten Überlegungen stehen, wie *Fehlerursachen* beseitigt werden können.

Abschlußphase. In dieser Phase sollte der Mitarbeiter erklären, wie er das Störverhalten abbauen möchte. Hierbei sollte der Vorgesetzte helfen, das entstandene Problem aus der Welt zu schaffen. Wenn der Mitarbeiter keinen eigenen Lösungsvorschlag hat, muß der Vorgesetzte einen geeigneten Lösungsweg aufzeigen. In beiden Fällen ist dem Mitarbeiter jedoch zu verdeutlichen, daß die in Aussicht genommene Lösung vom Vorgesetzten auf *Einhaltung hin überprüft* wird. Auch bei diesem Gespräch gilt die Regel, in der ersten Woche intensiv zu beobachten, ob der Mitarbeiter sein Störverhalten auch abbaut. Positive und negative Rückmeldungen sind in dieser Phase ausgesprochen wichtig.

Das Kritikgespräch sollte wie folgt durchgeführt werden:

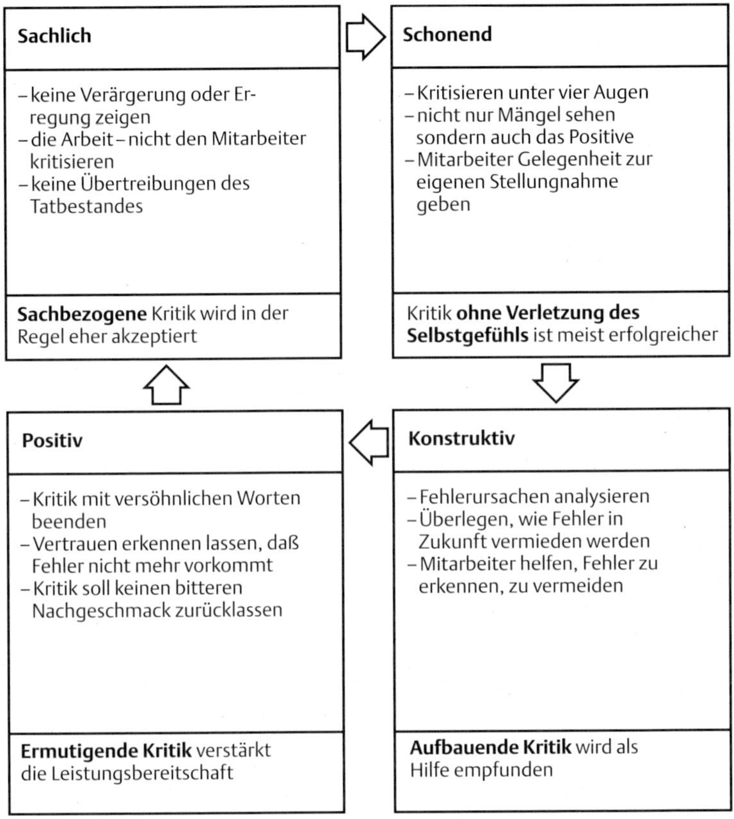

Ermutigende, sachlich formulierte Kritik hilft dem Mitarbeiter, seine Fehler zu erkennen. Daher sollte das Stör- oder Fehlverhalten immer an konkreten Situationen festgemacht und beschrieben werden.

Zweifel des Mitarbeiters. Leider verlaufen Kritikgespräche nicht immer so, daß der Mitarbeiter auch einsichtig ist und sein Fehl- oder Störverhalten abbauen will. Der Mitarbeiter bezweifelt beispielsweise die Richtigkeit des beobachteten Störverhaltens und wehrt sich gegen die Kritik. Einige Ursachen und Möglichkeiten, hiermit besser fertig zu werden, sollten nachfolgend kurz erörtert werden.

Gegenangriff. „Die Schuld liegt nicht bei mir, sondern bei Ihnen ...“ „Sie haben mich nicht richtig informiert, sonst hätte ich ...!“ Greifen Sie diese Argumentation sofort auf, und fragen Sie, wie man dies denn *zukünftig* vermeiden kann. Nehmen Sie dieses Kritik sehr ernst, und lassen Sie sich nicht darauf ein, einen Schuldigen zu suchen, sondern fordern Sie Lösungen, damit dies in der Zukunft vermieden werden kann.

Dritte als Schuldigen. Psychologisch geschickte Mitarbeiter, die die Schwächen ihres Vorgesetzten kennen, steuern das Gespräch oft so, daß die eigentliche Ursache für das Fehlverhalten an einem Dritten liegt, den der Vorgesetzte auch nicht leiden kann. Es kommt dann schnell zu einer Solidarisierung gegen den Dritten, und die Kritik ist vom Tisch, während das Störverhalten weiter beibehalten wird. Akzeptieren Sie die entstehenden Schwierigkeiten durch einen Dritten, versuchen Sie jedoch dann das Gespräch wieder auf die Klärung des Störverhaltens zurückzuführen. Solidarisieren Sie sich nicht mit dem Mitarbeiter gegen den Dritten.

Ungerechtigkeit. Der Mitarbeiter gibt zwar das Störverhalten zu, lehnt aber dennoch die Kritik ab, weil er sich ungerecht behandelt fühlt. Dies passiert immer dann, wenn andere Mitarbeiter das gleiche Störverhalten zeigen, aber deswegen *nicht* kritisiert werden. Gerade solche Ungleichbehandlungen führen zu Unfrieden und müssen daher von vornherein ausgeschlossen werden. Sollte es trotzdem passieren, kann der Vorgestzte versprechen, künftig das Störverhalten genauer zu beobachten, und dies auch allen Mitarbeitern sagen, damit sie sich auf die Kontrolle einstellen können.

Streß als Fehlerquelle. Der Mitarbeiter gibt das Störverhalten sofort zu und schreibt den äußeren Rahmenbedingungen die Schuld für die Fehlerquellen zu, z. B. Personalmangel oder häufiges Einspringen für andere usw. Hier sollte die Verhinderung von Streß als äußere Ursache durch geeignete Maßnahmen abgestellt werden. Handelt es sich um Streß, der durch Überforderung des Mitarbeiters zustande kommt, z. B. durch mangelnde Erholungsphasen im Schichtdienst, muß gemeinsam überlegt werden, ob es Möglichkeiten zur Abhilfe gibt.

Provokationen vor anderen. Der kritisierte Mitarbeiter fordert den Vorgesetzten vor dem gesamten Team heraus (Jeserich 1981). Das Störverhalten kann nicht ignoriert werden, weil der Vorgesetzte sonst sein Ansehen vor den Mitarbeitern verlieren würde. Reagiert er zu heftig, unsachlich oder verletzend, dann solidarisieren sich die anderen Mitarbeiter mit dem Störer. Sie fürchten sich davor, bei anderen Gelegenheiten in die gleiche unangenehme Situation zu kommen. Die Kritik des Störverhaltens sollte sachlich und sofort erfolgen, Verletzende persönliche oder ungerechte Kritik ist auf jeden Fall zu vermeiden.

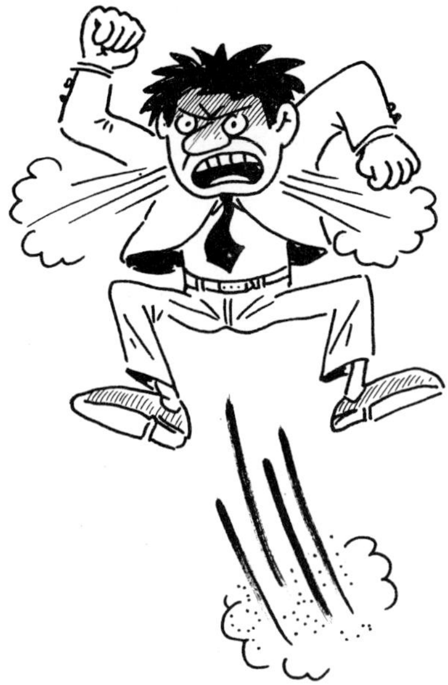

Was kann ich tun?

Zunächst sollte schriftlich trainiert werden, welche Formulierungen hilfreich sind und welche eher eine negative Kritik (persönliche Angriffe und Vorwürfe) beinhalten. Einige wenige hilfreiche Vorgesetztenäußerungen sind nun tabellarisch aufgelistet, die dann in eine sachliche und konstruktive Formulierung der Kritik umgewandelt werden sollen (Antons 1974, Däumling u. Mitarb. 1974, Gudjons 1978, Döring 1990, Kirchner 1992):

Formulierungsübungen für ein Kritikgespräch

„Interaktionen“	**Passiv-negative Bewertung/Formulierung**	**Aktiv-positive Bewertung/Formulierung**
Stimmt dem Gesprächspartner wenig zu: Das kann man so nicht machen! Wenn Sie meinen??!!! Zeigt Unmut, ohne etwas zu sagen! Guckt zum Fenster heraus ...	Erlebt eine angespannte Atmosphäre: 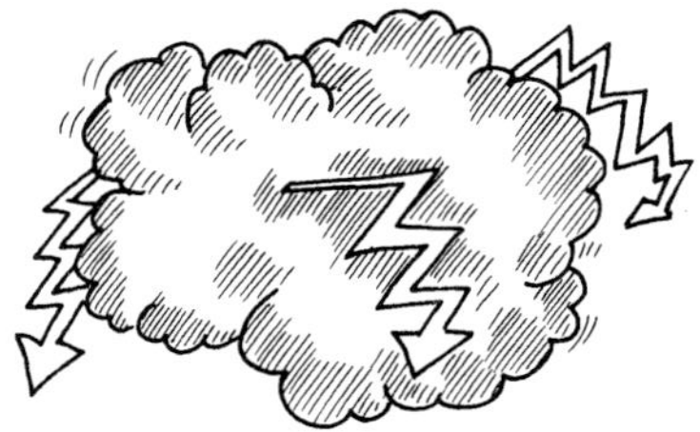 Jetzt ist Schluß, Sie machen das ab sofort so, wie ich das gesagt habe!	Thematisiert die geringste Zustimmung durch den Gesprächspartner Beispiel: Wir haben jetzt eine Weile darüber gesprochen, welche Schwierigkeiten sich für Ihre Arbeit auf der Station ergeben. Bei jedem Lösungsansatz wird von Ihnen die Undurchführbarkeit der gedachten Maßnahme angesprochen. Ihre fortwährende Ablehnung macht mir sehr zu schaffen. Wie stellen Sie sich denn eine Lösung vor?
Macht keine eigenen Vorschläge: Ich bekomme überhaupt keine Unterstützung von Ihnen!	Ist passiv und destruktiv: Dann sind eben die Fehlzeiten zu hoch ... !	Erfragt die Gründe: ....
Bewertet andere Vorschläge negativ: Sie sitzen hinter Ihrem Schreibtisch, hier in der Praxis sieht es jedoch ganz anders aus	Ist immer gegen alles: Davon haben Sie keine Ahnung!	Beschreibt das Verhalten und die Wirkung auf sich: ....

Formulierungsübungen für ein Kritikgespräch (Fortsetzung)

„Interaktionen“	**Passiv-negative Bewertung/Formulierung**	**Aktiv-positive Bewertung/Formulierung**
Hält Informationen zurück: Ich weiß ja, wie die neue Dokumentation durchgeführt wird …	Will besser informiert sein als andere: Die anderen sollten sich mal damit beschäftigen!	Macht Vorschläge zur Informations-verbesserung: ....
Ist aggressiv und kurz angebunden: Sie sind ja selber zu blöde, um das umzusetzen!	Löst feindselige Gefühle aus: „Blöde Ziege …“	Reflektiert eigene Gefühle: ....
Blockiert andere Lösungen: Auf meiner Station wird es in Zukunft so bleiben, wie es ist!	Erlebt Hilflosigkeit und Rückzug: Es läuft doch alles gut … nur nichts ändern!	Fordert Mitarbeit zur Problemlösung: ....

Formulierungsübungen für ein Kritikgespräch (Fortsetzung)

Beobachtung „Sprecher“	**Passiv-negative Bewertung/Formulierung durch Hörer**	**Aktiv-positive Bewertung/Formulierung durch Hörer**
Weicht Problemen aus: 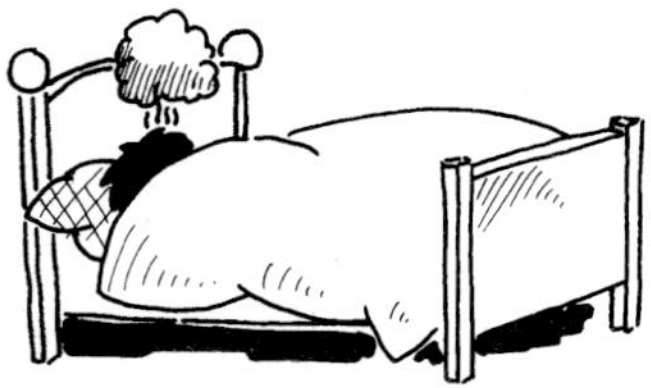 Entzieht sich durch Krankheit, keine Zeit oder andere wichtige Arbeiten!	Unterstellt mangelnde Lösungskompetenz: In diesem Hause kann man ja doch nichts ändern!	Versucht, die Gründe hierfür zu erfahren: 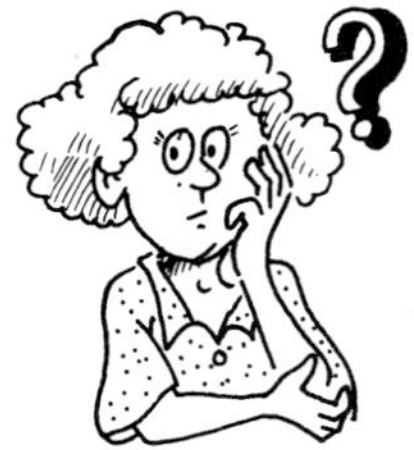 ……………………
Keine Organisation der Gedanken beim Sprechen: Die Dienstübergabebesprechungen sind gut organisiert. Ach, da fällt mir ein, wir wollten doch noch …	Redet um den heißen Brei herum: Ja, man könnte ja mal überlegen, ob es nicht besser wäre …	Versucht zusammenzufassen: ……………………
Drückt sich ungenau aus: Gruppenpflege mag ja ganz gut sein, aber so groß sind die Unterschiede zum jetzigen Arbeiten ja auch nicht.	Hört gar nicht mehr hin: Ja, ja, ich muß jetzt wieder auf die Station. Die Arbeit macht sich nicht von alleine!	Versucht, auf den Punkt zu kommen: ……………………

Formulierungsübungen für ein Kritikgespräch (Fortsetzung)

Beobachtung „Sprecher“	**Passiv-negative Bewertung/Formulierung durch Hörer**	**Aktiv-positive Bewertung/Formulierung durch Hörer**
Versucht, zuviel in einer Aussage unterzubringen: Will die ganze Welt neu erfinden …	Sucht schon nach Gegenargumenten: Sie mit ihren ganzen Neuerungen, bleiben Sie doch mal auf dem Teppich!	Unterbricht, faßt zusammen und strukturiert: ……………………
Bringt zu viele Ideen in seine Äußerungen: Vielleicht könnte ich ja eine feste Zeit für Mitarbeitergespräche einführen, und dann sollten wir auch einen Beurteilungsbogen benutzen. Kann ich in einer Arbeitsgruppe zu diesem Themenkreis mitarbeiten?	Läßt sich durch Ideen vom Wesentlichen abbringen: Vielleicht könnte ich meine Arbeit besser organisieren, indem ich einmal ein Seminar besuche …	Sammelt die Ideen, erstellt eine Prioritätenliste und legt verbindliche Ziele mit dem Mitarbeiter fest: ……………………

Formulierungsübungen für ein Kritikgespräch (Fortsetzung)

„Hörer denkt:“	**Passiv-negative Bewertung/Formulierung durch Hörer**	**Aktiv-positive Bewertung/Formulierung durch Hörer**
Immer die gleiche Leier 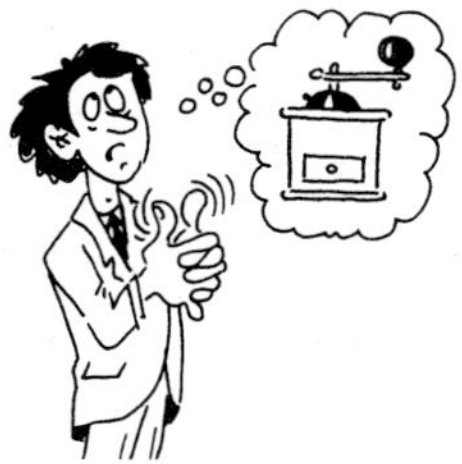	Hat keine ungeteilte Aufmerksamkeit: Ich muß wieder auf die Station zurück!	Spricht die Wiederholung an: ....
Meine Meinung steht fest ... Das mag ja alles zutreffen, aber auf unserer Station ist alles anders!	Denkt schon an und probt seine Antwort: Wir haben sehr viele gerontopsychiatrische Fälle, und die müssen ganz anders behandelt werden.	Ist offen für andere Meinung: ....

Feedback. Nach den Formulierungsübungen sollten die ersten Kritikgespräche durchgeführt werden, wobei es hier empfehlenswert ist, am Anfang mit der Stationsleitung/Stellvertreterin und dem Mitarbeiter zu

Beobachtungsbogen für Kritikgespräche

	– –	–	0	+	+ +	
Gesprächseröffnung unfreundlich, mürrisch						Gesprächseröffnung freundlich und sachlich
zusammenhangslose Darstellung des Störverhaltens						klare Darstellung des Störverhaltens
Verärgerung über Mitarbeiter deutlich sichtbar						Verärgerung über Fehler deutlich sichtbar
Monolog des Vorgesetzten						Dialog zwischen Vorgesetztem und Mitarbeiter
keine Hilfen zur Verhaltensänderung						Hilfen zur Verhaltensänderung
keine Offenheit zwischen den Partnern						Offenheit und Ehrlichkeit zwischen den Partnern
Vorgehen manipulativ						Vorgehen offen
Zuhörbereitschaft des Vorgesetzten gering						Vorgesetzter hört aktiv zu
Mitarbeiter ist einsichtig: Lösungssuche liegt beim Vorgesetzten						Lösungssuche liegt beim Mitarbeiter
Maßnahmen zur Korrektur des Verhaltens werden nicht exakt festgehalten						Maßnahmen zur Korrektur des Verhaltens werden exakt festgehalten
keine Kontrolle des Zielverhaltens vereinbart						Kontrolle des Zielverhaltens vereinbart
Mitarbeiter ist uneinsichtig:						
Vorgesetzter zeigt Verärgerung						Vorgesetzter versucht, sich auf Störverhalten zu konzentrieren
Suche nach Schuldzuweisung						Suche nach Lösungen
Lösungssuche liegt beim Vorgesetzten						Lösungssuche liegt beim Mitarbeiter
keine Kontrolle des Zielverhaltens vereinbart						Zielverhalten wird vereinbart

sprechen. Die Überprüfung des eigenen Verhaltens und eine eventuelle Verhaltenskorrektur sind durch das Feedback mit Hilfe des folgenden Beobachtungsbogens möglich. Verhaltenskorrekturen sind nur dann möglich, wenn man sich der Fremdkontrolle stellt!

Bitte schätzen Sie Ihr Verhalten nach einem Kritikgespräch ein. Sie erhalten so ein Gefühl dafür, mit welchem Mitarbeiter Sie nach eigener Einschätzung eher offen umgehen und mit welchem Ihnen dies noch schwerfällt.

A Mögliche Antworten auf die Fragen zur Fallstudie 7 (S. 187)

Ursachen für das Kritikgespräch:

1. Einstellung der Stationsleiterin ...
   - Hält die Pflegedienstleiterin für kleinlich, weil sie die genaue Kontrolle der Dienstpläne für überzogen hält.
2. Einstellung der Pflegedienstleitung ...
   - Hält die Stationsleitung für unfähig, weil sie nicht in der Lage ist, einen fehlerfreien Dienstplan zu erstellen.
3. Welche Gesprächsstrategien lassen sich aus diesen Ursachen ableiten?
   - Beide entwickeln eine kompetitive (wettbewerbsorientierte) Strategie nach dem Motto: Wer hat recht? Wer ist besser?
   - Konstruktive Gesprächsstrategien wären eher durch ein Gespräch über die unterschiedliche Sichtweise geprägt, während
   - destruktive Strategien im Kritikgespräch eher davon ausgehen, daß der andere kleinlich und unfähig ist. Diese Art der Unfähigkeitszuschreibung steigert die Antipathie, so daß Trennendes betont wird. Beide Parteien werden zur Abgrenzung neigen und dem anderen dann Fehler zuschreiben.
4. Wie ist das Verhalten der beiden zu beschreiben?
   - Konstruktives Verhalten ist eher durch die Lösung des Konfliktes geprägt, d. h. man glaubt, daß der andere fähig ist, ein Problem zu lösen. Aus dieser Sichtweise entwickelt sich ein eher zufriedenes und verständnisvolles Verhalten.
   - Destruktives Verhalten führt dagegen zum Aufbauschen jeder Kleinigkeit, die anders ausgeführt wurde, als man das selber gerne möchte. Dies führt wiederum zu vielen kleinen Einzelkonflikten, die dann nur einen Ausweg zeigen, ein Kritikgespräch zu führen.
5. Wie sieht die zukünftige Zusammenarbeit aus?
   - Konstruktives Verhalten ist eher darauf bedacht, Fehler als Herausforderung zu betrachten. Fehler sind also dazu da, in Zukunft etwas besser oder anders zu machen.
   - Das heißt, die zukünftige Zusammenarbeit ist darauf gerichtet,

Fehler nicht zu vertuschen, sondern zu reflektieren und damit in Zukunft zu vermeiden.

- Destruktives Verhalten im Kritikgespräch führt dazu, dem anderen Fehler nachzuweisen. Das bedeutet, daß ständige Kontrollen durchgeführt werden müssen, damit einem ja kein Fehler entgeht. Das Klima ist dann eher von Mißtrauen geprägt. Die Mitarbeiter werden in diesem Klima versuchen, Fehler zu verdecken.
- Die auszuführenden Arbeiten werden dann nicht mehr als gemeinsame Aufgabe angesehen, sondern eher so: Das ist meine Aufgabe, das ist Ihre Aufgabe. Dieses Verhalten führt zu größerer Gereiztheit und zur Ausweitung von Konflikten.

Persönliches Problemgespräch

Aufbau eines persönlichen Problemgespräches

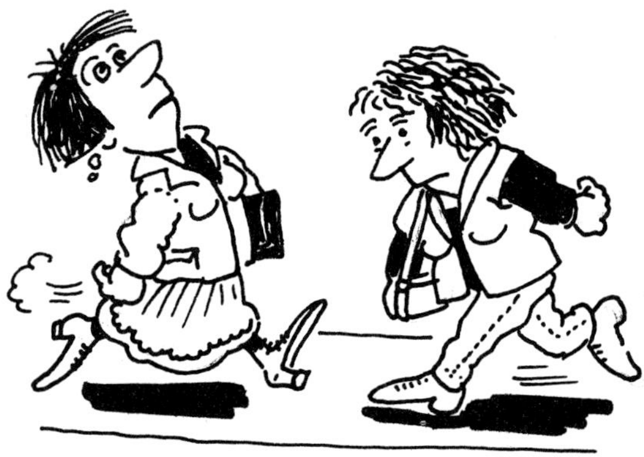

Ziele. Die Bereitschaft, auf den anderen einzugehen, ist die Grundvoraussetzung für ein hilfreiches Gespräch, in dem es darum geht zu klären, was die Zusammenarbeit zwischen Vorgesetztem/Mitarbeiter oder Mitarbeiter/Mitarbeiter stört. Zunächst geht es darum herauszufinden, worin das Problem genau besteht (Muccielli 1972, Vopel u. Kirsten 1977, Weber 1981, Schulz v. Thun 1988, Pfützner 1989, Kirchner 1992, Leymann 1993).

Probleme. Es gibt akzeptable und nichtakzeptable Verhaltensweisen, die den Umgang miteinander kennzeichnen. In einer Vertrauenskultur kann ein Mitarbeiter eher zugeben, daß er ein persönliches Problem hat, das ihn stark beschäftigt. Führt diese erhöhte Selbstaufmerksamkeit zu mangelnder Konzentration und erhöhter Bereitschaft, Fehler zu machen, ist ein Gespräch über dieses Problem unerläßlich.

Die Form der Hilfe, die in einem offenen, klärenden Gespräch geleistet wird, beruht darauf, daß Sie es einem anderen Menschen ermöglichen, sich auszusprechen. Sie geben ihm damit die Möglichkeit, seine Erlebnisse und Gefühle näher kennenzulernen und anzunehmen. An den Sachverhalten, die für den Gesprächspartner zum Problem geworden sind, können Sie nur teilweise etwas ändern.

		Gefühle/Empfindungen
1. Simon	(klopft an die Tür der Pflegedienstleiterin und tritt ein).	
2. Ludwig	Ja, was gibt's?	
3. Simon	Ich muß sofort acht Tage Urlaub nehmen. Ich habe Schwierigkeiten mit meinem Mann und sehe keine andere Möglichkeit, als ...	
4. Ludwig	(denkt: Sie weiß genau, wieviel wir zu tun haben. Da sieht man mal wieder, Privatangelegenheiten gehen vor. Kein Interesse an der Arbeit, kein Verständnis für mich!)	
5. Simon	... daß ich mich einige Tage ganz ihm widme. Ich möchte gleich heute vor der Mittagspause weggehen.	
6. Ludwig	Das geht doch nicht: Frau Wohlgemut ist noch im Urlaub, und Frau Feierabend ist krank.	
7. Simon	(denkt: Hat Sie denn gar nicht hingehört? Kapiert sie denn nicht, daß es um meine Ehe geht und nicht um einen Erholungsurlaub?!) Es ist mir sehr wichtig, ich muß die Woche frei haben.	
8. Ludwig	(denkt: Sehr wichtig, soso! Sie ist aber nicht wichtiger als jeder andere hier. Bevorzugte Behandlung gibt's bei mir nicht. Das werde ich ihr zeigen!) Jetzt sind wir sowieso schon durch Krankheiten und Mutterschaftsurlaube geschwächt! Das geht jetzt eben nicht.	
9. Simon	(denkt: krank, krank, krank ..., weiter hat sie nichts im Kopf! Der werd ich's beweisen, daß sie mich nicht herumkommandieren kann – morgen bin ich auch erst einmal krank.) Sie wollen mich nicht verstehen!	
10. Ludwig	Ich habe den Urlaubsplan genau und gerecht ausgearbeitet, den wird mir keiner umwerfen. Sie sind in vier Wochen dran, und so lange werden Sie warten!	
11. Simon	Es geht nicht um meinen Erholungsurlaub, können Sie das denn nicht begreifen? Ich stecke in einer persönlichen Notlage, Sie müssen mir sofort frei geben!	
12. Ludwig	Nein, das kann ich jetzt nicht! Haben Sie denn nicht zugehört?	
13. Simon	Verläßt, die Türe knallend, den Raum und murmelt leise vor sich hin: Die hat was gegen mich!	

Die Verhaltensweisen, die sich durch das persönliche Problem störend auf den Ablauf innerhalb des Betriebes beziehen, können angesprochen werden, die persönlichen Anteile des Problems muß der Problemträger für sich alleine lösen. Verständnis und aktives Zuhören können Hilfen sein, mehr jedoch nicht.

Fallstudie 8: Frau Simon hat ein privates Problem

Eine Mitarbeiterin, die Altenpflegerin Heike Simon, will ihrer Vorgesetzten, der Pflegedienstleiterin Frau Ursula Ludwig, eine besondere Bitte vortragen. Sie hat in ihrem Privatleben Probleme, die zur Zeit in ein kritisches Stadium geraten sind. Sie hofft, sie in einer Urlaubswoche lösen zu können.

Ihre Station befindet sich personalmäßig gerade in einem Engpaß, so daß es jetzt fast unmöglich ist, auf ihre Mitarbeit zu verzichten. Frau Simon ist ihr Anliegen aber so wichtig, daß sie sich an ihre Vorgesetzte wendet.

? **Fragen zur Fallstudie 8**

1. Welche Gefühle und Empfindungen werden in diesem Beziehungskonflikt nicht berücksichtigt?
2. Begründen Sie, warum Frau Ludwig und Frau Simon sich falsch verhalten haben.
3. Wie könnte man durch dialogische Kommunikation und richtiges Feedback einen positiven Gesprächsverlauf herbeiführen?

Wie bereite ich ein persönliches Problemgespräch vor?

Ein persönliches Problemgespräch kann in der Regel nicht vorbereitet werden, da es sich um aktuelle Probleme handelt, die oft aus der Sicht des Betroffenen keinen Aufschub erlauben (Argyle 1972, Harris 1973, Willig 1983, Haynes 1987, Forgas 1992).

Wie führe ich ein persönliches Problemgespräch?

Geduld. Die Probleme der Menschen sind wie Zwiebeln – sie bauen sich in Schichten auf. Erst nachdem die äußeren Schichten abgeschält sind, stößt man auf das eigentliche Kernproblem.

Wenn jemand einem anderen helfen will, sein Problem besser zu verstehen und zu lösen, dann muß er die Bereitschaft zur Geduld haben. Manche Menschen werden ungeduldig und unruhig, wenn der Gesprächspartner nicht sofort sein Problem schildert und nach Möglichkeit schon Lösungen im Hinterkopf hat. Man selbst würde dieses Problem mit Leichtigkeit lösen. Wir müssen jedoch bedenken, daß dies dem anderen nicht möglich ist, weil er eben noch nicht alle seine Gedanken, Gefühle und Widerstände gegen eine Lösung des Problems hat klären können und deswegen die Zeit für ihn noch nicht reif ist.

Fördernde Reaktionsweisen. Fördernde Reaktionsweisen sind alle Reaktionen, die dem Gesprächspartner vermitteln, daß seine Gedanken und Gefühle verstanden, akzeptiert und nichtwertend gehört und aufgenommen werden. Aktives aufmerksames und akzeptierendes Zuhören helfen dem Gesprächspartner, sein Problem in Worte zu fassen und damit einer Lösung auch näher zu kommen.

Hemmende Reaktionsweisen. Hemmende Reaktionsweisen sind alle Reaktionen, die dem Gesprächspartner vermitteln, daß er diese Gefühle, Vorstellungen usw. nicht haben darf. Zeigt man dem Gesprächspartner Gefühle, die Unterlegenheit und Bedeutungslosigkeit vermitteln, dann ist das Gespräch sehr schnell zu Ende, das Problem jedoch für keinen der beiden Gesprächspartner zufriedenstellend gelöst. Dies zeigt auch das Fallbeispiel, in dem Frau Simon und Frau Ludwig einander überhaupt nicht zugehört haben, geschweige denn, sich in die problematische Situation der anderen hineingedacht haben. Das Problem wird den Mitarbeiter weiter intensiv beschäftigen und seine Aufmerksamkeit auf nichtbetriebsbezogene Aspekte lenken.

Problemträger. Für betriebliche Belange kann das Verhalten von Personen in einem Feld eingezeichnet werden, in dem der Vorgesetzte akzeptable und nichtakzeptable Verhaltensweisen eines Mitarbeiters eintragen und kennzeichnen kann. Meist sind einige Verhaltensweisen, wenn sie durch das persönliche Problem des Mitarbeiters ausgelöst werden, wie folgt zu kennzeichnen (Gordon 1979):

a

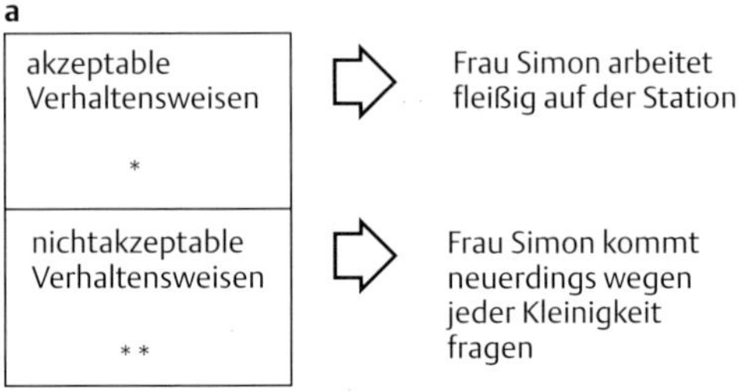

Akzeptables Verhalten. Beide Verhaltensweisen lassen sich in diesem Feld durch * kennzeichnen. Die Trennungslinie ist dabei flexibel, d. h. es gibt Tage, an denen der Bereich ** größer ist, weil Frau Simon (oder Sie selber) einen schlechten Tag hat, oder umgekehrt, nimmt der Bereich * breiten Raum ein, weil Sie und Frau Simon mit sich und ihrer Arbeit zufrieden sind.

Es gibt Verhaltensweisen, die anzeigen, daß man selber ein Problem hat, weil eigene Bedürfnisse (z. B. ungestört arbeiten zu können) nicht befriedigt werden, oder Verhaltensweisen, die zeigen, daß andere ein Problem haben (z. B. sich von der Arbeit gefordert fühlen und daher ständige Rückmeldung beanspruchen), weil Bedürfnisse nach Anerkennung der Leistung nicht erfüllt werden.

b

Der andere besitzt das Problem	⇨	Problemlösung durch Erkennen der Bedürfnisse der anderen

Problemlösungen. Problemlösungen richten sich danach, wer im Besitz des Problems ist, das bedeutet, daß hier unterschiedliche Techniken zur Problemlösung notwendig sind. Das folgende Beispiel soll verdeutlichen, welche Problemlösungsstrategie jeweils anwendbar ist.

Problemfreie Zone		
Ich besitze das Problem	⇨	Problemlösung durch Erkennen der eigenen Bedürfnisse

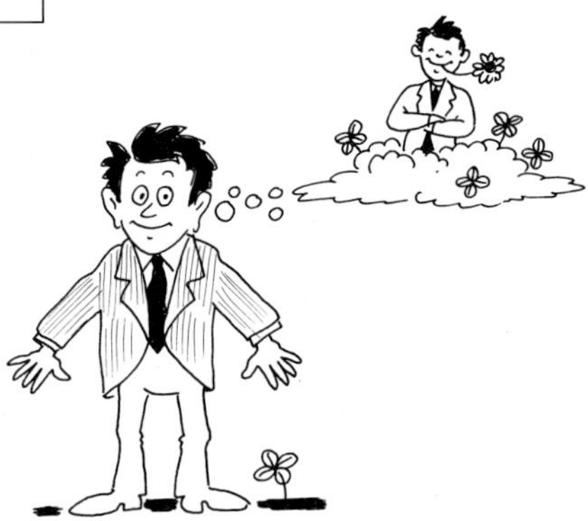

Der Mitarbeiter hat ein Problem (nach Gordon 1979)	Sie haben ein Problem
Sie sind Hörer	Sie sind Sender
Sie beraten	Sie beeinflussen
Sie wollen dem anderen helfen	Sie wollen sich selbst helfen
Sie sind Resonanzboden	Sie wollen Resonanz haben
Sie erleichtern dem anderen, eine eigene Lösung zu finden	Sie haben das Bedürfnis, selbst eine Lösung zu finden
Sie können sich damit begnügen, die Lösung des anderen zu akzeptieren. Sie müssen nicht mit ihr zufrieden sein	Die Lösung muß Sie befriedigen
Sie sind in erster Linie an den Bedürfnissen des anderen interessiert	Sie sind in erster Linie an Ihren eigenen Bedürfnissen interessiert
Sie sind passiver	Sie sind bestimmend

Beratungstechniken. Wenn der andere das Problem besitzt, verwenden Sie überwiegend Beratungstechniken, um an den Kern des Problems zu gelangen. Wenn Sie das Problem selber besitzen, müssen Sie Selbstbehauptungstechniken verwenden, um Ihre eigenen Bedürfnisse zu befriedigen. Für viele Menschen ist es jedoch schwer, Leuten entgegenzutreten, deren Verhalten ein Problem für sie bedeutet. Als Beratungstechnik bietet sich die Methode des aktiven Zuhörens an.

Mißverständnisse klären. Schon die Tatsache, daß Mißverständnisse in der zwischenmenschlichen Kommunikation durch aktives Zuhören verringert werden können, ist ein Grund, sich hiermit näher zu beschäftigen. Voraussetzung für aktives Zuhören ist zunächst ein Klima, in dem persönliche Anteilnahme und Verständnis für den anderen herrscht. Aktiv zuhören bedeutet, die Argumente des anderen auf sich wirken zu lassen und zu versuchen, seine Problemsicht nachzuvollziehen und den anderen in seiner Persönlichkeit zu akzeptieren. Der Versuch, die Problemsicht des anderen zu verstehen, heißt nicht, daß man mit dieser Ansicht einverstanden ist, sondern nur, daß man versucht, sich in die Situation des anderen hineinzuversetzen.

Kernprobleme erfassen. Ziel des aktiven Zuhörens ist es, zum Kernproblem vorzudringen, indem das Problem des anderen durch Worte, die die eigenen Gefühle in dieser Sache aufzeigen, oder die Problemsicht, die der andere hat, wiedergegeben, noch einmal in Worte gefaßt und zurückgespiegelt werden. Folgende sprachliche Möglichkeiten (Mucchielli 1972, Weber 1981) bieten sich hierfür an, und zwar drei Arten von Wiederholungen:

- das Aufgreifen einiger Worte oder eines Satzes,
- die sinngemäße Wiedergabe des Gesagten und
- das Verbalisieren von Gefühlen.

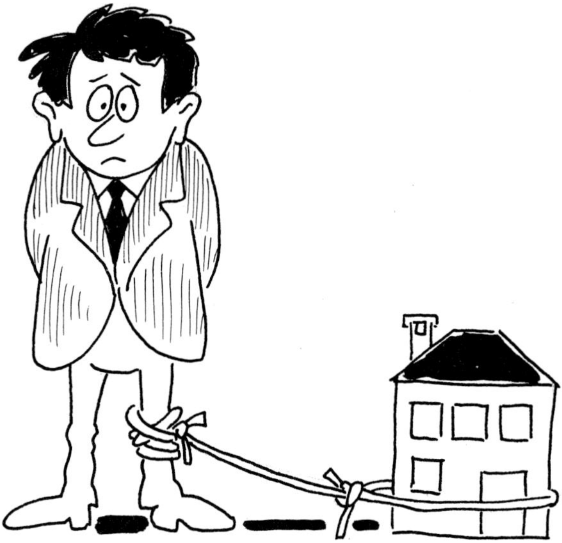

Fallstudie 9: Frau Müller macht früher Schluß (nach Gordon 1979)

Herr Meyer: Frau Müller, ich habe Sie rufen lassen, weil ich ein Problem habe. Nachdem wir über die Frage des Betriebsendes der täglichen Arbeitszeit gesprochen haben, dachte ich, daß Sie verstanden hätten, daß Sie nicht vor sechs Uhr gehen können. Gestern habe ich Sie schon um halb sechs aus dem Haus gehen sehen.

Frau Müller: Ich habe mich verzweifelt bemüht, nicht vor halb sechs zu gehen. Bis zu dem Notfall gestern habe ich mich auch an die Regelung gehalten.

Herr Meyer: Hört sich an, als wäre gestern etwas Besonderes gewesen.

Frau Müller	Am Nachmittag rief mein Nachbar an, der mich immer mit nach Hause nimmt. Er sagte, er müsse pünktlich um halb sechs los. Wenn ich dann nicht auf der Straße stünde, müsse er ohne mich fahren.
Herr Meyer	Da saßen Sie schön in der Klemme, nicht?
Frau Müller	Das kann ich Ihnen sagen! Als er einmal krank war, habe ich den Bus genommen. Ich habe anderthalb Stunden für den Heimweg gebraucht.
Herr Meyer	Das wollten Sie gerne vermeiden?
Frau Müller	Wenn ich mit dem Nachbarn fahre, dauert es nur eine halbe Stunde.
Herr Meyer	So saßen Sie zwischen zwei Stühlen. Entweder Sie verpaßten Ihren Nachbarn, oder Sie hielten sich an die Vorschrift.
Frau Müller	Ja, und ich habe den ganzen Nachmittag nach Ihnen gesucht. Ich vermute, Sie waren unterwegs, weil ich Sie nicht finden konnte.
Herr Meyer	Sie hofften, ich würde Ihnen gestatten, früher zu gehen?
Frau Müller	Ich bin davon ausgegangen.
Herr Meyer	Offensichtlich lag Ihnen viel daran, nach Hause zu kommen und Ihre Mitfahrgelegenheit nicht zu versäumen. Auch wenn es bedeutete, daß Sie gegen die Vorschrift verstoßen mußten.
Frau Müller	Nun, das war ein Notfall, der nur ganz selten eintritt. Ich kann mir nicht vorstellen, daß ein paar Minuten so wichtig sind. Ich fange manchmal zwanzig Minuten früher an.
Herr Meyer	Ich verstehe das. Sie sind immer pünktlich da. Aber die Arbeit auf der Station ist nun einmal wichtig. Wenn nun ein Notfall eintritt, ist niemand da, der qualifiziert helfen kann.
Frau Müller	Ich glaube nicht, daß es noch einmal vorkommen wird. Zumindest nur ganz selten.
Herr Meyer	Das habe ich nach unserem letzten Gespräch auch gedacht. Doch dann ist etwas dazwischen gekommen, und es ist wieder passiert.
Frau Müller	Ich habe ihm (meinem Nachbarn) damals gesagt, er soll bis sechs Uhr warten. Das macht er auch im allgemeinen. Nur gestern ging es nicht. Aber er hat mir wenigstens Bescheid gesagt.
Herr Meyer	Sehen Sie irgendeine Möglichkeit, eine Wiederholung in Zukunft zu vermeiden? Denn wenn auf der Station keine examinierte Pflegekraft ist, dann weiß ich nicht,

	was wir machen sollen.
Frau Müller	Ich könnte dafür sorgen, daß Sie es erfahren, wenn ich früher gehe – für den Fall, daß mein Nachbar früher nach Hause muß.
Herr Meyer	Das ist keine befriedigende Lösung für mich. Ich glaube nicht, daß ich mich damit einverstanden erklären kann. Ich meine nicht, daß ich Sie in solchen Fällen früher gehen lassen kann.
Frau Müller	Auch nicht zehn oder fünfzehn Minuten?
Herr Meyer	Nicht aus diesem Grund. Wir sollten versuchen, zu einer Lösung zu kommen, mit der Sie und ich zufrieden sind.
Frau Müller	Vielleicht muß ich an solchen Tagen den Bus nehmen.
Herr Meyer	Sie könnten also den Bus nehmen, wenn es nötig ist.
Frau Müller	Jedoch finde ich, die zwanzig Minuten sind teuer bezahlt, abgesehen von den Kosten für die Busfahrt. Diese Vorschrift scheint mir unsinnig zu sein.
Herr Meyer	Sie finden, daß Sie die Vorschrift ruhig einmal übertreten können, wenn Sie sich die meiste Zeit über an sie halten?
Frau Müller	Ja, das finde ich.
Herr Meyer	Stellen Sie sich vor, alle Mitarbeiter würden so denken wie Sie, dann verginge kein Tag, ohne daß einige Leute eher gehen würden. Davon abgesehen, daß ein ordnungsgemäßer Ablauf in unserem Heim dann gar nicht mehr möglich wäre.
Frau Müller	Da haben Sie auch recht. Vielleicht kann ich jemanden hier bei uns finden, der mich an diesen Tagen mit nach Hause nimmt. Es würde mir nichts ausmachen, wenn ich den letzten Teil des Weges zu Fuß gehen müßte.
Herr Meyer	Ich glaube, daß wir so das Problem lösen können. Herr Schuster aus der Verwaltung kann Ihnen bei der Suche vielleicht behilflich sein.
Frau Müller	In Ordnung! Ich gehe sofort bei Herrn Schuster vorbei. Vielen Dank für Ihr Verständnis.

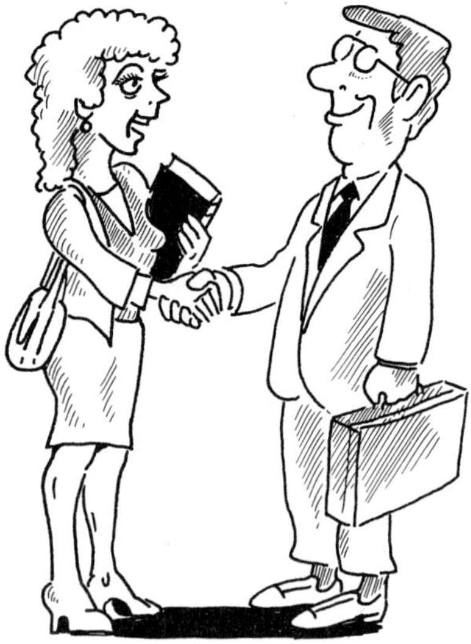

Aktives Zuhören. Das Problem liegt in der nicht zu akzeptierenden Verhaltensweise von Frau Müller, einfach früher nach Hause zu gehen. Herr Meyer muß nun versuchen, eine Problemlösung anzustreben, die für beide akzeptierbar ist. Um die Motive von Frau Müller zu erfahren, verwendet er die Methode des aktiven Zuhörens. Die Initiative, eine Lösung des Problems zu finden, liegt hier immer bei Frau Müller (ich könnte den Bus nehmen ...)

Eigene Bedürfnisse. Eine Veränderung des Verhaltens von Frau Müller wird dadurch erreicht, daß Herr Meyer seine Bedürfnisse ausdrückt (das ist keine Lösung; geordneter Geschäftsablauf; Servicequalität für die Kunden) und damit seine Haltung eindeutig und nachdrücklich mitteilt.

Darüber hinaus macht er deutlich, daß das Problem (die lange Heimfahrt) von Frau Müller gelöst werden muß. Er macht das Problem nicht zu seinem eigenen, denn dann müßte er Lösungsvorschläge machen, die vom Problemträger meist als indiskutabel abgelehnt werden.

Die Akzeptanz bei der Problemlösung ist dann am größten, wenn man selber eine Lösung vorschlagen kann. Macht man das Problem des anderen zu seinem eigenen, führt das zu einer Erwartungshaltung, die der andere meist gar nicht erfüllen kann. Die Verantwortung für die Problemlösung sollte immer von dem Problemträger übernommen werden.

Wie verhält man sich am besten bei persönlichen Anliegen von Mitarbeitern:

Zuhören

- dem Mitarbeiter ungeteilte Aufmerksamkeit schenken
- ihm geduldig zuhören
- Verständnis zeigen, aber mit dem eigenen Urteil zurückhaltend sein

Vertrauen erhalten durch diskrete Unterstützung

Klären

- durch Fragen zu Problemerkenntnis führen
- das Problem ruhig und sachlich betrachten lassen
- den eigentlichen Kern finden lassen
- diesen Kern klar erkennen und versuchen zu verstehen

Hilfe gewähren durch Hilfe zur Selbsthilfe

Wege weisen

- keine „guten Ratschläge" geben
- die möglichen Wege und ihre Konsequenzen zur Problemlösung aufzeigen
- den Mitarbeiter selbst entscheiden lassen, welche Wege er einschlagen will

Hilfe gewähren durch Hilfe zur Selbsthilfe

Beistehen

- in der Angelegenheit nur etwas tun, wenn vom Mitarbeiter ausdrücklich gewünscht
- das Anliegen des Mitarbeiters mit Diskretion und Takt behandeln
- weiteren Rat und evtl. Vermittlung anbieten

Vertrauen erhalten durch diskrete Unterstützung

Was kann ich tun?

Bei persönlichen Problemgesprächen ist es wichtig, zunächst bestimmte, wenig hilfreiche Gesprächsverhaltensweisen zu vermeiden. Hierzu gehören die im folgenden von Gordon (1979) zusammengestellten Reaktionen (Kommunikationsfälle), die er als Sperren für Problemlösungsprozesse bezeichnet.

Kommunikationsfallen

1. *Befehlen, anordnen, auffordern*
   Sie müssen das tun! Ich erwarte von Ihnen, daß Sie dies tun! Hören Sie auf damit!
   Gehen Sie sich bei ihr entschuldigen!
2. *Warnen, mahnen, drohen*
   Sie hätten besser dies oder das getan! Wenn Sie das nicht getan hätten, wäre ...!
   Das hätten Sie besser unterlassen! Ich warne Sie, wenn Sie das tun!
3. *Moralisieren, predigen, beschwören*
   Sie sollten das tun! Das sollten Sie versuchen! Sie sind verpflichtet, es zu tun!
   Ich wünsche, daß Sie es tun! Ich bitte Sie, es zu tun!
4. *Beraten, Vorschläge machen, Lösungen liefern*
   Nach meiner Auffassung sollten Sie dies oder das tun! Wenn Sie mich fragen ...!
   Es wäre am besten für Sie, wenn Sie ...!
   Warum versuchen Sie es nicht einmal auf andere Art?
   Die beste Lösung ist ...!
5. *Durch Logik überzeugen, Vorträge halten, Gründe anführen*
   Sind Sie sich darüber im klaren, daß ...? Die Tatsachen sprechen dafür, daß ...!
   Lassen Sie mich die Fakten darlegen! So wäre es richtig!
6. *Urteilen, kritisieren, widersprechen, Vorwürfe machen*
   Sie handeln töricht! Sie sind auf dem falschen Weg! Sie haben es falsch gemacht!
   Sie haben unrecht! Wie dumm von Ihnen, so etwas zu sagen!
7. *Loben, zustimmen, schmeicheln*
   In der Regel haben Sie ein sicheres Urteil. Sie sind ein intelligenter Mensch.
   Sie haben große Fähigkeiten. Sie haben enorme Fortschritte gemacht.
   Bisher haben Sie es immer geschafft.
8. *Beschimpfen, lächerlich machen, beschämen*
   Sie arbeiten nachlässig. Sie können keinen klaren Gedanken fassen.
   Sie reden, als hören Sie das erste Mal von der Sache.
   Sie stellen sich wirklich töricht an!
9. *Interpretieren, analysieren, diagnostizieren.*
   Sie sind eifersüchtig. Das sagen Sie, weil Sie ärgerlich sind. Was Sie wirklich brauchen, ist ...!
   Sie haben Autoritätsprobleme. Sie wollen Eindruck schinden. Sie sind ein bißchen paranoid.
10. *Beruhigen, Sympathie äußern, trösten, aufrichten*
    Morgen werden Sie anders darüber denken. Es wird schon besser werden.

Die Dinge sehen immer schlimmer aus, als sie sind. Auf Regen folgt Sonnenschein.
Nehmen Sie sich das doch nicht so zu Herzen. So schlimm ist es doch gar nicht.

11. *Forschen, fragen, verhören*
    Warum haben Sie das getan? Wie lange sind Sie schon dieser Auffassung?
    Was haben Sie getan, um eine Lösung zu finden? Haben Sie es mit irgend jemand besprochen?
    Wann sind Sie sich dieser Einstellung bewußt geworden? Wer hat Sie beeinflußt?
12. *Ablenken, ausweichen, aufziehen*
    Das hat doch auch sein Gutes. Kommen Sie erst einmal wieder zu sich, bevor Sie sich darüber Gedanken machen. Lassen Sie uns zum Essen gehen und es vergessen. Das erinnert mich an die Zeit, als ...! Sie haben vielleicht Probleme.

In diesen zwölf Kategorien drücken sich Hörerantworten aus, die in der Absicht geäußert werden, den anderen zu verändern, weil man selber am besten weiß, wie das Problem gelöst wird. Derjenige, der bei einem Problem Hilfe braucht, liest aus diesen Äußerungen indirekt „du bist nicht okay". Ein Gespräch, in dem eine direktive Beratung erfolgt, nimmt dem Problemträger nicht nur die Verantwortung für sich ab, sie macht ihn auch abhängig von anderen Personen, die ihm gefälligst eine Lösung produzieren sollen.

Eine gleichberechtigte Kommunikation liegt in diesen Fällen nicht vor, da die Lösung immer von der Person ausgeht, die sich überlegen fühlt oder Macht ausübt. Das Arbeitsklima ist in diesen Fällen eher von Kontrolle, Abwehr und Widerstand geprägt, weil Veränderungen überwiegend durch Machtausübung herbeigeführt werden. Wer seinem Partner nicht seine Überzeugung aufdrängen, sondern ihn seine Überzeugung finden lassen will, muß weniger argumentativ als fragend vorgehen.

Beispiele für Kommunikationsfallen

- Sind Sie der Meinung, daß das neue Dokumentationssystem besser ist als das alte?
- Haben Sie jetzt gesagt, daß das alte Dokumentationssystem besser ist als das neue?
- Sie haben doch gesagt, das alte Dokumentationssystem ist besser als das neue!?

Diese drei Fragen charakterisieren ein Frageverhalten, das eher beherrschend, mißtrauisch und fremdbestimmend ist (Birkenbihl 1986, Sahm 1979). Die folgende Übersicht zur Fragemethodik veranschaulicht die

Wirkung dieser drei Fragetypen, die für direktive Kommunikationssituationen charakteristisch ist:

Frageform	Frageansatz	Frageverhalten	Fragewirkung
Geschlossene Frage	Sagen Sie, ist ...?	beherrschend	einschüchternd
Fangfrage	Haben Sie jetzt gesagt, ...	mißtrauisch	klimazerstörend
Suggestivfrage	Sie haben doch gesagt,	fremdbestimmt	Unterstellung

Geschlossene Fragen. Geschlossene Fragen lassen keine Wahlmöglichkeiten bei der Beantwortung übrig. Sie sind bei der Ermittlung von Fakten zwar sehr nützlich, haben jedoch bei Problemlösungsgesprächen eher den Nachteil, daß die Gesprächssteuerung durch den Frager erfolgt. Die Ursachen für Probleme stehen schon im voraus fest, da der Frager seine Problemdeutung bestätigt haben möchte. Diese Form der Frage ist meist nur mit Ja oder Nein zu beantworten und schüchtern den Problemträger eher ein und führt dazu, daß der Problemträger seine Problemsicht nicht darstellt.

Bei Problemlösungsgesprächen kann diese Form des Gesprächs als Verhör empfunden werden, in dem eine echte Problemlösung gar nicht möglich ist. Sie setzt vielmehr den Problemträger unter Druck, weil eine vorgefaßte Meinung existiert und er nicht die Möglichkeit hat, diese Problemdeutung als falsch zu kennzeichnen. Werden dann noch Ratschläge zur Lösung vorgetragen, ist der nächste Konflikt eigentlich schon programmiert.

Fangfrage. Die Fangfrage unterstellt dem Gesprächspartner eine bestimmte Problemsicht und dient dazu, den anderen in eine Falle zu locken. Es ist eine eher von Mißtrauen geprägte Gesprächsatmosphäre und fordert vom Gesprächspartner eine Geständnisbereitschaft, die das Vertrauensklima zerstört.

Suggestivfrage. Ähnlich wie die Frangfrage hat die Suggestivfrage meist einen manipulativen Charakter. Man hofft, daß der andere dieser Meinung zustimmt, d.h., man beeinflußt das Gespräch (Suggestion), ohne daß der andere sich dessen bewußt wird.

Diese drei Frageformen schaden mehr, als daß sie nutzen. Hilfreiche Fragen im Gespräch sind eher partnerzentriert, sie nehmen den Gesprächspartner in seiner Meinung ernst und versuchen zu verstehen, warum er eine bestimmte Auffassung vertritt. Eine nichtdirektive Vorgehensweise läßt sich daher durch offene, reflektierende oder richtungsweisende Fragen charakterisieren.

Fragemethodik der nichtdirektiven Gesprächsführung

Frageform	Frageansatz	Frageverhalten	Fragewirkung
Offene Frage	Was sagen Sie dazu?	partnerschaftlich	befreiend
Reflektierende Frage	Habe ich Sie richtig verstanden, meinen Sie daß ...?	vertrauend	klimaverbessernd
Richtungweisende Frage	Sie meinen demnach, daß	gemeinsame Lösungssuche	selbstbestimmend

Offene Frage. Die offene Frage kann nicht einfach mit Ja oder Nein beantwortet werden. Es ist eine Frage, die den Gesprächspartner ermutigt, seine persönliche Überzeugung darzulegen und offen über Probleme zu reden. Der Problemträger bestimmt, was er sagen will und in welchem Umfang er dies tun will. Die Verantwortung liegt ganz bei ihm. Eine offene Frage kann befreiend wirken, weil keinerlei Sanktionen bei unterschiedlichen Vorstellungen erfolgen dürfen. Die Akzeptanz des Partners in seiner Sichtweise ist wesentliches Element einer partnerschaftlichen nichtdirektiven Gesprächsführung.

Frage-Quiz. Die anschließende Übung soll Ihnen dabei helfen, Ihr Frageverhalten in Problemlösungsgesprächen zu trainieren.

Übungsbogen: Quiz über Frageformen (S. 219)

Damit Sie Ihr Selbst- und Fremdbild in solchen schwierigen Gesprächssituationen besser einschätzen lernen, sollen Sie nach einem solchen Gespräch den obigen Fragebogen zur Hand nehmen und Ihr Verhalten für diese Situation einschätzen. In einer Trainingsgruppe kann das natürlich durch die Rückmeldungen der anderen Gruppenmitglieder erfolgen.

		a	b	c	d
1	Ist das nicht ein schöner Tag heute?				
2	Haben Sie einen Einweisungsschein dabei?				
3	Wie fühlen Sie sich?				
4	Waren Sie schon mal in einem Krankenhaus?				
5	Wie ist es Ihnen dort ergangen?				
6	Was hat Ihnen denn Ihr Hausarzt gesagt, was hier mit Ihnen gemacht wird?				
7	Hat Ihnen das Essen geschmeckt?				
8	Welche Beschwerden haben Sie?				
9	Wollen Sie nicht doch schon aufstehen? Wie stellen Sie sich das weitere denn vor?				
10	Ist Schwester Erna nicht nett?				
11	Sie wollen sich nicht operieren lassen, warum eigentlich nicht?				
12	Haben Sie diese Bedenken schon lange?				
13	Wollen Sie Tabletten, oder sollen wir Ihnen eine Spritze geben?				
14	Was geht Ihnen denn so durch den Kopf, daß Sie nicht schlafen können?				
15	Das ist doch eine Zumutung, nicht wahr?				
16	Na, Oma, geht's uns denn nicht schon viel besser?				
17	Sie wollen noch nicht nach Hause gehen, was hindert Sie daran?				
18	War das jetzt Ihre Frau oder Ihre Tochter?				
19	Warum wollen Sie denn nicht ins Altersheim?				
20	Werden Sie nun wohl schön brav ruhig sein, oder muß ich Sie anschnallen?				
21	Was hat man Ihnen denn gesagt?				
22	Sie sagten, das war sehr schlimm, vielleicht erzählen Sie mir mal mehr darüber...				
23	Sie wollen schon entlassen werden, wie stellen Sie sich das Weitere dann vor?				
24	Wer hat Ihnen denn das verordnet?				

a = direkte Fragen, b = direkt-suggestive Fragen, c = Alternativfragen, d = offene Fragen
(Auflösung S. 223)

Selbsteinschätzungsbogen für Gespräche mit Mitarbeitern über persönliche Probleme

	Gar nicht	Geringfügig	Weiß nicht	Ein wenig	Ja/ sehr
Konnte ich dem Mitarbeiter meine ungeteilte Aufmerksamkeit schenken?					
Habe ich Verständnis für seine Situation aufbringen können?					
Habe ich dem Mitarbeiter genügend Zeit gegeben, seine persönliche Einschätzung auszudrücken?					
Habe ich ihn sicherer gemacht?					
Konnte ich die Gefühle des Mitarbeiters spiegeln?					
Habe ich mit ihm Lösungsmöglichkeiten besprochen, die er realisieren kann?					
Habe ich ihm etwas versprochen, von dem ich nicht sicher bin, ob ich es auch einhalten kann? (Habe ich jetzt ein Problem?)					
Habe ich offen über Hilfsmaßnahmen mit ihm gesprochen?					
Habe ich einen zeitlichen Rahmen festgelegt (Überwindung des Problems)?					
Habe ich bei dem Mitarbeiter Zuversicht in seine Fähigkeiten geweckt?					
Wird der Mitarbeiter auch in Zukunft mit mir über seine Probleme reden?					
Bin ich mit dem Gesprächsverlauf zufrieden?					

Was hätte ich in diesem Gespräch besser machen können?

Zum Beispiel:
- Statements abgeben: die Gefühle des Mitarbeiters aussprechen, z. B.: „Das bedrückt Sie."
- Spiegeln: das in Worte fassen, was der Mitarbeiter selber gesagt hat, dabei andere sprachliche Formulierungen verwenden.
- Signale: immer nach einer Pause verbale/nonverbale Unterstützung geben.
- Vertiefende Fragen: (nach Gefühlen fragen: „Was bedeutet Ihnen das?")

Mögliche Reaktionen zur Fallstudie 8 (S. 206)

		Gefühle/Empfindungen/mögliche Interpretationen
1. Simon	(klopft an die Tür der Frau Ludwig und tritt ein)	Herzklopfen
2. Ludwig	Ja, was gibt's?	Störung
3. Simon	Ich muß sofort acht Tage Urlaub nehmen. Ich habe Schwierigkeiten mit meinem Mann und sehe keine andere Möglichkeit, als ...	Druck, Probleme, sieht nur eine Lösung
4. Ludwig	(denkt: Sie weiß genau, wieviel wir zu tun haben. Da sieht man mal wieder, Privatangelegenheiten gehen vor. Kein Interesse an der Arbeit, kein Verständnis für mich!)	Fühlt sich wegen der vielen kranken Mitarbeiter überfordert und verärgert.
5. Simon	... daß ich mich einige Tage ganz ihm widme. Ich möchte gleich heute vor der Mittagspause weggehen.	Lösungsdruck, jetzt und sofort.
6. Ludwig	Das geht doch nicht: Frau Wohlgemut ist noch im Urlaub, und Frau Feierabend ist krank.	Fühlt sich auch unter Druck.
7. Simon	(denkt: Hat Sie denn gar nicht hingehört? Kapiert sie denn nicht, daß es um meine Ehe geht und nicht um einen Erholungsurlaub?!) Es ist mir sehr wichtig, ich muß die Woche frei haben.	Die andere ist nicht o.k., Versagen und Angst
8. Ludwig	(denkt: Sehr wichtig, soso! Sie ist aber nicht wichtiger als jeder andere hier. Bevorzugte Behandlung gibt's bei mir nicht. Das werde ich ihr zeigen!) Jetzt sind wir sowieso schon durch Krankheiten, Mutterschaftsurlaube geschwächt! Das geht jetzt eben nicht.	Gerechtigkeit und Zufriedenheit, Ablehnung.
9. Simon	(denkt: krank, krank, krank ..., weiter hat sie nichts im Kopf! Der werd ich's beweisen, daß sie mich nicht herumkommandieren kann – morgen bin ich auch erst einmal krank) Sie wollen mich nicht verstehen!	Wut, Aggression
10. Ludwig	Ich habe den Urlaubsplan genau und gerecht ausgearbeitet, den wird mir keiner umwerfen. Sie sind in vier Wochen dran, und so lange werden Sie warten!	
11. Simon	Es geht nicht um meinen Erholungsurlaub, können Sie das denn nicht begreifen? Ich stecke in einer persönlichen Notlage, Sie müssen mir sofort frei geben!	die andere ist nicht o.k.

		Gefühle/Empfindungen/mögliche Interpretationen
12. Ludwig	Nein, das kann ich jetzt nicht! Haben Sie denn nicht zugehört?	Antipathie und Frustration.
13. Simon	Verläßt, die Türe knallend, den Raum und murmelt leise vor sich hin: Die hat was gegen mich!	Antipathie und Frustration.

A **Antworten auf die Fragen zur Fallstudie 8 (S. 206)**

1. Welche Gefühle und Empfindungen werden in diesem Beziehungskonflikt nicht berücksichtigt?
   Keiner von beiden ist bereit, dem anderen zuzuhören und sein Problem zu akzeptieren. Das Problem wird von beiden Personen nicht gelöst, so daß beide Verlierer in diesem Gespräch sind.
   Frau Simon konnte ihr Anliegen nicht verständlich erklären und bekommt von Frau Ludwig nicht sofort frei. Frau Ludwig hat sich sehr gerecht gefühlt (Urlaubsplan), ist aber auch Verliererin in diesem Gespräch, weil Frau Simon sich vornimmt, eine Krankmeldung einzureichen. Frau Ludwig hat damit ihre Probleme noch verschärft, da sie nun sofort eine examinierte Pflegekraft auf die Station versetzen muß, was für sie zu einem erhöhten Zeitaufwand für die Suche oder Umbesetzung (Telefonate) führt.
   Die aggressive Entladung der Gefühle am Ende des Gespräches führt zwar bei beiden Gesprächspartnern zu einem kurzfristigen Gewinnergefühl, langfristig jedoch überwiegen die nachteiligen Folgen. Frau Ludwig muß sehr kurzfristig handeln, um einen Ersatz für Frau Simon zu finden, und Frau Ludwig wird sich überlegen, daß Frau Simon eine unzuverlässige Person ist, die Konflikte durch Krankmeldungen löst.
2. Wie könnte man durch dialogische Kommunikation und richtiges Feedback einen positiven Gesprächsverlauf herbeiführen?
   Durch aktives Zuhören hätte Frau Ludwig die Gefühle von Frau Simon widerspiegeln können. Das hätte zu einer gefühlsmäßigen Entlastung beigetragen und den Blick für eine Kompromißlösung geöffnet.

Übungsbogen: Quiz über Frageformen

		a	b	c	d
1	Ist das nicht ein schöner Tag heute?		x		
2	Haben Sie einen Einweisungsschein dabei?	x			
3	Wie fühlen Sie sich?				x
4	Waren Sie schon mal in einem Krankenhaus?	x			
5	Wie ist es Ihnen dort ergangen?				x
6	Was hat Ihnen denn Ihr Hausarzt gesagt, was hier mit Ihnen gemacht wird?				x
7	Hat Ihnen das Essen geschmeckt?	x			
8	Welche Beschwerden haben Sie?				x
9	Wollen Sie nicht doch schon aufstehen? Wie stellen Sie sich das weitere denn vor?			x	
10	Ist Schwester Erna nicht nett?		x		
11	Sie wollen sich nicht operieren lassen, warum eigentlich nicht?				x
12	Haben Sie diese Bedenken schon lange?				
13	Wollen Sie Tabletten, oder sollen wir Ihnen eine Spritze geben?				
14	Was geht Ihnen denn so durch den Kopf, daß Sie nicht schlafen können?				x
15	Das ist doch eine Zumutung, nicht wahr?	x			
16	Na, Oma, geht's uns denn nicht schon viel besser?		x		
17	Sie wollen noch nicht nach Hause gehen, was hindert Sie daran?				x
18	War das jetzt Ihre Frau oder Ihre Tochter?			x	
19	Warum wollen Sie denn nicht ins Altersheim?				x
20	Werden Sie nun wohl schon brav ruhig sein, oder muß ich Sie anschnallen?		x		
21	Was hat man Ihnen denn gesagt?				x
22	Sie sagten, das war sehr schlimm, vielleicht erzählen Sie mir mal mehr darüber...				x
23	Sie wollen schon entlassen werden, wie stellen Sie sich das Weitere dann vor?			x	
24	Wer hat Ihnen denn das verordnet?	x			

a = direkte Fragen, b = direkt-suggestive Fragen, c = Alternativfragen, d = offene Fragen

Die Zuordnung der Fragen ist natürlich auch von der Betonung und Aussprache abhängig. Bitte diskutieren Sie die Veränderung der Bedeutung der Frage, wenn eine andere Betonung hinzukommt.

Aufbau eines Informationsgespräches

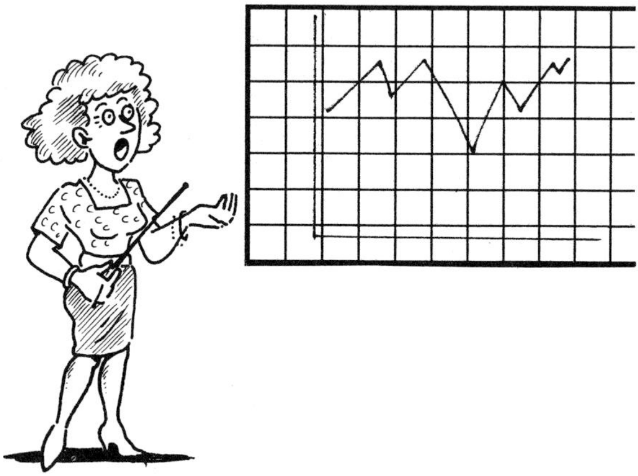

Ziele. Im Gegensatz zur Unterhaltung ist das Informationsgespräch zielgerichtet. Informationen haben immer einen bestimmten Zweck. Beim aktiven Informationsgespräch informiert man aus eigener Initiative oder auf Verlangen über neue Fakten, z. B. neue gesetzliche Verordnungen, in der Erwartung, daß der Hörer den Nutzen hieraus zieht und künftig diese Information bei der Arbeit berücksichtigt (Bedall u. Mitarb. 1979, Kirchner 1983, 1992, Maeck 1987, Langner-Geißler u. Lipp 1991, Schmidt 1991).

Probleme. Informationen im betrieblichen Alltag sind meist mit Veränderungen von Arbeits- oder Verhaltensabläufen verbunden. Solche Änderungen sind für Menschen zunächst immer unbequem, weil man sich mit neuen Dingen auseinandersetzen muß (Birkenbihl 1986, Forgas 1992). Daher setzen die meisten Menschen alles daran, zunächst zu prüfen, ob diese Veränderung sinnvoll ist. Hierzu werden alle denkbaren Alternativen aufgezählt, an denen man zeigen kann, daß die Neuerung nicht sinnvoll und mit Energieaufwand verbunden ist. Unter ökonomischen Gesichtspunkten ist es verständlich, daß jeder möglichst sparsam mit Verhaltensänderungen umgeht, um keinen unnützen Aufwand zu haben.

Gründe. Neue gesetzliche Vorschriften, neue Erkenntnisse im Arbeitsalltag oder neue Arbeitsabläufe im Stationsalltag bringen Veränderungen mit sich, die gut vorbereitet an die betroffenen Mitarbeiter weitergegeben werden müssen. Daher sind besonders solche Informationsgespräche gut vorzubereiten, damit keine Mißverständnisse auftreten und der Informationsfluß gewährleistet ist.

Fallstudie 10: Die Pflegedienstleitung informiert ihre Mitarbeiter

Die Mitarbeiter eines Altenheims werden von der Pflegedienstleitung zu einer Mitarbeiterversammlung zusammengerufen. Sie möchte die Pflegequalität verbessern und hat sich hierzu einige Gedanken gemacht, die sie ihren Mitarbeitern nun gerne mitteilen möchte.

Die Mitarbeiter sind sehr gespannt, was denn jetzt schon wieder auf sie zukommt. Die Fluktuation hat in diesem Altenheim stark zugenommen, da in der Nähe ein modernes Altenzentrum eröffnet worden ist, daß die Mitarbeiter nun wie ein Magnet anzieht. Das andere Altenzentrum bietet eine bessere Bezahlung, neue Räumlichkeiten und eine Arbeitszeit, die individuell von den Mitarbeitern mitbestimmt werden kann. Aus einer tiefen Unzufriedenheit heraus haben schon einige intern gedroht: Wenn sich die Zustände hier nicht ändern, dann wechsel ich zum Altenzentrum gegenüber!

Die Pflegedienstleiterin beginnt ihre Ansprache auf der Mitarbeiterversammlung wie folgt:

? Fragen zur Fallstudie 10

1. Welche aktuellen Probleme hat die Pflegedienstleiterin bei der Einberufung der Mitarbeiterversammlung nicht bedacht?
2. Warum ist der Einstieg in das Thema problematisch?
3. Welche unterschiedlichen Informationen hat die Pflegedienstleiterin hier in ihrer Informationsveranstaltung vermischt?
4. Wie könnte sie den Präsentationsablauf besser gestalten?
5. Welche verbalen Gesprächsstrategien sollten im Vordergrund stehen, wenn man jemanden überzeugen möchte?

Information der Pflegedienstleiterin an die Mitarbeiter	Warum ist diese Information in ihrer Wirkung nicht erfolgreich?
Liebe Kolleginnen und Kollegen, ich möchte heute mit Ihnen über die Pflegequalität und hier insbesondere über Qualitätssicherung sprechen. Nun nimmt die Pflegedienstleiterin ihr schriftliches Manuskript und beginnt vorzulesen: Ich sage Ihnen, es gibt eine Reihe von gesicherten Befunden, die zeigen, daß das Altenheim seinem Auftrag nur gerecht wird, wenn ... Deswegen werden Sie ab morgen die Zimmerpflege in unserem Heim einführen. Neben der Zimmerpflege wird es eine Neuregelung der Arbeitszeit in unserem Heim geben. Das habe ich mir folgendermaßen vorgestellt ... Damit sind wir am Ende unserer Mitarbeiterversammlung angekommen. Damit wir nicht noch weitere Zeit verlieren, sollten Sie sofort auf Ihre Station gehen, damit Sie so bald wie möglich mit der Umsetzung der dargelegten Gedanken beginnen können. Vielen Dank für Ihr Zuhören!	

Wie bereite ich ein Informationsgespräch vor?

Die W-Fragen können Ihnen helfen, sich eine Gesprächsstrategie für das Informationsgespräch zu überlegen (Geißner 1976, 1973, Frey u. Frey 1975, Bedall u. Mitarb. 1979, Ebeling 1979, Haensli [o.J.], Holzheu 1985, Kirchner 1979, 1981).

Informationsaufnahme. Ein Informationsgespräch sollte so vorbereitet werden, daß die Mitarbeiter, die die Informationen erhalten, diese auch aufnehmen und behalten können. Daher ist die Vor- und Aufbereitung der Information für die Qualität der später geleisteten Arbeit von großer Bedeutung. Die Informationsaufnahme hängt im wesentlichen davon ab, ob man bestimmte Phasen hierbei einhält.

Phasenverlauf. Die Kontakt- und Motivationsphase bereiten den Mitarbeiter auf etwas Neues vor, die Information folgt kurz, knapp und präzise. Eine Unterstützung der Information erfolgt durch positive Beispiele,

1. Wann: Zeitpunkt festlegen	Ist der Zeitpunkt gut gewählt (Vormittag/Nachmittag/Wochentag/Arbeitsleistung)?
2. Wo: Ort und Raum	Ist der Ort/Raum günstig (Raumgröße, Bestuhlung, Tische, Kaffee/Tee usw.)?
3. Wozu: Zielsetzung	Welche Zielsetzung verfolge ich mit der Information (Aufklärung, Handlungsalternativen, Verhaltensänderungen, Diskussion, Innovationen, Informationsfluß)?
4. Warum: eigene Motive	Welche Motive habe ich, um diese Information weiterzugeben (Schattenmotive, Macht, Durchsetzung oder Vertrauen, Informationsausgleich)?
5. Wer: Sprecher	In welcher Funktion gebe ich die Informationen (Vorgesetzter, Moderator, Projektgruppenmitarbeiter, Stationsleitung, Gruppenleitung, Multiplikator, Mentor usw.)?
6. Wem: Motive der Hörer	Wer sind meine Zuhörer, und was wird von mir erwartet (Mitarbeiter, andere Berufsgruppen, Konkurrenten, Interessierte, welche Motive haben meine Hörer, die Information anzunehmen oder abzublocken)?
7. Worüber: Thema	Wie umfassend soll die Information gegeben werden (Hintergründe, Rahmenbedingungen, gesetzliche Vorschriften)?
8. Was: Inhaltsaspekt	Was soll für den Zuhörerkreis an Information ausgewählt werden (Detail der Information als Handlungskette oder eher Leitlinie, Ergebnisse einer Arbeit in Projektgruppen usw.)?
9. Wie: Beziehungsaspekt	Wie kann ich es erreichen, daß die Information verstanden und umgesetzt wird (Didaktik und Methodik bei der Informationsvermittlung, z. B. Visualisierung, Problemdiskussion mit Expertenbefragung usw.)?

wie Arbeitsentlastung usw. Wesentlich für die Umsetzung der gegebenen Informationen ist die Feedbackphase, weil in ihr geprüft wird, ob noch Mißverständnisse vorliegen. Den Abschluß bildet meist der Hinweis auf ein erneutes Zusammentreffen, um noch offene Fragen zu beantworten.

Phasenverlauf eines Informationsgespräches

Kontakt	Der Sprecher bemüht sich in einer kurzen Unterhaltung um ein freundliches Gesprächsklima	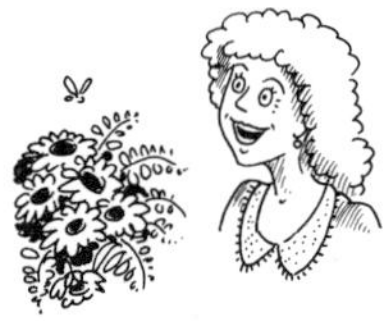
Motivation	Der Sprecher versucht Interesse zu wecken, indem er die Bedeutung für die zukünftige Arbeit darstellt	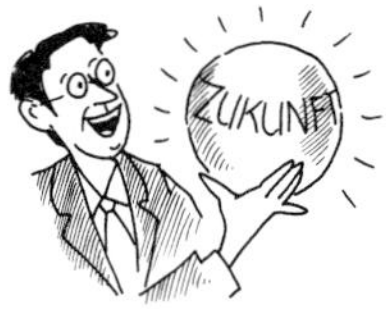
Information	Ist die Aufmerksamkeit der Hörer erreicht, kann die Information gegeben werden. Informationen sollten gut gegliedert sein und durch visuelle, akustische oder gefühlsmäßige Beispiele unterstützt gegeben werden.	

Beispiel	Durch das neue Dokumentationssystem haben wir nun die Möglichkeit, die Pflegeziele und ihre Umsetzung zu dokumentieren. Damit können wir auch eine Erfolgskontrolle durchführen, ob die Maßnahmen, die wir umgesetzt haben, erfolgreich waren oder nicht ...	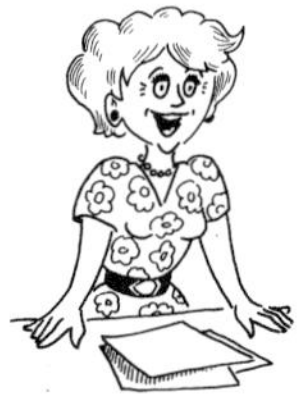
Feedback	Um Mißverständnisse bei den neuen Arbeitsweise zu vermeiden, können nun Fragen gestellt werden ...	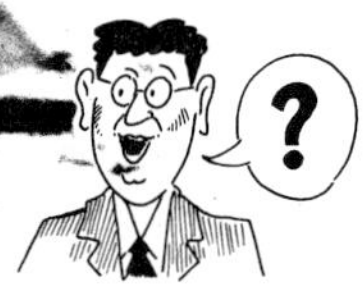
Abschluß	Die Gesprächspartner können danach einen persönlichen Gesprächsbezug herstellen – meist geschieht das dann, wenn sich die Gesprächsrunde auflöst	

Sachlich und psychologisch bedingte Störungen der Informationsaufnahme

Informationsfülle. An einem Beispiel soll das Problem der Informationsfülle (Schubert u. Schubert 1978) kurz erläutert werden: Im Funktionsbereich Zentral-OP ist eine neue Mitarbeiterin eingestellt worden. Sie hat gerade ihre Ausbildung als OP-Schwester abgeschlossen und freut sich auf die neuen Kollegen. Da sie bisher noch keine Kenntnisse der speziellen Vorschriften für diesen OP-Bereich hat, ist vieles für sie neu. Das beginnt schon mit den verschiedenfarbigen Papierüberziehern für die Schuhe. Im OP X haben sie die Farbe Grün, im OP Y die Farbe Orange. Jeder versucht, so gut er kann, der neuen Mitarbeiterin die verschiedensten Arbeitsabläufe zu erklären. Die Vorgesetzte weist die neue Mitarbeiterin in ihren Aufgabenbereich ein, indem sie „wie ein Buch" auf sie einredet. Zwischendurch fragt sie, ob sie alles verstanden habe, was ihr durch Kopfnicken auch bestätigt wird.

Nach einigen Tagen stellt sich durch einen unangenehmen Vorfall heraus, daß die Mitarbeiterin eine Anweisung falsch ausgeführt hat. Die Vorgesetzte reagiert verärgert: Also mehr als alles erklären kann man doch nicht! Und sie schließt auf schlechte Arbeitsleistung der Neuen. Lag das tatsächlich an der?

Bedeutung der Information. Das Beispiel verdeutlicht, daß die Mitarbeiterin die Fülle der Informationen überhaupt nicht aufnehmen und behalten konnte. Einerseits hat sie als Neue nicht gewagt nachzufragen, andererseits konnte sie die Bedeutung der einzelnen Informationen noch gar nicht kennen und daher auch keine Priorität nach wichtig oder weniger wichtig für sich setzen. Es kommt zu einer Reizüberflutung, bei der der Mitarbeiter eben nicht mehr weiß, welche Fragen nun sinnvoll sind und welche nicht. Dies führt dazu, daß er sich lieber still verhält, weil dann ja auch keiner denken kann, daß man inkompetent ist.

Umfang Informationen. Informationen sollten so gegliedert werden, daß der Informationsnehmer diese auch aufnehmen, verarbeiten und behalten kann. Ein Zuviel an Information bewirkt eher Verwirrung, ein Zuwenig führt zu einer Verunsicherung. Nur ca. 20 % der gehörten Informationen werden auch im Langzeitgedächtnis gespeichert (Schräder-Neaef 1990). Will man nun eine Verbesserung der Informationsaufnahme erreichen, muß die Information so aufgebaut und gegliedert sein, daß der Informationsnehmer diese auch aufnehmen und mit bisher bekannten Inhalten verbinden kann.

In vielen Krankenhäusern, Altenheimen oder Sozialstationen geht man dazu über, besonders für neue Mitarbeiter oder Auszubildende ein Einarbeitungskonzept zu entwickeln, mit dem neue Mitarbeiter schrittweise in ihren Verantwortungsbereich eingeführt werden können. Diese schrittweise Informationsvermittlung unterstützt die Behaltensleistung und die Motivation des neuen Mitarbeiters, da gerade am Anfang durch die vielfältigen neuen Aufgaben eine Überforderungssituation vermieden werden kann. Das gleiche gilt natürlich auch für jede andere Form von Information. Schließlich bedeutet ja das Wort Information, daß ein Zuwachs an Erkenntnissen vorhanden sein muß, da es sonst auch keine Information mehr ist.

Psychologische Störungen. Die Behaltensleistung kann aber auch durch psychologisch bedingte Störungen (Forgas 1992) herabgesetzt sein. Der Vorgesetzte gibt beispielsweise seinem Mitarbeiter die Anweisung, die Kosten für Pflegehilfsmittel zu senken. Gleichzeitig spricht er von ganzheitlicher und optimaler Pflege. Beide Ziele gleichzeitig zu realisieren, ist für die Mitarbeiter natürlich ein Problem. Entweder werden Kosten gespart, was dann auf die Pflegequalität Einfluß hat (bedarfsgerechte Pflege), oder die Mitarbeiter realisieren eine optimale Pflege, dann darf aber auch nicht an Pflegehilfsmitteln gespart werden. Bei der Vorgabe widersprüchlicher Ziele kann der Mitarbeiter tun, was er will, es ist letztlich dann doch verkehrt. Nehmen wir doch nun in diesem Falle einmal an, der Vorgesetzte gibt dem Mitarbeiter den Auftrag, sich einmal Gedanken darüber zu machen, wie man denn die Servicequalität (z. B. telefonische Erreichbarkeit, Sprechzeiten für Angehörige, flexibel zusammengestellte Mahlzeiten usw.) verbessern kann.

Selbstaufmerksamkeit. Der Mitarbeiter fällt dem Vorgesetzten nun ins Wort und sagt: Ich weiß schon Bescheid. Er denkt: Schließlich verstehe ich mein Fach. Gute Ratschläge bekomme ich schon zu Hause genug. In meiner vorigen Stelle hat niemand geglaubt, er könne mir noch gute Ratschläge geben. Überhaupt: Meine Schwiegermutter bringe ich noch mal um. Oder sie muß ausziehen. Meine Frau steckt ja mit ihr unter einer Decke. Hinge ich nur nicht so an den Kindern ... Während dem Mitarbeiter seine familiäre Misere durch den Kopf geht, hat der Vorgesetzte noch einmal wiederholt, wie er sich eine bedarfsgerechte Pflege vorstellt.

Nicht zugehört. Nach einem Monat will der Vorgesetzte über die Servicequalität mit dem Mitarbeiter sprechen. Er hat natürlich auch die Statistik über die Entwicklung der Ausgaben für die Pflegehilfsmittel dabei. In der Statistik ist ausgewiesen, daß die Kosten für die Pflegehilfsmittel konstant geblieben sind. Der Mitarbeiter legt als erstes nun seinerseits eine Statistik vor, aus der hervorgeht, daß im letzten Monat die Verweildauer der Patienten im Durchschnitt um drei Tage gesenkt worden ist und daher ein Anstieg der Pflegehilfsmittel normal ist. Der Vorgesetzte ist verärgert und fragt seinen Mitarbeiter: „Haben Sie denn überhaupt nicht zugehört, als ich Ihnen diesen Auftrag gegeben habe über die Verbesserung der Servicequalität nachzudenken? Was ist hier falsch gelaufen?"

Die Informationsaufnahme kann durch verschiedene sich überlagernde Informationen gestört sein. In der folgenden Tabelle sind die wesentlichen Komponenten, die die Aufnahme und Verarbeitung der Informationen beeinträchtigen können, zusammengefaßt dargestellt.

Die Informationsaufnahme kann gestört sein, weil der Mitarbeiter:	
Psychologische Störungen	• an andere Dinge denkt. • durch Bescheidwissen imponieren möchte. • sein Können und Wissen überschätzt. • aus Befangenheit nicht zu fragen wagt • die Informationen noch nicht aufnehmen kann, weil noch keine Bereitschaft zur Aufnahme besteht.
Sachliche Störungen	• Gründe sucht, um die in der Information enthaltenen Inhalte zu entkräften. Durch die subjektive Interpretation der Realität braucht er seine Meinung und damit sein Verhalten nicht zu ändern. • die Information nur aufnimmt, wenn er von der Sinnhaftigkeit der Information überzeugt ist. D. h. er ändert erst seine Einstellung und damit auch sein Verhalten, wenn er davon überzeugt ist, daß dies die bessere Alternative ist.

Die Informationsabgabe kann zu Störungen führen, weil

- Informationen für die Mitarbeiter keine Bedeutung haben und sie nicht zweckvoll ausgewählt worden sind,
- Informationen so wenig konkret formuliert sind, daß es zu Mißverständnissen kommt,
- Informationen so unstrukturiert gegeben werden, so daß die Mitarbeiter den roten Faden nicht halten können,
- Informationsgeber häufig glauben, andere hielten ihre Information für so wichtig, wie sie es selbst tun (Antons 1974, Nagel 1989, Hentze u. Mitarb. 1990).

Wie führe ich ein Informationsgespräch?

Beteiligung am Informationsprozeß. Aus den vorgenannten Beispielen wird deutlich, daß nicht nur die Information selber gut vor- und aufbereitet werden sollte, sondern auch die psychologischen Komponenten bei der Informationsaufnahme von Bedeutung sind. Um die Qualität der Arbeit sicherzustellen und Fehler zu vermeiden, ist es notwendig, sich vorher Gedanken zu machen, wie man seine Mitarbeiter an Lösung von Problemen besser beteiligen kann. Durch die Information (z.B. Strukturänderung, Änderung des Arbeitsablaufes usw.) entsteht eine neue Situation für die Betroffenen, mit der sie sich erst einmal auseinandersetzen müssen. Die Beteiligung der Mitarbeiter bei der Lösung anstehender Probleme fördert das Mitdenken der Gruppe. Für die Umsetzung der Information im Arbeitsprozeß ist daher die Mitverantwortung der Gruppe (Sahm 1979) ein wesentlicher Faktor für eine erfolgreiche Informationspolitik in einem Unternehmen.

Tempo. Das Tempo der Informationsverarbeitung sollte vom Mitarbeiter bestimmt werden. Das kann durch offene Fragen geschehen, wobei der Informationsgeber erst dann fortfährt, wenn alle Unklarheiten beseitigt sind. In der Vorbereitung ist dieses Vorgehen etwas aufwendiger, aber im Nachhinein zahlt sich diese Zeit aus, da die Motivation der Mitarbeiter bei der Umsetzung später dann größer ist.

Vertrauen. Wesentlich für ein solches Vorgehen ist ein Klima des Vertrauens, in dem es möglich ist, jede auch noch so abwegige Frage stellen zu können. Wenn die Gruppe sich informiert fühlt, ist sie motiviert, die Gruppenziele zu verteidigen und Mitverantwortung zu tragen (Schmidt 1991).

Schrittweise Information. Die schrittweise Vermittlung von Informationen kann in vier Stufen gegliedert werden: Auswahl, Beispiel, selber ausführen und kontrollieren.

Für die Praxis bedeutet das auch, daß Informationen sorgfältig nach ihrer Bedeutung ausgewählt werden, daß eine schrittweise Information mit einer Ermunterung zum Fragen für den Mitarbeiter hilfreicher ist als eine geballte Zusammenfassung aller in Frage kommenden Aspekte. Für die Aufnahme der Information ist die Verknüpfung verschiedener Lernwege von Bedeutung, damit die Umsetzung in der Praxis dann auch erfolgt. Die Behaltensleistung sieht bei verschiedenen Lernwegen wie folgt aus:

Lesen	Hören	Sehen	Hören und Sehen	Nacherzählen	Tun
10 %	20 %	30 %	40 %	50 %	60 %

(nach Mandel 1987, Weidenmann 1991, Will 1991)

Auswahl der Information. Die Information (Schräder-Neaef 1990) sollte danach gegliedert werden, *welche* Informationen der Mitarbeiter braucht, um seine Arbeit überhaupt ausführen zu können. *Wie* und in welcher Weise werden sich für ihn Veränderungen ergeben, und *warum* ist es wichtig, daß er jetzt diese Information erhält (Nothstine 1989, Motamedi 1993)?

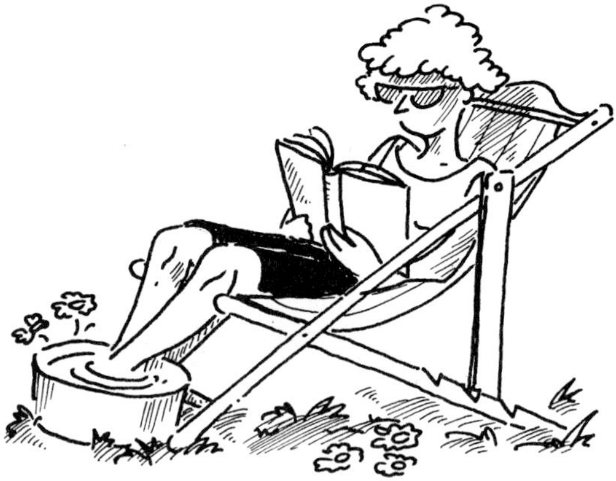

Die optische Vorbereitung (Folien, Plakate, Beispiele usw.) der Information sollte so gestaltet sein, daß wesentliche Aspekte bildlich dargestellt werden.

Beispiel. Die Information sollte anhand eines Beispiels aus der Praxis demonstriert werden. Hierfür eignen sich akustische, visuelle oder emotionale Beispiele (durch die neue Aktenablage haben Sie Zeit für eine Tasse Kaffee gewonnen ...) Die Handhabung einer Sache sollte langsam vorgeführt werden und als Modellhandlung mehrere Male erfolgen. Hierbei bietet sich an, erst die Handhabung zu zeigen, dann die gleiche Handhabung zu erklären (akustische Unterstützung) und anschließend die neue Handhabung durch den Mitarbeiter kommentieren zu lassen (Rüdennauer 1979, Birkenbihl 1988).

Ausführen. Den nächsten Schritt sollte der Mitarbeiter dann alleine tun, wobei die wohlwollende Unterstützung durch Nicken, zustimmende Laute wie „Hm" usw. erfolgen sollte. Korrekturen der ausgeführten Handlung sollten hier sachlich und direkt erfolgen. Ungeduld führt bei dem Mitarbeiter zu dieser Zeit eher dazu, offene Fragen zu unterdrücken und evtl. Fehler in Kauf zu nehmen.

Kontrollieren. Der Mitarbeiter arbeitet nun selbständig. Der Vorgesetzte bestätigt seine richtige Arbeitsweise, macht sachlich auf etwaige Fehler aufmerksam. Er gibt nun weitere Hinweise auf die gewünschte Qualität der Arbeit. Die Arbeitsleistung wird in dem Maße steigen, wie die Umsetzung der Information gelungen ist. Positive Verstärkung der richtigen Arbeitsmethode fördert hierbei Freude an der Tätigkeit.

Lernpsychologie. Bei der Vierstufenmethode der Informationsvermittlung werden die lernpsychologischen Grundlagen berücksichtigt. Durch Rückkopplung wird sichergestellt, daß der Mitarbeiter die Information verstanden hat. Kleine Lernschritte erlauben es, die Information so abzuspeichern, daß Verknüpfungen mit anderen Tätigkeiten möglich sind (Bronner u. Schröder 1983, Decker 1985, Rogers 1985, Birkenbihl 1986). Die Gestaltung der Aktivität und das Lerntempo werden hierbei vom Mitarbeiter bestimmt. Je anschaulicher die Information hierfür vorbereitet wird, um so schneller können die einzelnen Teilschritte zur Informationsverarbeitung erfolgen. Schließlich werden Informationen gegeben, damit diese bei der aktuellen Arbeit auch berücksichtigt werden können, sonst könnte man auf sie verzichten.

Gesprächsablauf

Das Vierfelderschema gibt einen zusammenfassenden Überblick über die Vorbereitung und den Ablauf eines Informationsgespräches.

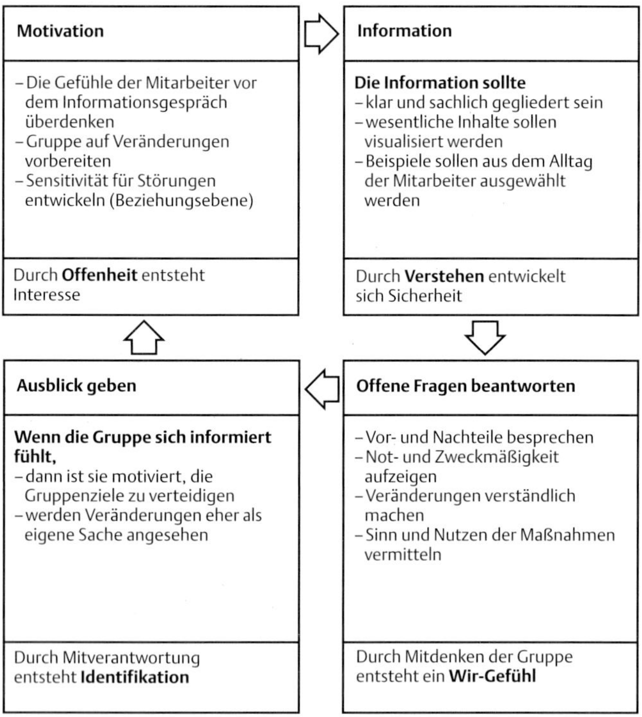

Kommunikation

Gesagt	ist noch nicht	gehört
Gehört	ist noch nicht	verstanden
Verstanden	ist noch nicht	einverstanden
Einverstanden	ist noch nicht	angewendet
Angewendet	ist noch nicht	beibehalten

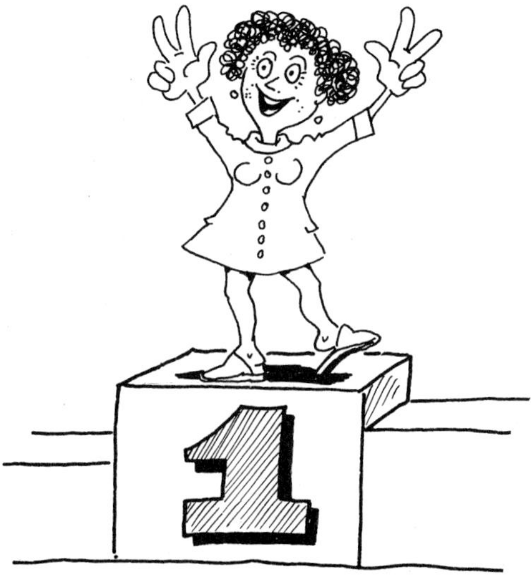

Was kann ich tun?

W-Fragen. Versuchen Sie den Kern Ihrer Information als Basissatz, auch Zielsatz genannt, zu formulieren. Folgende Fragen können Ihnen als Anhaltspunkte dienen, eine Zielanalyse durchzuführen:
Was will ich verändern?
Wie will ich es verändern?
Wo will ich etwas verändern?

Beispiel. Ich möchte durch meine Information erreichen, daß ... (z.B. die Arbeitszeiten verändert werden).

Empfänger der Information. Wen will ich mit dieser Information erreichen? Der Hörer oder Empfänger der Information ist die Schlüsselfigur für Ihre Sprechsituation. Ihre Gedanken sollen den Hörer erreichen, und nach Möglichkeit soll er zu anderen Verhaltensweisen oder neuen Erkenntnissen angeregt werden. Daher sollten Sie die W-Fragen, die die Zuhörer betreffen, für sich beantworten (Checkliste der W-Fragen zur Vorbereitung einer Information S. 227).

5-Satz. Ein Informationsgespräch oder ein Informationsvortrag kann nach verschiedenen Gesichtspunkten gegliedert werden. An dieser Stelle einige Beispiele aus Geißner (1976) als Gliederungshilfen für Informationsgespräche:

Die Kette	
1	1. Sie können leicht feststellen, daß der Vorschlag gefährlich ist , weil ...
2	2. Wir müssen überlegen, ob nicht ...
3	3. Mir scheint der bessere Weg, wenn ...
4	4. Das bedeutet für Sie ...
5	5. Wir haben zu entscheiden, ob ...

Die vorgestellten Gliederungsmöglichkeiten (S. 237) eignen sich sowohl für die Vorbereitung eines Informationsgespräches als auch für die Beantwortung von Fragen aus dem Zuhörerkreis.

Übungsmöglichkeiten. Versuchen Sie, mit einem Ihnen wichtigen Thema, die verschiedenen Gliederungsmöglichkeiten zu trainieren.

Sprechdenken. Sprechdenken bedeutet, daß kein festes Redekonzept vorliegt, sondern im Gespräch oder beim Vortrag die eigenen Gedanken schnell und flüssig formuliert werden. Sprechdenken bedeutet nicht, daß man einfach darauflos spricht, ohne etwas gedacht zu haben. Eine Idee muß schon vorhanden sein. Lediglich ihre Konkretisierung in einer Folge von Gedanken und zugleich das Einkleiden der Gedanken in Begriffe und Sätze geschieht unmittelbar beim Sprechen.

Sprechdenken erfordert ein hohes Maß an Konzentration und ein gutes Gedächtnis. Die folgenden Übungen können dazu beitragen, ihre Fähigkeit des Sprechdenkens zu verbessern. Weitere Übungen findet man bei Rüdenauer 1979.

Dialektisch 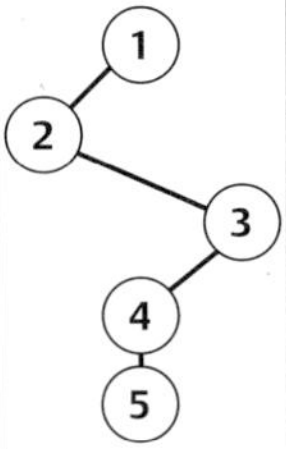	1. Ich danke dem Referenten für eine Menge neuer Einsichten ... 2. Unter anderem hat er gesagt ... 3. Dagegen ist zu sagen, daß ... 4. Vergleicht man beide Ansichten, dann ... 5. Daher schlage ich vor ...
Kompromiß 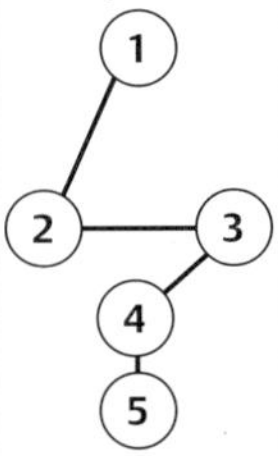	1. Redner A behauptet ... 2. Redner B widersprach mit dem Hinweis ... 3. Mir scheint, die beiden treffen sich in einem Punkt ... 4. Hier liegt vielleicht die Lösung ... 5. Wir sollten in dieser Richtung denken ...
Information 	1. Die Hauptinformation kann als Totale der **Gegenwart** beschrieben werden (Beispiel oder Problem) 2. Die Umstände, unter denen dies Gültigkeit hat, können als Detail der Gegenwart beschrieben werden 3. Die Hintergründe der Hauptinformation können logisch oder zeitlich unter dem Aspekt der **Vergangenheit** beschrieben werden 4. Die Folgen hieraus können als Detail der **Zukunft** die Überleitung bilden zum Zielsatz 5. Die Folgen hieraus können als Totale der Zukunft den überzeugenden Abschluß des Beitrags bilden

Partner-Übung 1 Dauer: 20 Minuten

1. Sprechen Sie zwei Minuten lang ohne Konzept über ein beliebiges Thema. Versuchen Sie ohne Sprechpausen auszukommen.
2. Ihr Partner gibt mit Hilfe des Analysebogens (S. 239) „Verständlichkeit" Feedback.
3. Nach zehn Minuten wechseln Sie die Rollen!

Partner-Übung 2: Dauer 20 Minuten

1. Wählen Sie aus der folgenden Liste ohne lange nachzudenken drei Begriffe aus, und sprechen Sie zwei Minuten lang ohne Unterbrechung darüber.
2. Ihr Partner gibt mit Hilfe des Analysebogens (S. 239) „Verständlichkeit" Feedback.
3. Nach zehn Minuten wechseln Sie die Rollen!

Mögliche Übungsbegriffe

Gebäude	Trommel	Fleiß
Lügner	Wasser	Dusche
Wetter	Stein	Gefühl
Mühle	Taucher	Buch
Eigentum	Bank	Horizont
Angst	Lob	Unkraut
Kranz	Pflanze	Frühling
Liebe	Argument	Verbindung

Diese Übungen sollen nun mit einem für Sie wichtigen Thema wiederholt werden. Benutzen Sie hierzu die verschiedenen Gliederungsmöglichkeiten. Die schnellste Art zu gliedern besteht aus dem Gliederungsprinzip „Information", wenn Sie mit der

- Gegenwart,
- Vergangenheit,
- Zukunft beginnen.

Später ergänzen Sie die Punkte ② und ④.

Analysebogen zur Verständlichkeit von Beschreibungen

	Fragen	trifft nie zu	trifft wenig zu	weiß nicht	trifft zu	trifft häufig zu
1.	Die Sätze sind kurz und präzise					
2.	Die Wörter sind kurz und verständlich					
3.	Fremdwörter sind selten					
4.	Fachausdrücke werden erklärt					
5.	Es kommen Beispiele vor					
6.	Formulierungen sind positiv					
7.	Formulierungen sind aktiv gewählt					
8.	Die Gliederung ist deutlich erkennbar					
9.	Die Aussprache ist deutlich					
10.	Die Stimme ist lebendig					
11.	Das Sprechtempo ist angemessen					
12.	Die Pausen sind richtig gesetzt					
13.	Eigene Beobachtungen					

Interpretationen zur Fallstudie 10

Information einer Pflegedienstleiterin an die Mitarbeiter	Warum ist diese Information in ihrer Wirkung nicht erfolgreich?
Liebe Kolleginnen und Kollegen,	
ich möchte heute mit Ihnen über die Pflegequalität und hier insbesondere über Qualitätssicherung sprechen	Die aktuelle Situation wird nicht angesprochen (die Hörer werden nicht motiviert – Ärger und Beschäftigung mit den aktuellen Problemen) Statt „ich“ besser: Sie wissen, daß durch das neue GSG auch auf uns neue Anforderungen zukommen ... keine Motivationsphase für die Mitarbeiter
Nun nimmt die Pflegedienstleiterin ihr schriftliches Manuskript und beginnt vorzulesen: Ich sage Ihnen, es gibt eine Reihe von gesicherten Befunden, die zeigen, daß das Altenheim seinem Auftrag nur gerecht wird, wenn ...	Informationen sollten nicht abgelesen werden (wenn sie schon selber ihre schriftlichen Aufzeichnungen braucht, wie sollen sich die Hörer dann die Informationen merken?) „Ich sage ...“ „Sie weiß alles, wir wissen nichts“ – keine Beteiligung der Mitarbeiter an der Erarbeitung eines neuen Konzeptes, was kaum zu einer Identifikation mit der Neuerung führen kann
Deswegen werden Sie ab morgen die Zimmerpflege in unserem Heim einführen. Neben der Zimmerpflege wird es eine Neuregelung der Arbeitszeit in unserem Heim geben. Das habe ich mir folgendermaßen vorgestellt:	Sie-Botschaften führen zu Ablehnung – verstärkt wird das Gefühl, wenn es nicht funktioniert, bin ich auch nicht schuld ... Alle Abwehrkräfte, die die Mitarbeiter bei der Einführung der Neuerung produzieren können, werden direkt oder indirekt vermittelt
Damit sind wir am Ende unserer Mitarbeiterversammlung angekommen. Damit wir nicht noch weitere Zeit verlieren, sollten Sie sofort auf Ihre Station gehen, damit Sie so bald wie möglich mit der Umsetzung der dargelegten Gedanken beginnen können. Vielen Dank für Ihr Zuhören!	Endlich hört sie auf zu reden Keine Diskussion, keine Fragen, weitere Ideen sind nicht erwünscht Die Umsetzung wird kaum gelingen, da nun ein Gewinner-Verlierer-Spiel zwischen „denen da oben und denen da unten stattfinden wird“

A **Mögliche Antworten auf die Fragen zur Fallstudie 10 (S. 225)**

1. Welche aktuellen Probleme hat die Pflegedienstleiterin bei der Einberufung der Mitarbeiterversammlung nicht bedacht?
   - Die Mitarbeiter haben im Moment ganz andere Probleme. In einem ersten Schritt müßte sie auf die geänderten Rahmenbedingungen eingehen (neues Altenzentrum und damit die zusätzliche Belastung der Mitarbeiter durch die hohe Fluktuation).
2. Warum ist der Einstieg in das Thema problematisch)
   - Einstieg mit dem Ich-Standpunkt.
   - Besser wäre ein praktisches Beispiel aus dem Alltag der Pflegenden oder die Problematisierung des Themas.
3. Welche unterschiedlichen Informationen hat die Pflegedienstleiterin hier in ihrer Informationsveranstaltung vermischt?
   - Zimmerpflege, Arbeitszeitmodell und Qualitätssicherung.
4. Wie könnte sie den Präsentationsablauf besser gestalten?
   - Frage und Antworttechniken,
   - Visualisierung (Folie/Flip/Dias usw.),
   - nicht ablesen und wenn, dann nur wichtige Zitate.
5. Welche verbalen Gesprächsstrategien sollten im Vordergrund stehen, wenn man jemanden überzeugen möchte?
   - Sich klar ausdrücken, kurze und präzise Sätze verwenden,
   - das Wesentliche betonen,
   - Ich-Vermeidungstechnik,
   - Nutzenargumentation mit Praxisbeispielen,
   - Fragetechnik.

Meckerstunde

Aufbau einer Meckerstunde

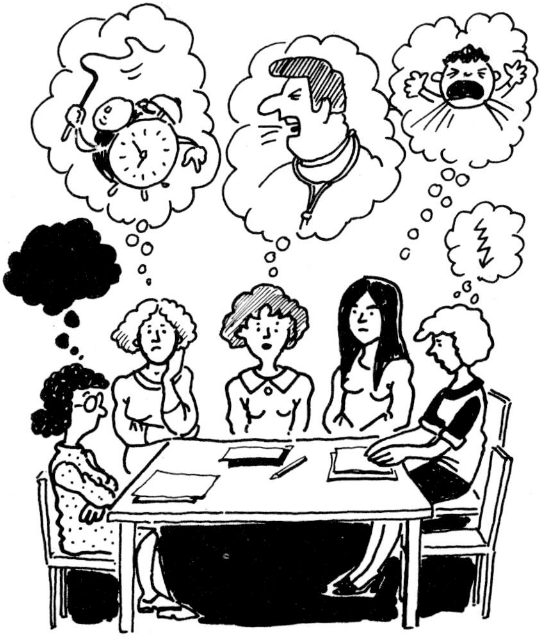

Ziele. In der Meckerstunde haben die Mitarbeiter die Möglichkeit, ihre Probleme zu äußern, die mit Arbeitsinhalten, Arbeitsabläufen, Mitarbeitern, Bewohnern, Angehörigen oder Patienten zusammenhängen. In dieser Gesprächsrunde sollen zunächst angestaute Emotionen freigelegt werden, damit man später zu konstruktiven Lösungen kommen kann.

Probleme. Eine Darlegung von Problemen hat immer etwas damit zu tun, daß man bestimmte Dinge nicht in den Griff bekommt oder „versagt" hat. Eine Ermutigung der Mitarbeiter, Mißerfolge, Flops oder schwierige Situationen im Arbeitsfeld zu besprechen, muß zur Überwindung dieser Probleme führen. Eine vorschnelle Bewertung der Äußerungen von Mitarbeitern führt nicht zur Beseitigung von Mißständen, sondern nur zu einer Verschiebung oder Verleugnung. Meist haben sowohl die Vorgesetzten als auch die Mitarbeiter Angst, eine solche Meckerstunde einzuberufen. Die vorhandenen Probleme werden dadurch jedoch nicht aus der Welt geschafft, sondern eher indirekt durch Gerüchte, über Dritte sprechen und anderes mehr verschärft. Der Vorgesetzte hat bei der indirekten Problembearbeitung jedoch kaum Chancen, diese konstruktiv zu lösen.

Die Meckerstunde ist eine Möglichkeit, in ritualisierter Form über Probleme auf der Station und im Arbeitsalltag zu sprechen. Die Meckerstunde soll so gestaltet werden, daß die Qualität der Arbeit und damit die Zufriedenheit und Motivation der Mitarbeiter erhalten und verbessert wird. Hierfür sind jedoch Voraussetzungen zu schaffen, die eine solche Vorgehensweise erleichtern.

Fallstudie 11: Die IBF hält eine Meckerstunde ab

Um die Zusammenarbeit der Mentoren und der Stationsleitungen zu verbessern, schlägt die Leiterin der innerbetrieblichen Fortbildung (IBF) vor, eine Meckerrunde einzuberufen. Die betroffenen Parteien kommen in den Räumen der IBF zusammen. Die Leiterin hat die Frage auf die Tafel geschrieben:

Was stört mich bei der Zusammenarbeit mit den Mentoren/Stationsleitungen?

Die Diskussion wird sofort eröffnet, wobei Frau Müller ihre Stationsleiterin Frau Schmitz heftig angreift:

Gesprächsausschnitt	Warum ist diese Meckerrunde nicht hilfreich?
Müller Auf unserer Station kann man keine Anleitesituation vernünftig durchführen. Wir sind personalmäßig so eng besetzt, daß ich keine zusätzliche Minute habe, in der ich diese Situation vorbereiten kann, und wenn ich mich dann einmal hinsetze und etwas ausarbeiten will, werde ich direkt von Ihnen aufgefordert, „Wichtigeres" zu erledigen!	
Schmitz Das ist so überhaupt nicht richtig! An diesem Tag waren wir stark unterbesetzt. Deswegen habe ich das gesagt. Außerdem leitet ja schließlich jeder von uns an!!!	
Müller Genauso ist es! Meine Arbeit wird überhaupt nicht ernstgenommen. Das zeigt sich auch schon daran, daß ich keine müde Mark dafür mehr bekomme.	
Schmitz Ich dachte, es würde Ihnen Freude machen, neue Mitarbeiter einzuarbeiten bzw. Schüler anzuleiten. Das kann dann ja wohl mit Geld nicht aufgewogen werden.	
IBF-Leiterin Was sagen denn die anderen zu diesem Problem?	
Frau Schulz Ach, bei uns sind es die Schulen, die schicken ihre Schüler, immer wenn es denen gerade paßt, und wir müssen dann gucken, daß im Dienstplan überhaupt eine Mentorin da ist, die sich um die Schüler kümmern kann.	
Frau Sauer Ich kann als Stationsleiterin nicht einen Dienstplan schreiben, der dann wieder umgeworfen wird. Alle meckern mit mir, die Mentoren, die Schüler und die Schulleitungen. Keinem kann ich es recht machen.	

Wie bereite ich eine Meckerstunde vor?

Karten. Aus methodischer Sicht sollte der Moderator für eine Meckerstunde Karten benutzen, auf denen die Probleme, die die Mitarbeiter haben, festgehalten werden (Mucchielli 1972, Klebert u. Mitarb. 1979, 1980, Oertli-Cajacob 1989, Pfützner 1989e).

Folgende Frage bietet sich für diesen Prozeß an:

Was macht uns die meiste Arbeit?

Sammlung. Mit Hilfe dieser Frage wird die Beschäftigung mit den belastenden Auswirkungen der Arbeit angesprochen und nicht nach dem „Verursacher" von Problemen oder Konflikten gesucht. Diese Frage fördert die Beschäftigung mit zukunftsgerichteten Lösungsmöglichkeiten. Durch die Sammlung von Fragen können dann Problemfelder bestimmt werden, für die im Anschluß hieran ein Maßnahmenkatalog entwickelt werden sollte, in dem die möglichen Lösungen zusammengestellt werden. Ein Aktivitätenplan hält das Ergebnis dieses Prozesses fest und verteilt die Aufgaben, die als Aktivität dann kontrollierbar werden.

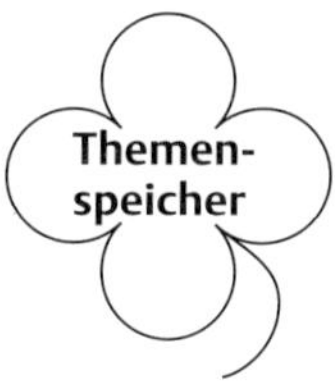

Thema	+	–	Thema	+	–
1			9		
2			10		
3			11		
4			12		
5			13		

Pinnwand. Die Sammlung der Karten für die einzelnen Teilschritte soll an einer Pinnwand festgehalten werden, weil die optische Unterstützung endlose Diskussionen unterbricht, da man jederzeit wieder auf das aktuelle Thema verweisen kann (Knoll 1991, Langner-Geißler, Lipp 1991). Mit dieser Methode verhindert man Schuldzuschreibungen wie „Das kommt *wieder* von X ...", „X ... nie kann der seine Arbeit richtig organisieren ...", „*Immer* dieselben, die uns aufhalten ..." und ähnliches. Das Arbeiten an den Problemlösungen steht bei dieser Methode im Vordergrund.

Danach sollte eine Frage gestellt werden, in der die Mitarbeiter aufgefordert werden, über konstruktive Möglichkeiten zur Verbesserung des Miteinanders oder der Arbeitsabläufe nachzudenken (Köhl 1987). Zum Beispiel:

Was erleichtert uns die Arbeit?

Eine Beantwortung dieser Frage beinhaltet schon Lösungsmöglichkeiten, die eher genereller Art sind. Killerphrasen, wie „Das geht bei uns nicht!" können damit gestoppt werden, weil man ja zunächst mal an Arbeitserleichterungen herangeführt wird und damit auch Perspektiven geöffnet werden, mit denen man sich sonst nicht beschäftigt.

Problembearbeitung. Wesentlich für diese Methode ist, daß der einzelne für sich entscheiden kann, ob diese Maßnahme für ihn eine Erleichterung darstellt oder nicht. Lösungen wie „Das müssen wir alle jetzt so ... machen!" erzeugen Abwehr und damit Gegenargumente.

Kartenfrage mit zwei Kartenfarben: 2 Leerplakate zum Sortieren

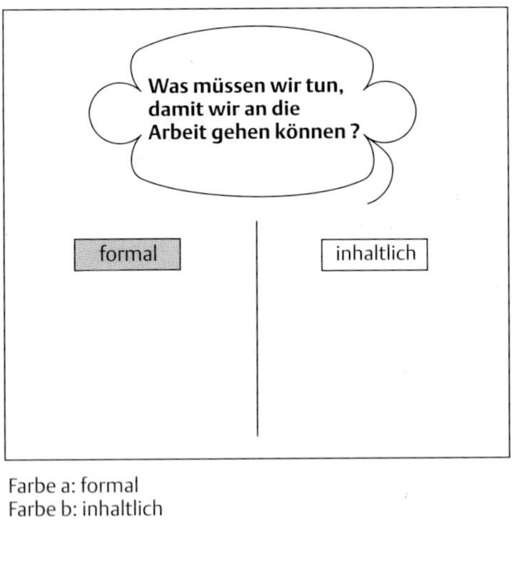

Farbe a: formal
Farbe b: inhaltlich

Wie führe ich eine Meckerstunde durch?

Im nachfolgenden Phasenschema werden die Teilschritte eines solchen Prozesses dargestellt.

Phasenverlauf für eine Meckerstunde

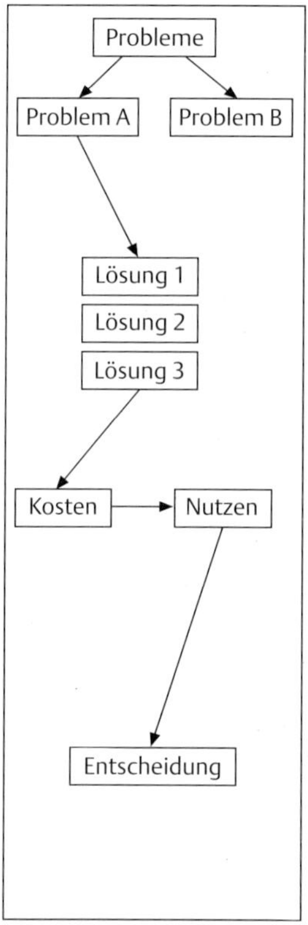

Problemsammlung vornehmen

Bei der Gewichtung der Probleme hat man sich z.B. auf Problem A als vordringlich zu behandelndes Problem geeinigt.

Jeder sollte seine Lösungsvorschläge auf Karten notieren und an einer Pinwand befestigen.

Zunächst kommt es auf die Menge der Lösungsvorschläge an, noch nicht auf die Qualität – also keine Bewertungen abgeben.

Killerphrasen, Kritik und Selbstkritik an den vorgetragenen Lösungen ist nicht erlaubt. Kritik hat in dieser Phase eher lähmenden Charakter.

Die Vor- und Nachteile der einzelnen Lösungsvorschläge sollen nun erarbeitet werden.

Optisch sollen sie an einer Metaplan-Wand mit Plus und Minus gekennzeichnet werden.

Wenn die Entscheidung für eine Problemlösung gefallen ist, sollten die einzelnen Schritte zur Realisierung festgelegt werden.

Ein Rückmeldemodus sollte verbindlich vereinbart werden.

Damit die Ergebnisse einer Meckerstunde nicht unverbindlich bleiben, soll eine Liste erarbeitet werden, wer, was bis wann macht. Die Erreichung der gemeinsam ermittelten Ziele muß kontrolliert werden (Klebert u. Mitarb. 1980). Hierzu kann man einen Aktivitätenplan benutzen.

Beispiel:

Problem	Gerüchteküche
Ziel	Offene Kommunikation, um Gerüchte überflüssig zu machen!

Aktivitätenplan. Bitte erstellen Sie eine Liste, in der die geplanten Maßnahmen festgehalten werden. Die Realisierung der Maßnahmen soll durch folgende Aktivitäten geschehen:

Was will ich tun?	Wer soll mit wem was tun?	Bis wann?	Wer kontrolliert die Maßnahmen
regelmäßige Teamgespräche führen	Terminabsprache für Teamgespräch mit Kollegen	in den nächsten zwei Wochen	die Mitarbeiterin Frau X

Gruppendynamische Phänomene

Bedeutung. In einer Meckerstunde ist es wichtig, gruppendynamische Phänomene zu erkennen. Gruppendynamik gibt es immer, ob man das nun möchte oder nicht (Däumling u. Mitarb. 1974, Mucchielli 1974, Maddux 1987, Pfützner 1989, Kirchner 1992, 1993a–c).

Informelle Gruppen. Informelle Gruppen bilden sich spontan und sind innerhalb eines Betriebes nicht zu vermeiden und daher auch nicht planbar. Sie bilden sich durch gemeinsame Interessen, räumliche Nähe oder gleiche Tätigkeiten. Solche Gruppen können inaktiv und kaum bewußt wahrgenommen werden, während andere Gruppen den Arbeitsprozeß behindern oder sogar stören (Mueller 1986, Pfützner 1989 f., Forgas 1992, Margerison u. McCann 1994).

Informeller Sprecher. In jeder informellen Gruppe gibt es meist einen Initiator oder Sprecher der Gruppe. In einer Meckerstunde ist es wichtig, diesen Sprecher ernstzunehmen und ihn nicht als Gegner zu behandeln. Hier können offene Fragen gestellt werden, oder man kann Verständnis für den Sprecher und die Gruppe zeigen. Auf keinen Fall soll man den Sprecher oder die Gruppe ins Abseits stellen.

Eine Analyse der Problemfelder soll auf dem Hintergrund erfolgen, daß man für Klarheit und Transparenz sorgt, damit die Zusammenarbeit zukünftig besser funktioniert. Eine sorgfältige Aufarbeitung der zugrundeliegenden Probleme ist notwendig, damit man nicht vorschnell ein Randproblem bearbeitet, das jedoch nicht die Ursache von Spannungen und Konflikten ist. Die Beteiligung der Mitarbeiter am Problemlösungsprozeß ist notwendig, damit eine Entscheidung für einen geänderten Ablauf innerhalb der Arbeitsorganisation oder ähnliches später von allen auch mitgetragen wird.

Gegner. Innerhalb einer Gruppe bilden sich oft sowohl starke als auch schwache Gegner heraus. Diese Rollen können fließend sein, d.h. sie sind

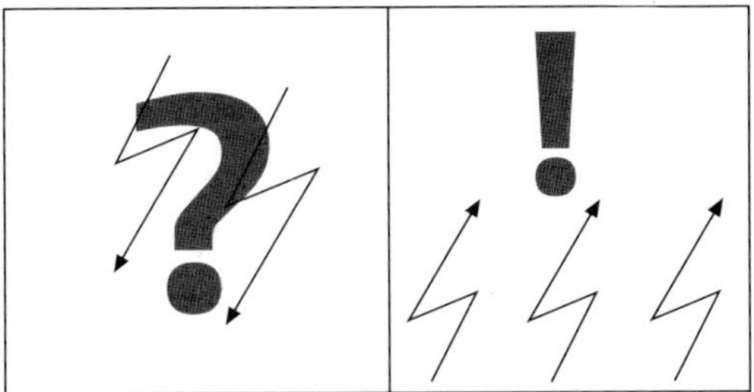

Diese **Lösung** dauert etwas länger, ist auf Dauer jedoch erfolgreicher	Diese **Entscheidung** geht schneller, ist auf Dauer jedoch nicht erfolgreich

nicht von vornherein festgelegt. Wesentlich ist jedoch, daß man während einer Meckerstunde die Rollen, die die Mitarbeiter übernehmen, erkennt. Eine bedingte Partizipation bietet sich für Gruppen an, die eine Gegenposition behaupten. Die Mitglieder dieser Gruppe können beispielsweise als Experte, Kritiker, graue Eminenz, Schiedsrichter, Vermittler oder Außenseiter auftreten.

Rhetorisch bieten sich folgende Methoden an, die Kompromißbereitschaft der Gruppen zu fördern (Bedall u. Mitarb. 1979):

Sprachliche Beispiele für Rollenfunktionen	
	Gegner
Starker Gegner	keine Gegenposition aufbauen, zuhören, Fragen stellen
Experte/Kritiker	bedingtes Ja durch: Ja, aber haben Sie folgendes schon bedacht ...
Graue Eminenz	bedingtes Nein durch: Nein, außer wenn ...
Schiedsrichter/Vermittler	Ja und Nein durch: Einerseits sehe ich die Möglichkeiten, die hiermit verbunden sind, andererseits haben wir die Folgen ...
Prügelknabe	konkretes Nein: klar und präzise den eigenen Standpunkt darlegen.
	Verbündete
Sprecher/Initiator	unbedingte Beteiligung an Problemlösungsprozessen fördern, Gemeinsamkeiten aufzeigen usw.
Mitläufer	deine Sache ist auch meine Sache
Helfer	ich unterstütze deine Sache
Aufpasser oder Ideologe	ich schütze dich gegenüber Gegnern

Verbündete. Den Sprecher einer Gruppe sollte man an Problemlösungen beteiligen, ihm Mitverantwortung anbieten, ihn auffordern, seine Meinung zur Sache zu sagen. Den Mitläufer sollte man zu Wort kommen lassen, ihn nicht kritisieren, sondern für seine Sache sprechen lassen. Das gleiche gilt für den Helfer, ihn sollte man Lösungsansätze aussprechen lassen und auf seine Hilfsbereitschaft setzen. Der Aufpasser und Ideologe soll ermuntert werden, seine Werthaltungen zu äußern. Die positiven Aspekte dieser Philosophie kann man sich zunutze machen.

Verhaltensaspekte

Im Vierfelderschema werden die wesentlichen Verhaltensaspekte während einer Meckerstunde zusammengefaßt.

Die Mitarbeiter haben Probleme

Der Vorgesetzte soll
- Problemfeld und Problemsicht besprechen
- aktiv zuhören
- nicht bewerten, nur sammeln
- jeden zu Wort kommen lassen

Die Mitarbeiter können „Dampf ablassen"

Die Probleme sollten ernstgenommen werden

Die Mitarbeiter sollen
- eine Problemgewichtung vornehmen

Der Vorgesetzte soll
- durch Fragen die Mitarbeiter zu konstruktiven Problemlösungen führen
- durch eine strukturierte Diskussion lenken

Die Mitarbeiter suchen selber ihren Weg

Bei der Realisierung helfen

Der Vorgesetzte soll
- bei der Realisierung der Lösungswege Ziele setzen
- an die vereinbarte Unterstützung denken
- einen Soll-Ist-Vergleich vornehmen

Die Mitarbeiter sollen
- einen Rückmeldemodus verbindlich vereinbaren
- partnerschaftlich und offen mögliche Konflikte besprechen

Der Mitarbeiter **vertraut** dem gemeinsamen Weg

Problemlösungen unterstützen

Der Vorgesetzte soll
- die Mitarbeiter dort unterstützen, wo diese seine Hilfe brauchen
- den Mitarbeitern Vertrauen entgegenbringen

Die Mitarbeiter sollen
- offen über ihren Unterstützungsbedarf reden
- Veränderungsziele festlegen

Der Vorgesetzte übernimmt einen **Teil der Verantwortung**

Externe Beratung. In den meisten Fällen ist es hilfreich, wenn der Vorgesetzte die Meckerstunde mit Hilfe externer Beratung (Supervisor/IBF-Moderator) durchführt. Der Vorgesetzte ist dann Teil der Gruppe und kann sich bei der Sammlung und Auswertung der Problemkarten voll in den Prozeß einbringen. Dies ist oft dann nicht möglich, wenn der Vorgesetzte die Moderation der Sitzung übernimmt. Als Moderator soll er sich jedoch eher auf den Prozeß und nicht auf die konkreten Probleme konzentrieren. Beide Dinge gleichzeitig tun, ist einfach nicht möglich. Besonders in festgefahrenen Situationen sollte die Gruppe auf einen neutralen Moderator zurückgreifen, um sich dem Problemlösungsprozeß auch voll widmen zu können.

Fehlerquellen

In einer Meckerstunde sollten Sie folgende typische Fehlerquellen vermeiden:

- Es wird *keine Problemanalyse* durchgeführt, noch wird das Problem klar von allen definiert = vage Geschwätzigkeit.
- Nicht alle problembezogenen Informationen werden zusammengetragen, so daß aufgrund *mangelnder Informationen* eine optimale oder suboptimale Lösung – je nach Problemtyp – verhindert wird.
- Man gibt sich bei der Suche nach Lösungsmöglichkeiten mit einigen *sofort ins Auge fallenden Lösungen zufrieden* und bemüht sich nicht, auch an außergewöhnliche Lösungen zu denken.
- Beim Überdenken der *Konsequenzen* ist man nicht wirklich konsequent. Man läßt sich von Vorurteilen leiten und übersieht die logischen Zusammenhänge.
- Die *Auswahl* der Lösungen entspricht nicht dem Problem. Wegen vorgefaßter Meinungen oder Denkfaulheit wählt man voreilig eine ungünstige Lösung.
- Man denkt nicht an das *Folgeproblem* der Realisierung und zieht außerdem nicht in Betracht, welche Umstände das Durchsetzen einer guten Lösung gefährden könnten.
- *Komplexe Probleme werden* nicht in Teilprobleme zerlegt. Die Abhängigkeit der Teilprobleme voneinander und ihre logische Reihenfolge im Hinblick auf ihre Lösung werden nicht herausgearbeitet. Oft wird nicht bedacht, daß voneinander abhängige Probleme unterschiedlichen Problemtypen angehören können und unterschiedliche Verfahren zur Lösung eingesetzt werden müssen.

Was kann ich tun?

Moderation. Für die Meckerstunde kann man klassische Verfahren der Moderation anwenden. Hierfür ist es notwendig, sich mit der Fragetechnik zu beschäftigen. Die Fragetechnik gehört zu den wichtigsten Methoden, die in schwierigen Teambesprechungen eingesetzt werden können, da hier die Führungskraft oder der Moderator eher sachlich steuern kann. Mit Hilfe der Moderationskarten können die Problembereiche sortiert werden, ohne daß lange über Recht oder Unrecht diskutiert wird.

Fragetechnik

Bei schwierigen Teamgesprächen sind unterschiedliche Fragearten für das gleiche Problem möglich.

Reflektierende Fragen (Vergangenheit, problemorientiert)

Welche Ursachen (Gründe, Probleme) haben dazu geführt, daß die Zusammenarbeit mit den Ärzten nicht funktioniert?

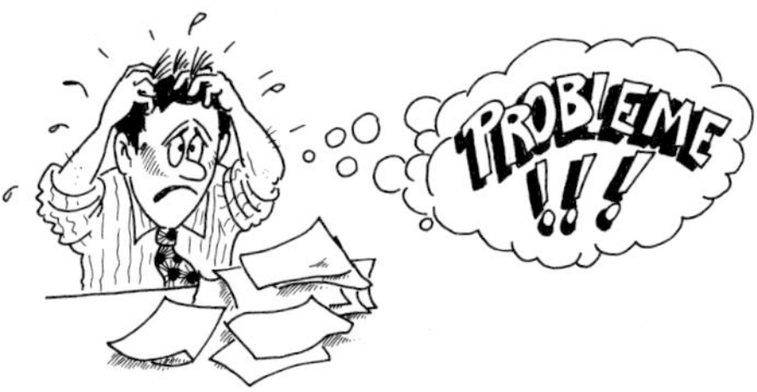

Gegenwartsorientierte Fragen
(Hier-und-jetzt-Fragen, tätigkeitsorientiert)

Welche Ursachen (Gründe, Probleme) sehen Sie, die die Zusammenarbeit mit den Ärzten erschweren?

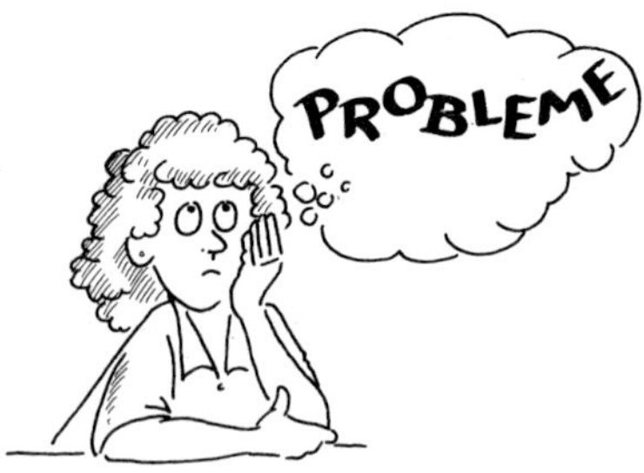

Zielorientierte Fragen
(auf die Zukunft gerichtete handlungsorientierte Fragen)

Wie können wir die Zusammenarbeit mit den Ärzten intensivieren?

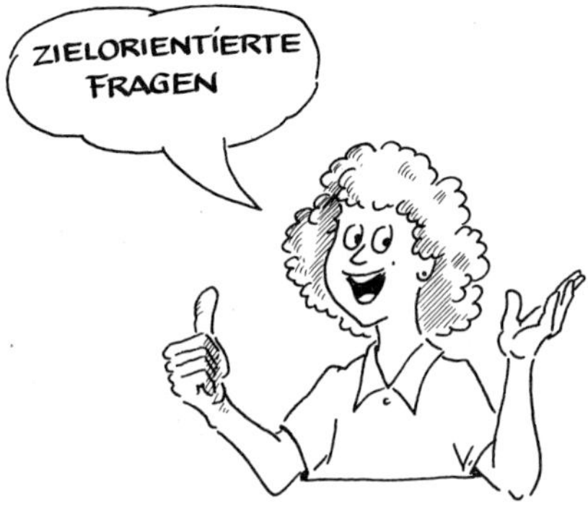

Weite Fragen

Darüber hinaus gibt es Fragen, die eher *weit* gefaßt sind, d. h. man bekommt sehr viele Antworten, die unter Umständen dann nicht immer hilfreich sind, da sie den Blick für das Wesentliche versperren:

Beispiele für weite Fragen
- Welche Probleme haben Sie mit ihren Kooperationspartnern?
- Wie können wir Ärzte davon überzeugen, mit uns zu kooperieren?

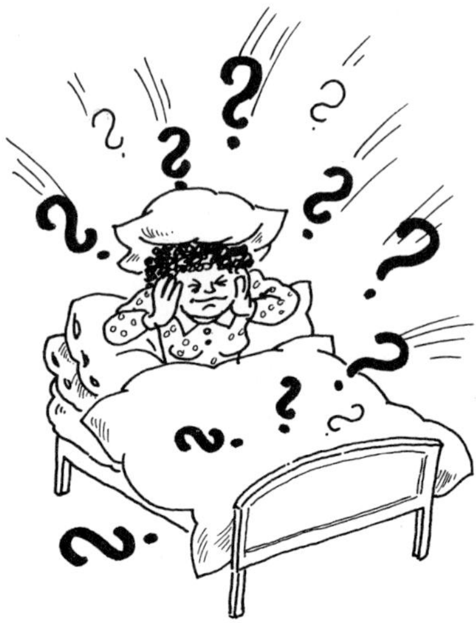

- Welche Möglichkeiten gibt es, die Ärzte am Curriculum zu beteiligen?
- Wie können wir erreichen, den Unterricht lebhafter zu gestalten?
- Wie können wir dazu beitragen, daß die Kommunikation zwischen den Ärzten, Schwestern, Pflegern, Kranken und Angehörigen konstruktiver wird?
- Welche positiven Formen der Zusammenarbeit gibt es zwischen uns und den anderen Bereichen im Krankenhaus?

Enge Fragen

Enge Fragen grenzen den Themenbereich eher ein, während weite Fragen die Problemsicht fördern. Je nach anstehendem Ziel (Was will ich erreichen?), sollte die zum *Ziel führende Frage* sehr genau überlegt werden.

Die Mitarbeiter, die zu einer Meckerstunde zusammenkommen, sollten über die zu besprechenden Themen vorab informiert werden. Beispiel: Wir wollen uns über eine bessere Zusammenarbeit mit den Ärzten Gedanken machen. Insbesondere sollen die Schnittstellenprobleme (OP-Station) mit den Betroffenen besprochen werden. Hierfür sollte sowohl der Zeitpunkt als auch der Ort (Sitzungsraum mit glatten Wänden zum Anpinnen der Kärtchen) vorher benannt werden. Der Tagesfahrplan oder die Tagesordnung sollte den Teilnehmern ebenfalls in groben Zügen mitgeteilt werden.

Beispiele für enge Fragen
- Wie können wir sicherstellen, daß in der Supervision geäußerte Probleme in der Gruppe bleiben?
- Wie können wir die formale Abwicklung im konkreten Sterbefall für den Arzt und die Angehörigen erleichtern?
- Wie können wir die Dienstplangestaltung mit der EDV realisieren?

Strategien

Einleitung

Persönliches Beispiel bringen:
Neue Ideen gegen Routine und Betriebsblindheit!

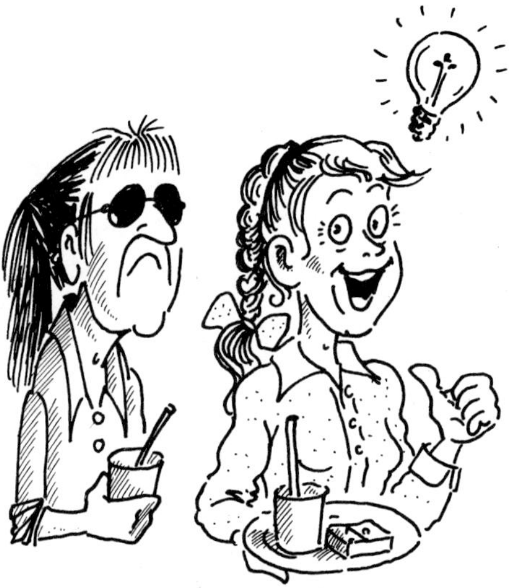

Problemdefinition

Fragen stellen wie,

- Arbeiten wir am richtigen Problem?
- Haben wir alle die gleiche Problemeinsicht?
- Haben wir das Problem genau formuliert?
- Sollen wir uns heute ausschließlich damit befassen, die Zusammenarbeit mit unseren Ärzten zu intensivieren?

Die kreative und innovative Kraft aller Mitarbeiter nutzen!

Lösungsfindung

- Was können wir tun?
- Wie können wir es realisieren?
- Welche Folgen hat das für uns (Arbeitsbelastung, Kosten usw.)?

Wie können wir die Zusammenarbeit mit unseren Kooperationspartnern verbessern?

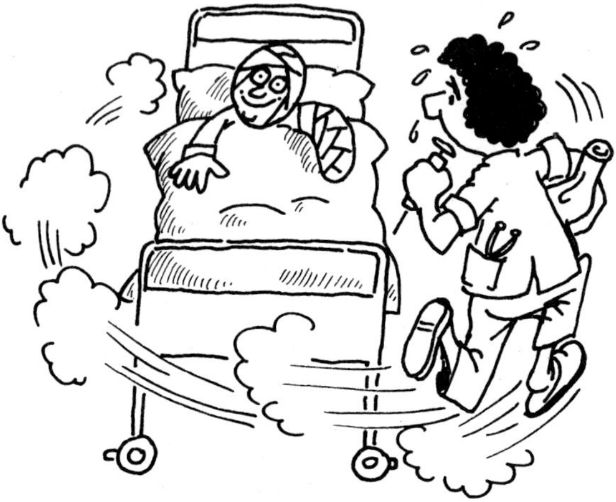

Entscheidung

- Prioritäten bilden,
- die Lösungen unterschiedlich bewerten,
- festlegen, wer, was bis wann realisiert.

Wenn wir einen ausführlichen Problemkatalog haben, was meinen Sie, wie erfolgreich die Maßnahme X im Hinblick auf die Verbesserung der Zusammenarbeit mit den anderen Betroffenen sein wird?

Maßnahme X	sehr erfolgreich	erfolgreich	ich bin unsicher	wenig	gar nichts

Für alle Anwesenden ist es wichtig, sich das Ergebnis dieses Prozesses klarzumachen.

Verhaltensregeln

Partnerschaftliches Verhalten?

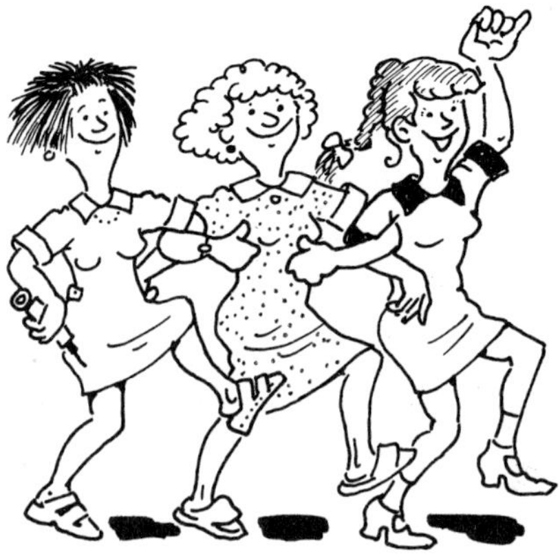

Sammlung von Karten. Karten strukturieren. *Keine Bewertungen* vornehmen. *Oberbegriffe finden* wie: Wir wollen verändern, verbessern, vermeiden, fördern, entwickeln u. a. m.

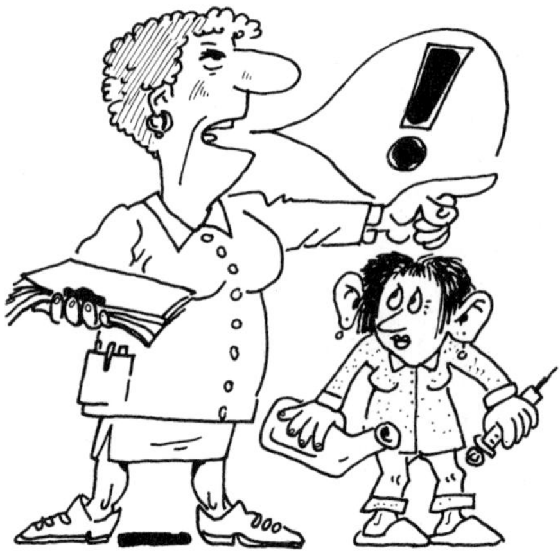

Lösungen/Maßnahmen, Entscheidung. Verschiedene Lösungen zulassen. Lösungen durch *Bewertungsraster* entscheiden, da sonst die Entscheidung auf den Moderator geschoben wird (Sündenbock).

Maßnahmenkatalog. Wer macht bis wann was? Wie wollen wir die Maßnahmen *kontrollieren* (erfolgreich oder nicht)?

Auswertungsgesichtspunkte

Für alle Anwesenden ist es wichtig, sich das Ergebnis dieses Prozesses klarzumachen.

Das Abschlußergebnis bezieht sich auf drei Ebenen:

- das *inhaltliche*, sachliche Ergebnis,
- das Reflektieren des *Prozesses*, durch den das Ergebnis zustande gekommen ist oder auch nicht,
- das Ausdrücken der *Gefühle*, mit dem die Mitarbeiter aus dem Raum gehen.

Je nachdem, wie gut dieser Prozeß gelungen ist, wird das Ergebnis als sinnvolle Maßnahme eingeschätzt. Hiervon ist abhängig, wie motiviert und mit wieviel Energie dann der Aufgaben- oder Maßnahmenkatalog von den Mitarbeitern umgesetzt wird.

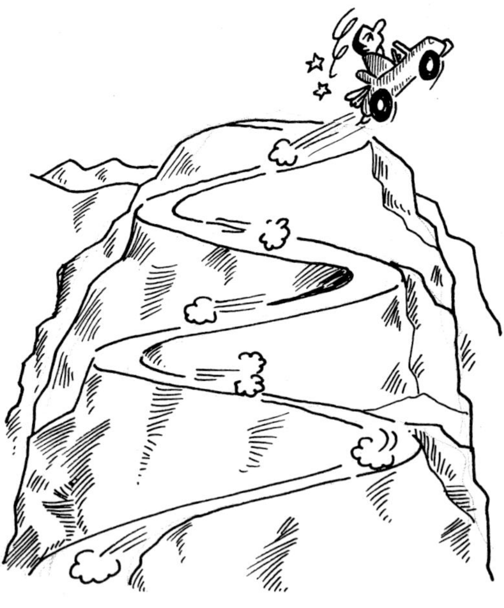

Bei der Auswertung helfen folgende Fragen:

- Habe ich die anstehenden Fragen auf Flip-chart/Tafel geschrieben?
- Habe ich die Mitarbieter aktivieren können?
- Wie war die Stimmung, gespannt oder entspannt?
- Wie leicht fällt es mir überhaupt, ein Problem aufzuzeigen?
- Fühle ich mich von den anderen verstanden?
- Was hat mir diese Meckerstunde gebracht?
- Was war mir wichtig?
- Was will ich in Zukunft ändern?

Eigene Erfahrungen:

....

....

Vorbereitungsblatt (Beispiel)

Die Meckerstunde hat ergeben, daß die Erstellung einer innerbetrieblichen Weiterbildungskonzeption durch die Einbeziehung der Weiterbildungswünsche von Mitarbeitern des Krankenhauses vorgenommen werden soll:

Einleitung:

Ich will (Ziele?)

Problemdefinition:

Wir wollen (Eingrenzung des Problems als *Frage auf Flip-chart* schreiben)

Lösungsvorschläge (Metaplanwand)

Probleme	Maßnahmen

Entscheidung: (Bewertungsraster mit den Lösungsvorschlägen auf Metaplanwand schreiben)

Wenn wir die Mitarbeiter an einer Weiterbildungskonzeption beteiligen, was meinen Sie, wie erfolgreich die folgenden Maßnahmen für die Personalentwicklung für die Zukunft sein wird?

Weitere Übungen und Hinweise finden sich bei Hennenhofer u. Heil 1975, Vopel u. Kirsten 1977, Gudjons 1978, Schwäbisch u. Siems 1980, Ballstaedt 1991, Ruede-Wissmann 1991, Birkenbihl 1992, Francis u. Young 1992, Kirchner 1992d, Maddux 1993, Margerison u. McCann 1994.

Maßnahme Weiterbildung	sehr erfolgreich	erfolgreich	ich bin unsicher	wenig	gar nichts
Seminare (spezielle Angebote)					
Supervision					
Fachartikel (Service)					
Andere Häuser					
...					

Interpretationen zur Fallstudie 11

Gesprächsausschnitt	Warum ist diese Meckerrunde nicht hilfreich?
Müller Auf unserer Station kann man keine Anleitesituation vernünftig durchführen. Wir sind personalmäßig so eng besetzt, daß ich keine zusätzliche Minute habe, in der ich diese Situation vorbereiten kann, und wenn ich mich dann einmal hinsetze und etwas ausarbeiten will, werde ich direkt von Ihnen aufgefordert, Wichtigeres zu erledigen!	Die Leiterin der IBF hat keine Moderationsmethode gewählt, sondern die Form der freien Diskussion. Die Teilnehmer nutzen diesen Spielraum und reden sich die Probleme von der Seele. Dabei kommt es natürlich auch zu Angriffen auf die vermuteten Verursacher des Problems, in diesem Falle auf die Stationsleiterin Frau Schmitz.
Schmitz Das ist so überhaupt nicht richtig! An diesem Tag waren wir stark unterbesetzt. Deswegen habe ich etwas gesagt. Außerdem leitet ja schließlich jeder von uns an!!!	Frau Schmitz reagiert mit Gegenangriff und wehrt diese Behauptung als unrichtig ab. (Wer möchte schon gerne als Sündenbock vor der versammelten Gruppe dastehen.)
Müller Genau so ist es! Meine Arbeit wird überhaupt nicht ernstgenommen. Das zeigt sich auch schon daran, daß ich keine müde Mark dafür mehr bekomme.	Argumente und Gegenargumente werden ausgetauscht. Die Frage stellt sich nun, wer Gewinner in diesem Spiel ist. Die anderen sind gleichsam Publikum und Schiedsrichter.

Gesprächsausschnitt	Warum ist diese Meckerrunde nicht hilfreich?
Schmitz Ich dachte, es würde Ihnen Freude machen, neue Mitarbeiter einzuarbeiten bzw. Schüler anzuleiten. Das kann dann ja wohl mit Geld nicht aufgewogen werden.	Der Austausch erfolgt auf der vermeintlichen Sachebene. Indirekt werden jedoch moralische Appelle wie die Schattenmotive (Geld/Freude an der Arbeit) angesprochen.
IBF-Leiterin Was sagen denn die anderen zu diesem Problem?	Sie problematisiert weiter, ohne die schon angesprochenen Probleme festzuhalten.
Frau Schulz Ach, bei uns sind es die Schulen, die schicken ihre Schüler immer, wenn es denen gerade paßt, und wir müssen dann gucken, daß im Dienstplan überhaupt eine Mentorin da ist, die sich um die Schüler kümmern kann.	
Frau Sauer Ich kann als Stationsleiterin nicht einen Dienstplan schreiben, der dann nicht wieder umgeworfen wird. Alle meckern mit mir, die Mentoren, die Schüler und die Schulleitungen. Keinem kann ich es recht machen.	Die übrigen Mitarbeiter sind sofort bei Frau Schulz und dem Dienstplan. Jeder bestätigt dem anderen, wie schwer es doch ist, mit dem Personal, das man hat, auszukommen, ständig Dienstpläne umzuschreiben und dann auch Neuerungen auf der Station einzuführen. Nachdem alle sich kräftig beklagt haben, stellen die Mitarbeiter fest: Wir sitzen alle in einem Boot. Wir sind immer die Prügelknaben. Man kann ja doch nichts ändern! usw.

Literatur

Antons, K: Praxis der Gruppendynamik. Hogrefe, Göttingen 1974
Argyle, M: Soziale Interaktion. Kiepenheuer & Witsch, Köln 1972
Ballstaedt, St.-P.: Lerntexte und Teilnehmerunterlagen. Beltz, Weinheim 1991
Becker, H.L.: Ganzheitliche Management-Methodik. Expert, Ehningen 1991
Becker, H., G. Clemens-Lodde, B. Köhl: Unterrichtssituationen. Urban & Schwarzenberg, München 1980
Bedall, K., I. Gaitanides, H. Pohlmann: Telekolleg I. TR-Verlagsunion, München 1979
Berkel, K.: Konflikttraining. Sauer, Heidelberg 1985
Birkenbihl, M.: Train the Trainer. Moderne Industrie, Landsberg 1992
Birkenbihl, V.: Sprache als Instrument des Denkens. mvg, München 1988
Birkenbihl, V.F.: Stroh im Kopf. Fortmann, Speyer 1990
Birkenbihl, V.F.: Kommunikationstraining. mvg, München 1986
Braun, G.E.: Unternehmensberatungen bieten unterschiedliche Leistungen. Führen & Wirtschaften 1 (1996) 41–43
Bronner, R., W. Schröder: Weiterbildungserfolg. Hanser, München 1983
Cohn, R.: Themenzentrierte Interaktion. Klett-Cotta, Stuttgart 1975
Dahlgaard, H., H. van den Bussche: Führungskräftenachwuchs finden und fördern. Führen & Wirtschaften 6 (1996) 568–576
Däumling, A.M., J. Fengler, L. Nellessen, A. Svensson: Angewandte Gruppendynamik. Klett-Cotta, Stuttgart 1974
Decker, F.: Neue Ansätze und erprobte berufspädagogische Programme. Hueber, München 1985
Diekstra, R.F.W.: Ich kann denken – fühlen was ich will. Swets, Lisse/Holland 1979
Döring, K.W.: Lehren in der Weiterbildung. Deutscher Studien Verlag, Weinheim 1990
Dworatschek, S.: Management. Für alle Führungskräfte in Wirtschaft und Verwaltung. Gabler, Wiesbaden 1983
Ebeling, P.: Reden ohne Lampenfieber. Moderne Industrie, München 1979
Eversheim, W. (Hrsg.): Qualitätsmanagement für Dienstleiter. Grundlagen-Selbstanalyse-Umsetzungshilfen. Springer, Berlin 1997
Fenserheim, H., J. Baer: Sag nicht Ja, wenn Du Nein sagen willst. Goldmann, München 1977
Forgas, J.G.: Soziale Interaktion und Kommunikation. Beltz, Weinheim 1992

Francis, D., D. Young: Mehr Erfolg im Team. Windmühle, Hamburg 1992
Freter, H., Ch. Glasmacher: Messung der Patientenzufriedenheit im Krankenhaus. Führen & Wirtschaften 5 (1996) 436–441
Frey, G., H. Frey: Redetraining als Persönlichkeitsbildung. Selbstverlag, Stuttgart 1975
Fürst, H.: Führungskräfte fördern. Hallwag, Bern 1970
Geißner, H.: Studienmaterialien. bsv, München 1973
Geißner, H.: Rhetorik. bsv, München 1976
Glasl, F.: Konfliktmanagement. Haupt, Bern 1994
Gordon, T.: Managerkonferenz. Hoffmann, Hamburg 1979
Görres, S.: Experten in eigener Sache. Dr. med. Mabuse 88 (1994) 33–35
Grochla, E., W. Wittmann: Handwörterbuch der Betriebswirtschaft, Poeschel, Stuttgart 1974
Gudjons, H.: Praxis der Interaktionserziehung. Klinkhardt, Heilbronn 1978
Hacker, W.: Allgemeine Arbeits- und Ingenieurpsychologie. Psychische Struktur und Regulation von Arbeitstätigkeiten. Huber, Bern 1978
Haensli, J.: Rhetorik-Grundkurs. Schönbrunner Rednerseminar, Schönbrunn (o.J.)
Harris, Th.: Ich bin o.K. – Du bist o.K. Reinbek, Hamburg 1973
Hartmann, M., R. Funk, H. Nietmann: Präsentieren. Beltz, Weinheim 1992
Haubrock, M., S. Peters, W. Schär: Betriebswirtschaft und Management im Krankenhaus. Ullstein, Berlin 1997
Haynes, M.E.: Persönliches Zeitmanagement. Ueberreuter, Wien 1987
Haynes, M.E.: Konferenzen erfolgreich gestalten. Ueberreuter, Wien 1988
Heckhausen, H.: Motivation und Handeln. Springer, Berlin 1980
Heim, P., E.N. Chapman: Führungsgrundlagen. Ueberreuter, Wien 1990
Hennenhofer, G., K.D. Heil: Angst überwinden. Rowohlt, Reinbek 1975
Hentze, H., K.-D. Müller, H. Schlicksupp: Praxis der Managementtechniken. Hanser, München 1990
Herkner, W.: Einführung in die Sozialpsychologie, 2. überarb. u. erg. Aufl. Huber, Bern 1981
Höhn, R.: Führungsbrevier der Wirtschaft. Akademie für Führungskräfte der Wirtschaft e.V. Bad Harzburg 1968
Holzheu, H.: Aktiv zuhören, besser verkaufen. Moderne Industrie, Landsberg 1985
Huber, G.: Streß und Konflikte bewältigen. Moderne Industrie, Landsberg 1983
Jeserich, W.: Mitarbeiter auswählen und fördern. Assessment-Center-Verfahren. Hanser, München 1981
Jeserich, W.: Top-Aufgabe. Die Entwicklung von Organisationen und menschlichen Ressourcen mit Literaturhinweisen. Hanser, München 1989
Jung, H.: Versammlung und Diskussion. Goldmann, München 1980

Kamin, M.: Lean Management stellt den Mitarbeiter in den Mittelpunkt. Altenpflege 11 (1996) 729–730

Katzenbach, J.R., D. Smith: Teams. Ueberreuter, Wien 1993

Katzenbach, J.R., R. Smith, K. Douglas: Teams – Der Schlüssel zur Hochleistungsorganisation. Ueberreuter, Wien 1993

Kayser, D.: Pädagogische Aspekte der Krankenpflege. In: Führen & Wirtschaften. Bibliomed, Melsungen 1980

Keck, A., L. Pröschild: Grundlagen des Pflegemanagements im Krankenhaus. Kunz, Hagen 1994

Kindler, H.S.: Konflikte konstruktiv lösen. Ueberreuter, Wien 1994

Kirchner, H.: Sprechwissenschaftliche Analyse einer Podiumsdiskussion. Staatsexamensarbeit, Neuß 1979

Kirchner, H.: Sprechwissenschaftliche Analyse einer Podiumsdiskussion. In: Grundlagen der Sprecherziehung. Schwann, Düsseldorf 1981 (S. 60–68)

Kirchner, H.: Supervision für Berater. Der Karriereberater 7 (1992) 97–112

Kirchner, H.: Supervision in der Pflege. Dr. med. Mabuse 83 (1993) 38–41

Kirchner, H.: Teamarbeit. Wie wichtig ist Kommunikation? Häusliche Pflege 7 (1994) 412–418

Kirchner, H.: Erfolgsfaktoren für Führungskräfte. Altenheim 7 (1995) 506–511

Kirchner, H.: Lei(d) oder Leitbild für die Pflege? In: Bundesarbeitsgemeinschaft leitender Krankenpflegepersonen. Balk-Infoheft 24 (1996) 15–20

Kirchner, H.: Sprache der Pflege. Altenpflege-Forum 4 (1996) 105–114

Kirchner, H.: Die Einführung erfordert Grundsatzentscheidungen der Dienstleistungsunternehmen, Teil II. Pflegezeitschrift 5 (1997) 252–256

Kirchner, H.: Kundenfreundlichkeit wird die Stellung des Krankenhauses bestimmen. Pflegezeitschrift 4 (1997) 192–196

Kirchner, H., W. Kirchner: Erfolgreiche Kommunikation im Controlling. Controller Magazin 4 (1993) 182–189

Kirchner, H., W. Kirchner: Erfolgreiche Kommunikation im Controlling. Verlag Versicherungswirtschaft, Karlsruhe 1995 (S. 676–688)

Kirchner, H., W. Kirchner: Mitwissen fördert Mitverantwortung. Versicherungsbetriebe 9/10 (1992) 43–51

Kirchner, H., M. Müthing: Gutachten, Berichte und Hausarbeiten schreiben. Für die Weiterbildungsstätte für den Operationsdienst Trägerverbund Ruhr 1997

Kittelberg, R., I. Freisleben: Lernen mit Video und Film. Beltz, Weinheim 1991

Klebert, K., E. Schrader, W. Straub: KurzModeration. Windmühle, Hamburg 1979

Klebert, K., E. Schrader, W. Straub: ModerationsMethode. Preisinger, Geiselbullach 1980

Kline, P., B. Saunders: Schritte zur Lernenden Organisation. Junfermann, Paderborn 1996
Knoll, J.: Kurs- und Seminarmethoden. Beltz, Weinheim 1991
Köhl, K.: Seminar für Trainer. Windmühle, Hamburg 1987
Kopp, W.: Pflegeleistungen – Angebot und Nachfrage sollen sich entsprechen. Pflege 11 (1996) 723–727
Lancelle, H.: Altenpflegerinnen als Teamchefin. Altenpflege 1 (1996) 27–29
Langner-Geißler, R., U. Lipp: Pinnwand, Flipchart und Tafel. Beltz, Weinheim 1991
Leiter, R., T. Runge, R. Burschik, G. Grausam: Der Weiterbildungsbedarf im Unternehmen. In: Handbuch der Weiterbildung für die Praxis in Wirtschaft und Verwaltung (Teil 2). Hanser, München, 1982
Leiter, R., T. Runge, R. Burschik, G. Grausam: Training als Beitrag zur Organisationsentwicklung. In: Handbuch der Weiterbildung für die Praxis in Wirtschaft und Verwaltung (Teil 4). Hanser, München 1985
Leiter, R., T. Runge, R. Burschik, G. Grausam: Aufgaben und Organisation der betrieblichen Weiterbildung. In: Handbuch der Weiterbildung für die Praxis in Wirtschaft und Verwaltung (Teil 3). Hanser, München 1986
Leymann, H.: Mobbing. Rowohlt, Reinbek 1993
Maddux, R.B.: Erfolgreich verhandeln. Ueberreuter, Wien 1993
Maddux, R.B.: Team-Bildung. Ueberreuter, Wien 1993
Maeck, H.: Kommunikationstraining für Gespräch, Konferenz und Verhandlung. Köln 1979
Maeck, H.: Das zielbezogene Gespräch. VDI-Verlag, Düsseldorf 1987
Mandel, S.: Präsentationen erfolgreich gestalten. Ueberreuter, Wien 1987
Mann, L.: Sozialpsychologie. 3. Aufl. Urban & Schwarzenberg, Weinheim 1974
Manning, M., P. Haddock: Führungstechniken für Frauen. Ueberreuter, Wien 1989
Margerison, Ch., D. McCann: Team Design. MCB. Steinmaur/Schweiz. 1994
Margerison, Ch.: Management Development. Campus, Frankfurt 1992
Maslow, A.H.: Motivation and Personality. Harper, New York 1954
Mentzel, W.: Unternehmenssicherung durch Personalentwicklung. Haufe, Freiburg 1992
Moir, A., D. Jessel: Brainsex. Econ, Düsseldorf 1990
Motamedi, S.: Rede und Vortrag. Beltz, Weinheim 1993
Mucchielli, R.: Das Leiten von Zusammenkünften. Müller, Salzburg 1972
Mucchielli, R.: Das nichtdirektive Beratungsgespräch. Müller, Salzburg 1972
Mucchielli, R.: Kommunikation und Kommunikationsnetze. Müller, Salzburg 1974

Mühlbauer, B.H., D. Strack: Qualitätszirkel als Teil der Krankenhausnormalität? Führen & Wirtschaften 2 (1997) 103–109
Mueller, R.K.: Betriebliche Netzwerke. Haufe, Freiburg 1986
Nagel, K.: 200 Strategien, Prinzipien und Systeme für den persönlichen und unternehmerischen Erfolg. Moderne Industrie, Landsberg 1990
Nagel, K.: Praktische Unternehmensführung (Teil 1). Moderne Industrie, Landsberg 1992
Nagel, K.: Praktische Unternehmensführung (Teil 2). Moderne Industrie, Landsberg 1992
Nagel, K., C. Rasner: Herausforderung Kunde. Moderne Industrie, Landsberg 1993
Nagel, K., H. Schirarend, J. Zeiss: Spiele-Sammlung zur Wissensvermittlung und Verhaltensänderung. Ravensburg/Ravensburg 1996
Nagel, K.: Die sechs Erfolgsfaktoren des Unternehmens. Moderne Industrie, Landsberg 1989
Nothstine, W.L.: Andere überzeugen. Ueberreuter, Wien 1989
Oertli-Cajacob, P. (Hrsg.): Innovation statt Resignation. Haupt, Bern 1989
Olesch, G.: Praxis der Personalentwicklung. Sauer, Heidelberg 1992
Paschen, U., A. Bastek, H.-W. Märtens: Qualitätsmanagement und Personalvertretung. Führen & Wirtschaften 5 (1996) 442–445
Pfützner, R. (Hrsg.): Besser führen. Bd. 1 Mit Mitarbeitern sprechen. Institut Mensch und Arbeit, München 1989
Pfützner, R. (Hrsg.): Besser führen. Bd. 2 Konflikte als Chance. Institut Mensch und Arbeit, München 1989
Pfützner, R. (Hrsg.): Besser führen. Bd. 3 Die Führung der eigenen Person. Institut Mensch und Arbeit, München 1989
Pfützner, R. (Hrsg.): Besser führen. Bd. 4 Zur Leistung motivieren. Institut Mensch und Arbeit, München 1989
Pfützner, R. (Hrsg.): Besser führen. Bd. 5 Gruppenprozesse. Institut Mensch und Arbeit, München 1989
Pfützner, R. (Hrsg.): Besser führen. Bd. 6 Qualität als Führungsaufgabe. Institut Mensch und Arbeit, München 1989
Pfützner, R. (Hrsg.): Besser führen. Grundlagen. Institut Mensch und Arbeit, München 1989
Pokras, S.: Systematische Problemlösung und Entscheidungsfindung. Ueberreuter, Wien 1991
Probst, G.J.B.: Organisation, Strukturen, Lenkungsinstrumente, Entwicklungsperspektiven. Moderne Industrie, Landsberg 1992
Pümpin, C., J. Prange: Management der Unternehmensentwicklung. Campus, Frankfurt 1991
Rathje, E.: Führungsanspruch im Krankenhaus. Führen & Wirtschaften 2 (1996) 124–133
Reibnitz, Chr. von, B. Güntert: Was bedeutet Zufriedenheit aus Sicht der Patienten? Führen & Wirtschaften 3 (1996) 260–265

Riegl, G.F.: Klinik-Marketing beginnt bei Vorgesetzten und Mitarbeitern. Führen & Wirtschaften 1 (1996) 45–52
Rischar, K.: Schwierige Mitarbeitergespräche. mvg, München 1991
Rogers, N.: Frei reden ohne Angst und Lampenfieber. Universitas, München 1985
Rüdenauer, M.: Die Kunst der freien Rede – Führungskräfte sprechen sicher und überzeugend. WEKA, Kissing 1979
Ruede-Wissmann, W.: Crash-Coaching. Müller/Herbig, München 1991
Sahm, A.: Gesprächstraining zur Führung und Kooperation. MBB, Ottobrunn 1979
Saul, S.: Führen durch Kommunikation. Beltz, Weinheim 1993
Schäfer, D.: Eine „verschworene Gemeinschaft" leistet gute Pflege. Pflege 1 (1996) 853–856
Schierl, G.M.: Klare Definition der Aufgaben dient der Prävention. Pflege 12 (1996) 78
Schiff, M.: Redetraining. Heyne, München 1980
Schindler, M., U. Schindler: Aufmerksamkeit schafft Qualität – Die Einarbeitung neuer MitarbeiterInnen verdient mehr Beachtung. Altenpflege 8 (1996) 517–520
Schlüter-Kiske, B.: Rhetorik für Frauen. Müller/Herbig, München 1987
Schmidt, G.: Methoden und Techniken der Organisation. Schmidt, Gießen 1991
Schräder-Neaef, R.: Rationeller Lernen lernen. Beltz, Weinheim 1990
Schubert, U., G. Schubert: Kooperation – Modell der Zukunft. In Management. Gabler, Wiesbaden 1978
Schubert, U.: Managementkreis. In: Management. Gabler, Wiesbaden 1978
Schulz von Thun, F.: Miteinander reden: Störungen und Klärungen. Rowohlt, Reinbek 1988
Schuster, J.P., J. Carpenter, P. Cane: Open-Book-Management. Moderne Industrie, Landsberg 1997
Schützendorf, E.: Das Innerste nach außen kehren. Altenpflege 5 (1996) 354–355
Schwäbisch, L., M. Siems: Anleitung zum sozialen Lernen für Paare, Gruppen und Erzieher. Rowohlt, Reinbek 1980
Siegers, S.: Pflege in der Vernetzung – Zur vermehrten Kooperation im Gesundheitswesen gibt es keine Alternative. Altenpflege 7 (1996) 448–450
Skinner, B.F.: The Behavior of Organisms: An Experimental Approach. Appleton-Century, New York 1938
Strehlau-Schwoll, H.: Die Profit-Center-Konzeption. Führen & Wirtschaften 4 (1996) 317–323
Stroebe, R.W.: Kommunikation II. Sauer, Heidelberg 1988
Stroebe, R.W.: Kommunikation I. Sauer, Heidelberg 1991

Taubert, J.: Pflege auf dem Weg zu einem neuen Selbstverständnis. Mabuse, Frankfurt 1992
Vopel, K.W., R.E. Kirsten: Kommunikation und Kooperation. Pfeiffer, München 1977
Vroom, V.H.: Work and motivation. Wiley, New York 1964
Weber, W.: Wege zum helfenden Gespräch. Reinhardt, München 1981
Weidenmann, B.: Lernen mit Bildmedien. Beltz, Weinheim 1991
Will, H.: Arbeitsprojektor und Folien. Beltz, Weinheim 1991
Willig, W.: Arbeitstexte für Psychologie, Soziologie, Pädagogik an Pflegeschulen. Selbstverlag, Balingen 1986

Sachverzeichnis

L

M